人体经络穴位使用速查全书

李志刚／编著

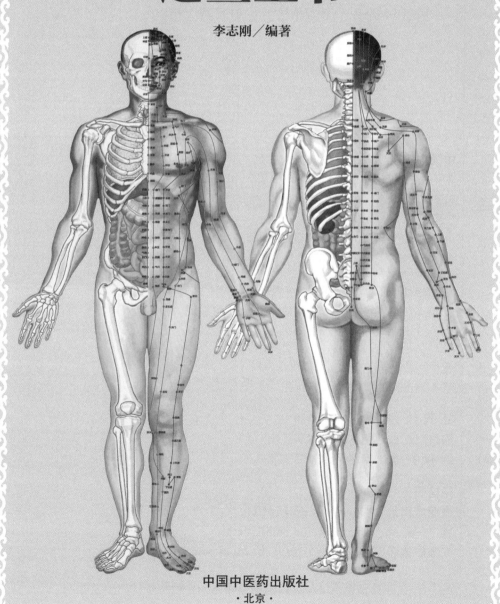

中国中医药出版社
·北京·

图书在版编目（CIP）数据

人体经络穴位使用速查全书 / 李志刚编著. —北京:中国中医药出版社，2020.6

ISBN 978-7-5132-5927-9

Ⅰ.①人… Ⅱ.①李… Ⅲ.①经络-图集②穴位-图集 Ⅳ.①R224.4

中国版本图书馆CIP数据核字（2019）第276181号

中国中医药出版社出版

北京经济技术开发区科创十三街31号院二区8号楼
邮政编码 100176
传真 010-64405750
山东临沂新华印刷物流集团有限责任公司印刷
各地新华书店经销

开本710×1000 1/16 印张25 字数718千字
2020年6月第1版 2020年6月第1次印刷
书号 ISBN 978-7-5132-5927-9

定价 128.00元
网址 www.cptcm.com

社 长 热 线 010-64405720
购 书 热 线 010-89535836
维 权 打 假 010-64405753

微信服务号 zgzyycbs
微商城网址 https://kdt.im/LIdUGr
官 方 微 博 http://e.weibo.com/cptcm
天猫旗舰店网址 https://zgzyycbs.tmall.com

如有印装质量问题请与本社出版部联系（010-64405510）

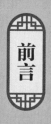

前言

一提到穴位，一提到经络，一提到中医，读者往往觉得很神秘，遥不可及。其实，大家在日常生活中，都或多或少地在使用经络穴位，在使用中医的方法调理自己的身体和治疗一些常见的疾病。就拿按摩来说，即使我们揉揉胳膊按按腿，都会有意无意地使用到经络、穴位的知识。

"经络"一词最早见于《灵枢·脉度》："经脉为里，支而横者为络，络之别者为孙。"从针灸学来讲，穴位是基础，是核心，是人体的脏腑经络气血输注于躯体外部的特殊部位，既可以协助我们诊断疾病，又可以让我们通过刺激穴位治疗疾病。刺激穴位能达到养生和治病的效果是毋庸置疑的。穴位治病，最重要的一点是通过刺激经络、穴位，激发人体正气，达到调和气血、旺盛代谢、通利经络、祛病保健的目的。通俗一点来讲，通过刺激经络穴位，激发人体的神经、内分泌和免疫网络，让人体产生自我修复，自我防御。

经络穴位是人体自带的天然药库，与其他祛病方法相比，使用经络穴位治病，既不需要花很多钱，又非常安全、可靠。在日常生活中，我们可以因地制宜，充分利用身边一切可以利用的工具，随时随地进行穴位治病。比如，利用墙、伞、桌椅的棱角等，把自己身体的某个穴位或者发生病变的部位，与这些东西相撞击、摩擦，就能达到按摩的效果，不用刻意追求专业按摩师的标准。又比如，在选定的穴位上用各种不同的方法燃烧艾炷或艾条，直接或间接地施以适当温热刺激，通过经络的传导作用而达到治病和保健的目的。

本书从经络穴位知识入手，详细介绍了全身十四条主要经脉，介绍了各条经脉的循行、穴位分布、经络养生方法和最佳养生时间，并附有循行歌、穴位歌、主治病症歌；介绍了穴位的详细位置、定位方法、功效和主治病症、穴位按摩和艾灸的方法等。除了经典的经络穴位分类顺序以外，你还可以通过"常见病简易对症按摩索引"和"人体穴位音序索引"轻松、快速地找到你需要的穴位。

本书理论全面、实用性强，是一部通俗易懂的经络穴位使用速查全书，是对中医保健感兴趣的读者的必备工具书。由于编者学识有限，本书难免有不尽如人意之处，请有关专家和读者不吝赐教，以便不断提高本书的实用性。

2020 年 5 月

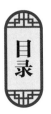

目录

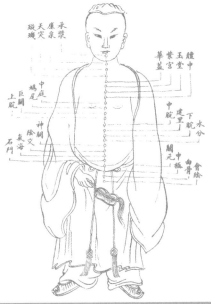

第五章 足太阴脾经 **100**

第六章 手少阴心经

第七章 手太阳小肠经

第八章 足太阳膀胱经

第九章　足少阴肾经　**208**

第十章 手厥阴心包经 234

第十一章 手少阳三焦经 244

第十二章 足少阳胆经

人体经络穴位使用速查全书

第十三章 足厥阴肝经

第十四章 督脉

第十五章 任脉

第十六章　经外奇穴　　375

人体经络穴位使用速查全书

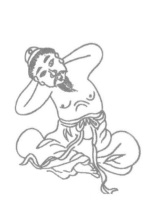
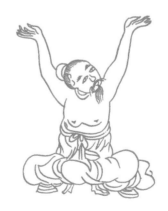
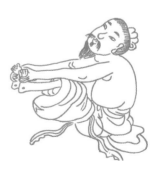

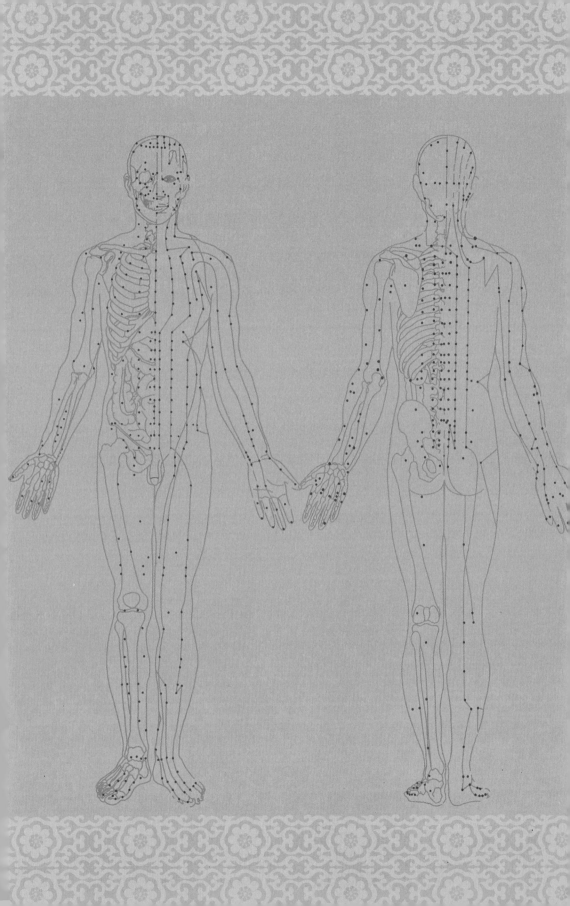

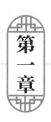

第一章

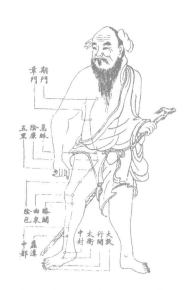

经络是人体
重要的生命网

　　人体所有器官都需要气血的滋润才能运行，离开了气血的滋润，生命就会枯萎、凋零。人体的经络就像一张纵横交错的大网，将气血源源不断地输送到身体的各个部位，供养着每个器官的正常运转。

认识经络系统

经络系统是由十二经脉、奇经八脉、十二经别、十二经筋和十二皮部、十五络脉及难以计数的孙络、浮络等组成的。十二经脉，是经络系统的主干；十二经别，是十二经脉在胸、腹及头部的内行支脉；十五络脉，是十二经脉在四肢部及躯干前、后、侧三部的外行支脉；奇经八脉，是具有特殊分布和作用的经脉。

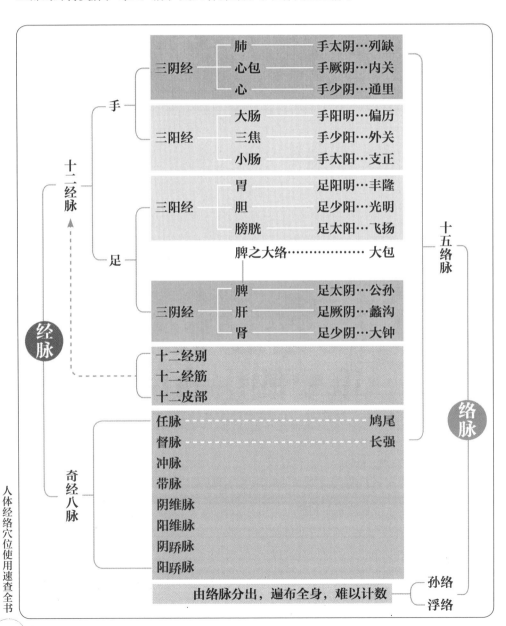

经脉

十二经脉

手
　三阴经
　　肺 ———— 手太阴…列缺
　　心包 ——— 手厥阴…内关
　　心 ———— 手少阴…通里
　三阳经
　　大肠 ——— 手阳明…偏历
　　三焦 ——— 手少阳…外关
　　小肠 ——— 手太阳…支正

足
　三阳经
　　胃 ———— 足阳明…丰隆
　　胆 ———— 足少阳…光明
　　膀胱 ——— 足太阳…飞扬
　　脾之大络……………… 大包
　三阴经
　　脾 ———— 足太阴…公孙
　　肝 ———— 足厥阴…蠡沟
　　肾 ———— 足少阴…大钟

十二经别
十二经筋
十二皮部

奇经八脉
　任脉 ——————————— 鸠尾
　督脉 ——————————— 长强
　冲脉
　带脉
　阴维脉
　阳维脉
　阴跷脉
　阳跷脉

由络脉分出，遍布全身，难以计数 —— 孙络 浮络

十五络脉
络脉

人体经络穴位使用速查全书

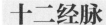

十二经脉又称十二正经，按其流注次序分别为手太阴肺经、手阳明大肠经、足阳明胃经、足太阴脾经、手少阴心经、手太阳小肠经、足太阳膀胱经、足少阴肾经、手厥阴心包经、手少阳三焦经、足少阳胆经和足厥阴肝经。

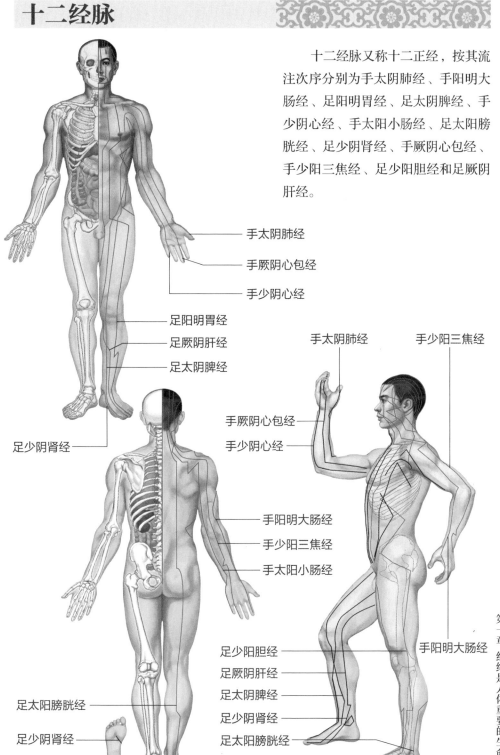

手太阴肺经
手厥阴心包经
手少阴心经
足阳明胃经
足厥阴肝经
足太阴脾经
足少阴肾经

手太阴肺经
手少阳三焦经
手厥阴心包经
手少阴心经
手阳明大肠经
手少阳三焦经
手太阳小肠经
足少阳胆经
足厥阴肝经
足太阴脾经
足少阴肾经
足太阳膀胱经
足阳明胃经
手阳明大肠经
足太阳膀胱经
足少阴肾经

第一章 经络是人体重要的生命网

十二经别

　　十二经别，是从十二经脉另行分出，循行于胸腹和头部，起沟通作用的支脉。

　　十二经别多从四肢肘膝上下的正经分出，分布于胸腹腔和头部，具有"离、入、出、合"的分布特点。十二经别从四肢肘膝关节以上的正经分出称"离"；进入胸腹腔称"入"；于头项部出来称"出"；阳经经别合于本经的经脉，阴经经别合于其相表里的阳经经脉称"合"，如手阳明经别合于手阳明经别，手太阴经别也合于手阳明经脉。

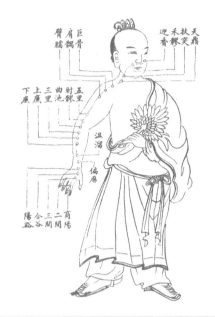

	经别	别，入	胸腹部（合）	出（颈项穴）	合（阳经）
一合	**足太阳**	入腘中，入肛（承扶）	属膀胱，之肾，散心	出于项（天柱）	足太阳
	足少阴	至腘中，合太阳	至肾，系舌本		
二合	**足少阳**	入毛际（维道），入季肋间	属胆，上肝，贯心，夹咽	出颐颔中（天容）	足少阳
	足厥阴	至毛际，合少阳	与别俱行		
三合	**足阳明**	至髀，入腹里（气冲）	属胃，散脾，通心，循咽	出于口（人迎）	足阳明
	足太阴	至髀，合阳明	与别俱行，络咽，贯舌本		
四合	**手太阳**	入腋	走心，系小肠	出于面（天窗）	手太阳
	手少阴	入腋（极泉）	属心，走喉咙		
五合	**手少阳**	入缺盆	走三焦，散胸中	出耳后（天牖）	手少阳
	手厥阴	下腋三寸入胸中（天池）	属三焦，循喉咙		
六合	**手阳明**	入柱骨	走大肠，属肺，循喉咙	出缺盆（扶突）	手阳明
	手太阴	入腋（中府）	入走肺，散大肠		

十五络脉

十二经脉在四肢部各分出一络，再加躯干前的任脉络、躯干后的督脉络及躯干侧的脾之大络，共计15条，称"十五络脉"。四肢部的12络，主要起沟通表里两经和补充经脉循行不足的作用；躯干部的3络，起渗灌气血的作用。络脉和经别都是经脉的分支，均有加强表里两经联系的作用，所不同者，经别分布较深，无所属腧穴，也无所主病症；络脉分布较浅，各有一络穴，并有所主病症。

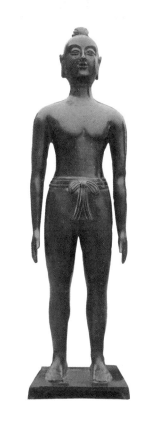

手三阴	肺经	心经	心包经
	列缺	通里	内关
手三阳	大肠经	小肠经	三焦经
	偏历	支正	外关
足三阴	脾经	肾经	肝经
	公孙	大钟	蠡沟
足三阳	胃经	膀胱经	胆经
	丰隆	飞扬	光明
任督脾大络	任脉	督脉	脾大络
	鸠尾	长强	大包

奇经八脉

奇经八脉是督脉、任脉、冲脉、带脉、阳跷脉、阴跷脉、阳维脉、阴维脉8条经脉的合称。奇经八脉不同于十二正经，既不直属脏腑，又无表里配合关系，是具有特殊作用的经脉，对十二经脉起统率、联络和调节气血盛衰的作用。

督脉行于后正中线，任脉行于前正中线，任、督二脉各有本经所属穴位及相关病候，故与十二经脉相提并论，合称为"十四经"。冲脉、带脉、阳跷脉、阴跷脉、阳维脉、阴维脉的穴位均寄附于十二经脉之上。冲脉行于胸腹第一侧线，交会于足少阴肾经。任、督、冲三脉皆起于胞中，同出会阴而异行，称为"一源三歧"。带脉横斜地行于腰腹，交会足少阳经。阳跷脉行于下肢外侧及肩、头部，交会足太阳诸经。阴跷脉行于下肢内侧及眼，交会足少阴诸经。阳维脉行于下肢外侧，肩和头项，交会足少阳诸经。阴维脉行于下肢内侧，腹部第三侧线和颈部，交会足少阴诸经。

腧穴

腧穴是人体脏腑经络气血输注结聚于体表的部位，也是针灸、推拿等疗法主要的施术部位。通过刺激腧穴，可以疏通经络，调和气血，扶正祛邪，使阴阳恢复平衡，脏腑趋于协调，达到预防和治疗疾病的目的。

腧穴的生理功能

腧穴的作用主要体现在诊断和治疗两个方面。

诊断

人体脏腑组织和经络功能失调时，相应的腧穴就会有所反应，通过对这些反应的观察和探测可以协助诊断疾病。反应的部位通常出现在原穴、背俞穴、腹募穴、郄穴、下合穴等特定穴位处。

压痛是最常见的病理反应，按压穴位寻找压痛点是穴位诊断的重要内容。如胃肠疾病患者常在足三里、上巨虚、天枢等穴处出现明显压痛；痛经等妇科病症常在三阴交、地机、血海等穴处出现明显压痛。除压痛外，还有许多其他反应，如隆起、凹陷、脱屑、皮下结节、丘疹、瘀斑，以及局部皮肤色泽和温度的改变等。

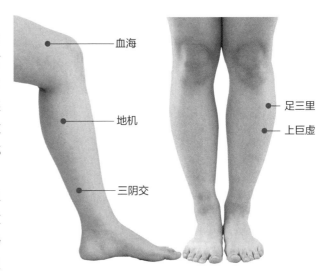

治疗

近治作用： 所有腧穴都能治疗它们所在部位及邻近组织和器官的病症。如眼睛周围的睛明、承泣、四白、鱼腰、太阳等穴位都能治疗眼病；耳郭周围的耳门、翳风等穴位都能治疗耳病。

远治作用： 许多腧穴，特别是十二经脉在四肢肘膝关节以下的腧穴，不仅能治疗局部病症，而且能治疗远离穴位

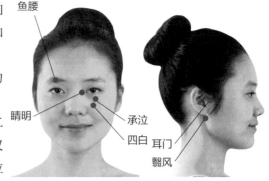

所在部位的病症。腧穴的远治作用与经络的循行分布密切相关，每条经脉上所分布的穴位都能治疗发生在该经脉循行线上的病症。

特殊作用：与药物一样，有些腧穴对某种病症具有特殊的治疗作用，可作为对症治疗的首选穴位，如合谷止痛、内关止呕、大椎退热。与药物完全不同的是，药物的作用都是单向的，如苦寒药物只能用于治疗实热证，而不能用于治疗寒证；而针刺某些腧穴，对机体的不同状态起着良性的双向调节作用，如高热患者针刺大椎可使之退热，恶寒患者针刺大椎可发汗散寒。

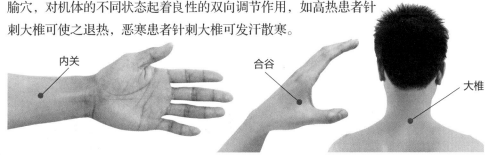

腧穴的主治规律

　　腧穴的主治作用主要与穴位所在的部位及所属的经脉有关。其主治规律可以概括为分经主治、分部主治两个方面。四肢部位的经穴以分经主治为主；头身部经穴以分部主治为主。

分经主治规律

　　分经主治，指十四经脉所属的经穴均可治疗该经循行部位及其相应脏腑的病症。尤其是十二经脉分布在四肢肘膝关节以下的经穴，这一主治规律更为突出。可归纳为：本经腧穴能治疗本经所过部位的病症，表里经腧穴能治疗互为表里的经脉、脏腑病症。各经腧穴的主治既有特殊性，又有共同性。任、督二脉分别行于头身前后正中线，与手足阴阳经脉相交会，是各经的总纲。督脉经穴主治以头项部为重点，任脉经穴主治以下腹部为重点，体现了"阳升阴降"的特点。

分部主治规律

　　头面躯干部的腧穴主治作用与腧穴所在的位置密切相关，主要治疗局部及邻近脏器病症。在躯干部分，古人将第1胸椎至第4骶椎合称为"二十一椎"，分为上七椎（胸1~胸7）、中七椎（胸8~腰2）、下七椎（腰3~骶4），分别与前面的胸、上腹、下腹相对应。这些部位的腧穴，特别是各脏腑的背俞穴和腹募穴，除了治疗局部病症外，还可以治疗相应的脏腑、组织器官病。头面为诸阳之会，头部的腧穴治疗作用较特殊，对局部和全身均有重要作用，如耳穴、头部刺激区等，对全身都有较好的调整和治疗作用。此外，颈项部的腧穴除主治咽喉疾病、热病外，还治疗上肢的病症；侧胁部腧穴主治肝胆、脾胃疾病；侧腹部腧穴主治肾、盆腔病症；腰骶部腧穴除主治大肠、膀胱、子宫等下焦病症外，还可治疗下肢部病症。

穴位的定位方法

人体穴位数百，位置功用各有不同。想要事半功倍，首先得找准相应的穴位位置，方能取穴施治，而取穴是否准确，将直接影响治疗效果。在穴位定位方面，现代临床常用的主要有以下四种方法。

体表标志法

利用五官、毛发、指甲、乳头、脐窝、骨关节等处及肌肉隆起等部位作为取穴标志来定位穴位的方法，也叫体表解剖标志定位法。此法又分以下两类。

1.固定标志

固定标志是指不受人体活动影响而固定不移的标志。比如两眉中间取印堂，腓骨小头前下缘取阳陵泉等。此外，可依据肩胛冈平第3胸椎棘突，肩胛骨下角平第7胸椎棘突，髂嵴平第4腰椎棘突为标志，来定位背腰部的穴位。

2.活动标志

活动标志指需要采取相应的动作姿态才能出现的标志。比如要张口，方能取耳门、听宫、听会三穴；取阳溪应将拇指跷起等。

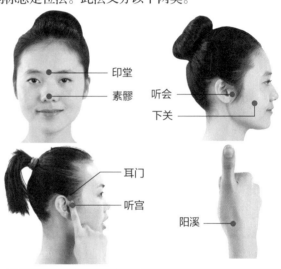

手指比量法

手指比量法又称指寸定位法，是以患者的手指为标准对穴位进行测量定位。常用的方式有以下三种。

1.中指同身寸

屈中指，以患者中指中节两端纹头之间的距离作为1寸。

2.拇指同身寸

以患者拇指的指间关节（拇指横纹处）的宽度作为1寸。

3.横指同身寸

将患者食指、中指、无名指和小指四指并拢，以中指中节横纹为标准，画一条横线，其四指的宽度作为3寸。四指相并名曰"一夫"，故又称"一夫法"。

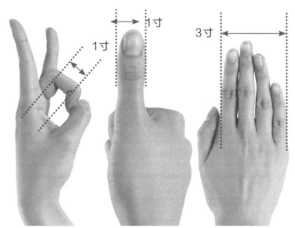

人体经络穴位使用速查全书

简便取穴法

简便取穴法是临床上常用的一种简便易行的取穴方法。比如手半握拳，以中指的指尖切压在掌心处取劳宫；两耳尖直上连线中点取百会等。

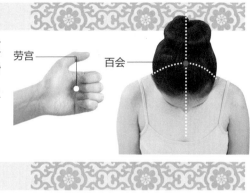

劳宫　　　百会

骨度分寸法

部位	起止	骨度分寸	度量方式	注意
头部	前发际正中至后发际正中	12寸	直度	若发际线不明显，可将眉心至大椎算作18寸，则眉心至前发际3寸，大椎至后发际3寸
	耳后两乳突（完骨）之间	9寸	横度	用于度量头部的横寸
胸腹部	胸骨上窝（天突）至剑胸结合（歧骨）	9寸	直度	胸部直寸一般根据肋骨计算，每一肋骨折作1寸6分，其中天突至璇玑作1寸算
	歧骨至脐中	8寸	直度	歧骨指剑胸结合
	脐中至耻骨联合上缘	5寸	直度	
	两乳头之间	8寸	横度	胸腹部取穴的横寸，可根据两乳头之间的距离折量，女性可用锁骨中线代替两乳头之间的横寸
	两肩胛骨喙突内侧缘之间	12寸	横度	
背腰部	大椎以下至尾骶	21椎	直度	背部可根据脊椎取穴，肩胛骨下角相当于第7胸椎
	两肩胛骨内缘之间	6寸	横度	
上肢部	腋前皱襞至肘横纹	9寸	直度	用于手三阴经、手三阳经的骨度分寸
	肘横纹至腕横纹	12寸	直度	
下肢部	耻骨联合上缘至股骨内侧髁上缘	18寸	直度	
	胫骨内侧髁下缘至内踝尖	13寸	直度	用于足三阴经的骨度分寸
	髀枢至膝中	19寸	直度	
	臀横纹至膝中	14寸	直度	用于足三阳经的骨度分寸
	膝中至外踝高点	16寸	直度	
	外踝高点至足底	3寸	直度	

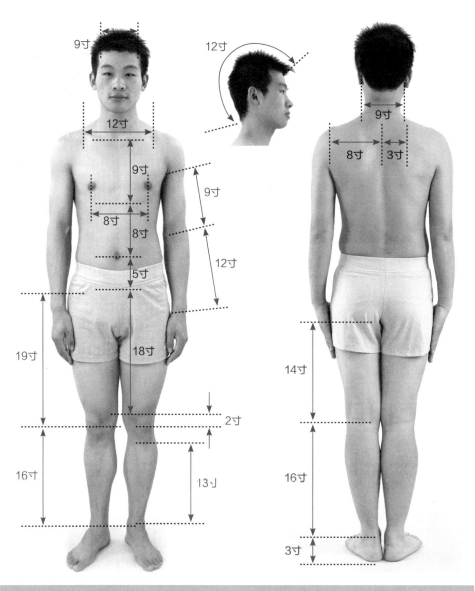

9寸

12寸

12寸

9寸

9寸

8寸

8寸

3寸

9寸

8寸

5寸

19寸

18寸

2寸

14寸

16寸

13寸

16寸

3寸

助记歌

用针取穴必中的，   两乳之间八寸宜；   横辅上廉一尺八，

全身骨度君宜悉：   脊柱腧穴椎间取，   内辅内踝尺三说；

前后发际一尺二，   腰背诸穴依此列；   臀下尺九到膝中，

定骨之间九寸别；   横度悉依同身寸，   膝至外踝十六从；

天突下九到胸歧，   胛边脊中三寸别；   外踝尖至足底下，

歧至脐中八寸宜；   腋肘横纹九寸设，   骨度折作三寸通。

脐至横骨五等分，   肘腕之间尺二折；

特定穴

　　所谓特定穴，是指十四经穴中具有特殊治疗作用，并有特定称谓的穴位。特定穴共分十大类，分别是五输穴、原穴、络穴、郄穴、八脉交会穴、下合穴、背俞穴、募穴、八会穴、交会穴。

五输穴

　　五输穴是指十二经脉在肘膝关节以下的井、荥、输、经、合穴，简称"五输"。井穴多位于手足之端；荥穴多位于掌指或跖趾关节之前；输穴多位于掌指或跖趾关节之后；经穴多位于腕踝关节以上；合穴则位于肘膝关节附近。每条经脉的五输穴有5个，十二经共60穴。

　　五输穴配属于阴阳五行，《难经·六十四难》阐明了阴阳各经脉五输穴的五行属性，即"阴井木，阳井金；阴荥火，阳荥水；阴输土，阳输木；阴经金，阳经火；阴合水，阳合土"。

　　按照阴阳变化五行生克的法则，就能演绎出许多错综复杂的变化，而在疾病的诊断和治疗上，五输穴也就能发挥其特殊作用。

阴经五输穴及与五行配属

六阴经	井（木）	荥（火）	输（土）	经（金）	合（水）
肺（金）	少商	鱼际	太渊	经渠	尺泽
心包（相火）	中冲	劳宫	大陵	间使	曲泽
心（火）	少冲	少府	神门	灵道	少海
脾（土）	隐白	大都	太白	商丘	阴陵泉
肝（木）	大敦	行间	太冲	中封	曲泉
肾（水）	涌泉	然谷	太溪	复溜	阴谷

阳经五输穴及与五行配属

六阳经	井（金）	荥（水）	输（木）	经（火）	合（土）
大肠（金）	商阳	二间	三间	阳溪	曲池
三焦（相火）	关冲	液门	中渚	支沟	天井
小肠（火）	少泽	前谷	后溪	阳谷	小海
胃（土）	厉兑	内庭	陷谷	解溪	足三里
胆（木）	足窍阴	侠溪	足临泣	阳辅	阳陵泉
膀胱（水）	至阴	足通谷	束骨	昆仑	委中

原穴

原穴是脏腑原气经过留止的部位，多位于腕、踝关节附近，十二经脉在四肢部各有一个原穴，合称"十二原"。原穴之"原"即本源、原气之意，原气通过三焦散布于全身，是人体维持生命活动的原动力。阴经的原穴就是五输穴中的输穴，阳经则于输穴之外另有原穴。

原穴在临床上主要用于诊断和治疗脏腑疾病。《灵枢·九针十二原》中指出"五脏有疾也，应出于十二原，而原各有所出，明知其原，睹其应，而知五脏之害矣"。说明脏腑有病时，常在相应的原穴处有异常反应，可据此推断脏腑病情。另外，以针刺原穴可使三焦的原气通达，从而发挥调动正气抵御外邪的作用。

经脉	经脉	穴位	经脉	穴位	经脉	穴位
手三阴经	肺经 ——	太渊	心经 ——	神门	心包经 ——	大陵
手三阳经	大肠经 ——	合谷	小肠经 ——	腕骨	三焦经 ——	阳池
足三阴经	脾经 ——	太白	肾经 ——	太溪	肝经 ——	太冲
足三阳经	胃经 ——	冲阳	膀胱经 ——	京骨	胆经 ——	丘墟

络穴

十五络脉在本经分出的部位各有一穴位，称为络穴。十二经脉各有1个络穴，加上任脉络穴鸠尾、督脉络穴长强和脾之大络大包，总称"十五络穴"。

原穴与络穴在临床上既可单独使用，又可相互配合使用。络穴除了主治本络脉的病症外，由于可沟通表里两经，十二经络穴不仅可以治疗本经病，还能治疗其相表里的经脉的病症，甚至对其他一些有关经脉的病症都有治疗作用。

背俞穴

背俞穴是脏腑之气输注于背腰部的穴位，又称为"俞穴"。背俞穴在背部足太阳膀胱经第一侧线上的分布，大体依脏腑位置上下排列，分别冠以脏腑之名，六脏六腑各1背俞穴，共12穴。背俞穴不仅可以诊断治疗与其相应的脏腑病症，而且还可治疗与相关五脏所开窍的五官病、所主持的五体病。比如肺俞既能治疗肺病，又能治疗与肺有关的鼻病、咽喉病和皮肤病。

募穴

募穴是脏腑之气结聚于胸腹部的穴位，又称"腹募穴"。募穴皆位于胸腹部，与其相关脏腑的位置接近，一半募穴分布于正中任脉，为单穴，其余募穴则在两旁各经，为双穴，六脏六腑各1募穴，共12穴。在临床上，募穴主要用于诊断治疗与其相应的脏腑疾病，募穴与俞穴既可单独使用，也可配合使用。

郄穴

郄穴是各经经气深聚的部位，多分布于四肢肘膝关节以下，只有胃经郄穴梁丘位于膝上。十二经脉和奇经八脉中的阴阳跷脉和阴阳维脉各有1郄穴，共16郄穴。郄穴擅治本经循行部位及所属脏腑的急性病证。此外，由于郄穴反应病候较快，时常被用来协助诊断。

下合穴

下合穴是指六腑之气下合于足三阳经的6个穴位，又称"六腑下合穴"，也有称"六合穴"的。下合穴主要分布于下肢膝关节附近，胃、胆、膀胱的下合穴在下肢本经，而大肠、小肠的下合穴位于胃经，三焦的下合穴位于膀胱经。下合穴主治六腑病证，而且在辅助诊断方面也应用颇广。

八会穴

八会穴是指脏、腑、筋、脉、气、血、骨、髓之精气会聚的8个穴位。八会穴分布于躯干部和四肢部，脏、腑、气、血、骨的穴位在躯干部，筋、脉、髓的穴位在四肢部。八会穴的临床应用主要在治疗方面，其对各自所会的脏、腑、气、血、筋、脉、骨、髓相关的病证有特殊的治疗作用。另外，《难经·四十五难》中云："热病在内者，取其会之气穴也"，表明八会穴还能治疗相关的热病。

八脉交会穴

八脉交会穴指奇经八脉与十二正经脉气相通的8个穴位，即公孙、内关、临泣、外关、后溪、申脉、列缺、照海8穴，又称"交经八穴""流注八穴""八脉八穴"。八脉交会穴分布于腕踝关节上下。由于八脉交会穴相通正经和奇经，其治疗范围非常广泛，除了能治疗本经病证外，还能治疗与之相通的奇经八脉的病证。临床应用中，八脉交会穴既可单独使用，也可配伍应用。

交会穴

交会穴是指两经或数经相交会合的穴位。交会穴多分布于头面和躯干部。由于交会穴是数条经脉之气共注一处的部位，所以交会穴不但能治本经的疾病，还能兼治所交会经脉的疾病。

第二章

手太阴肺经

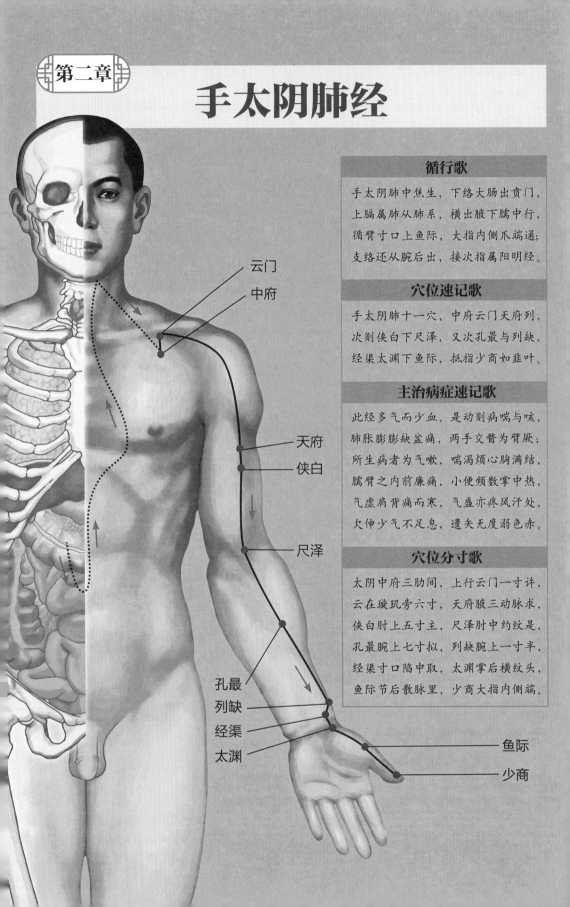

云门
中府
天府
侠白
尺泽
孔最
列缺
经渠
太渊
鱼际
少商

循行歌

手太阴肺中焦生，下络大肠出贲门，
上膈属肺从肺系，横出腋下臑中行，
循臂寸口上鱼际，大指内侧爪端通，
支络还从腕后出，接次指属阳明经。

穴位速记歌

手太阴肺十一穴，中府云门天府列，
次则侠白下尺泽，又次孔最与列缺，
经渠太渊下鱼际，抵指少商如韭叶。

主治病症速记歌

此经多气而少血，是动则病喘与咳，
肺胀膨膨缺盆痛，两手交瞀为臂厥；
所生病者为气嗽，喘渴烦心胸满结，
臑臂之内前廉痛，小便频数掌中热，
气虚肩背痛而寒，气盛亦疼风汗处，
欠伸少气不足息，遗矢无度溺色赤。

穴位分寸歌

太阴中府三肋间，上行云门一寸许，
云在璇玑旁六寸，天府腋三动脉求，
侠白肘上五寸主，尺泽肘中约纹是，
孔最腕上七寸拟，列缺腕上一寸半，
经渠寸口陷中取，太渊掌后横纹头，
鱼际节后散脉里，少商大指内侧端。

经脉循行

从腹部起，从上往下连接大肠，然后返回，沿着胃的上口，穿过膈肌进入肺部，然后沿着气管和喉咙到达胸壁外上方，转向，下到腋窝，然后沿着上臂内侧前缘向下，至肘中后再沿前臂桡侧下行至寸口（手腕脉搏处），又沿手掌桡侧缘到达拇指外侧末端。支脉从腕后桡骨茎突（手背手臂连接处突出的骨头）上方分出，经过手背虎口一侧一直到食指末端，脉气由此与手阳明大肠经相接。

主治病症

咳嗽、气喘、肺胀满等呼吸系统疾病和胸痛、肩背痛等病症。

经络养生：推拿肺经清肺热

将胳膊伸直，沿着大鱼际的方向一直沿胳膊向上敲，敲到肩膀处即可。左右手互相交替，各敲 10~15 遍。

在推拿肺经的时候，先要找准肺经的循行线路。其实肺经中的一段路线是从胸腔走向腋下，然后沿着上臂前外侧，至肘中后再沿前臂桡侧下行至桡动脉搏处，又沿着手掌大鱼际外缘出拇指桡侧端。我们在推拿肺经的时候，可以从拇指桡侧端的少商穴开始，然后沿着大鱼际向上，经过前臂桡侧、手肘、上臂的前外侧，一直到腋下，逆着肺经运行方向用手指按揉推拿肺经，力度要适中，可反复推拿多次，时间以 10 分钟为宜。这种方法可以有效疏通肺经，清除肺热，同时提高肺脏功能，增强皮肤的免疫力，从而有效抵抗和阻止风热邪气的入侵。

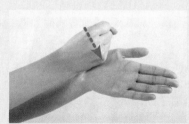
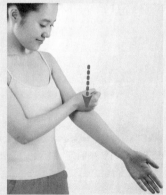
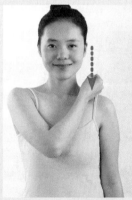

最佳经络养生时间：寅时肺经旺盛

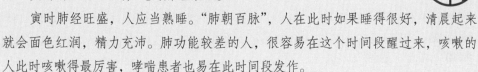

寅时（3:00~5:00），此时肺经最旺。

寅时肺经旺盛，人应当熟睡。"肺朝百脉"，人在此时如果睡得很好，清晨起来就会面色红润，精力充沛。肺功能较差的人，很容易在这个时间段醒过来，咳嗽的人此时咳嗽得最厉害，哮喘患者也易在此时间段发作。

中府　　止咳平喘去肺热

功效 → 止咳平喘　清泻肺热　健脾补气

中，中焦；府，聚也。按照《黄帝内经·灵枢》的论述，肺经起始于中焦，本穴为中焦之气聚集的地方，所以叫做中府。

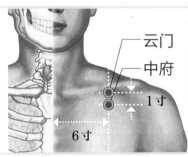

定位

胸外侧部，云门下1寸，平第一肋间隙处，距身体前正中线6寸。

云门
中府
1寸
6寸

快速取穴

两手叉腰立正，锁骨外端下方凹陷处是云门穴，由此窝正中垂直往下推一条肋骨（平第一肋间隙）即是。

主治： 咳嗽、气喘、胸闷、胸痛、肩背痛等。

主治歌诀
中府降气泄胸热，主肺咳喘及痰炎。 健脾消肿降呕逆，后病前取诊结核。

1分钟学会保健按摩

用手指指端由上往下（也可由下往上）按、揉此穴，做环状运动。

力度	按摩方法	时长	功效
适度	按揉法	1~3分钟	治疗咳嗽、气喘、肩周炎、胸痛等病症

1分钟学会艾灸

采用温和灸，将艾条点燃的一端对准中府穴，距离皮肤3~5厘米施灸，以患者感到温热而无灼痛感为宜。灸10~15分钟，至皮肤出现红晕为度，每日1次或隔日1次。

艾灸方法	距离	时长	功效
温和灸	3~5厘米	10~15分钟	清热祛湿、祛风解毒

穴位配伍治病
咳嗽　中府＋肺俞（P160）
肩周炎　中府＋合谷（P44）＋经渠（P37）＋内关（P241）＋后溪（P134）＋中渚（P248）
肺痨　中府＋复溜（P216）

云门

清肺理气治气喘

肺经
大肠经
胃经
脾经
心经
小肠经
膀胱经
肾经
心包经
三焦经
胆经
肝经
督脉
任脉
经外奇穴

功效 ➡ **清肺理气** **泄四肢热**

云，山川气；门，出入的门户。云出天气，天气通于肺。肺者气之本，本穴为肺经气所发之处，故名云门。

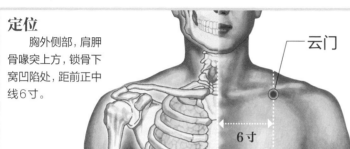

定位

胸外侧部，肩胛骨喙突上方，锁骨下窝凹陷处，距前正中线6寸。

6寸

云门

快速取穴

两手叉腰直立，胸廓上部锁骨外侧端下缘的三角形凹窝正中处即是。

主治： 咳嗽、哮喘、胸胁痛、肩背痛等。

1分钟学会保健按摩

用手指指腹按压此穴，做环状运动。

力度	按摩方法	时长	功效
适度	按揉法	1~3分钟	治疗咳嗽、气喘、胸痛、肩背痛、胸中烦痛等病症

1分钟学会艾灸

采用温和灸，将艾条点燃的一端对准穴位，距离皮肤3~5厘米施灸，以患者感到温热而无灼痛感为宜。灸10~15分钟，至皮肤出现红晕为度，每日1次或隔日1次。

艾灸方法	距离	时长	功效
温和灸	3~5厘米	10~15分钟	清肺气，止咳平喘

穴位配伍治病

胸胁痛	云门 + 中府（P30）
气喘	云门 + 肺俞（P160）

天府 　平喘安神祛臂痛

功效 ➤ **调理肺气**　**止血**

天，天空，指上而言；府，聚集处。此穴专治肺气不宣，咳喘少气诸疾，故名天府。

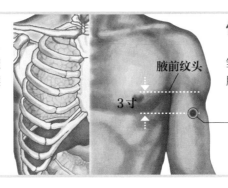

定位

位于臂内侧面，肱二头肌桡侧缘，腋前纹头（即腋窝皱襞前端）下3寸处。

腋前纹头

3寸

天府

快速取穴

坐位或卧位，在腋窝皱襞上端下3寸，肱二头肌桡侧缘取穴。

主治： 支气管炎、哮喘、鼻出血、吐血、肩臂部疼痛等病症。

1分钟学会保健按摩

用手指指腹按压此穴。

力度	按摩方法	时长	功效
适度	按压法	1~3分钟	适用于支气管炎、哮喘、鼻出血、吐血、肩臂部疼痛等病症

1分钟学会艾灸

采用温和灸，将艾条点燃的一端对准穴位，距离皮肤3~5厘米施灸，以患者感到温热而无灼痛感为宜。灸10~15分钟，至皮肤出现红晕为度，每日1次或隔日1次。

艾灸方法	距离	时长	功效
温和灸	3~5厘米	10~15分钟	平喘安神

穴位配伍治病

口鼻出血　天府 + 合谷（P44）

肩臂痛　天府 + 肩髎（P257）+ 天宗（P141）

侠白
理气和胃治肺炎

肺经
大肠经
胃经
脾经
心经
小肠经
膀胱经
肾经
心包经
三焦经
胆经
肝经
督脉
任脉
经外奇穴

功效 ➡ 宣肺理气　宽胸和胃

侠，挟，指穴位的功能作用；白，肺之色，指气血物质在经过本穴的变化转变后所表现出的特征。侠白之名意指肺经气血在此分清降浊。

定位

位于臂内侧面，肱二头肌桡侧缘，腋前纹头下4寸，或肘横纹上5寸处。

快速取穴

手臂伸直，上举，鼻尖同时也靠近上肢，鼻尖落下处即是。

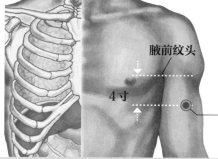

腋前纹头

4寸

侠白

主治： 支气管炎、支气管哮喘、肺炎、心动过速、上臂内侧神经痛等病症。

1分钟学会保健按摩

用手指指端对穴位进行按压。

力度	按摩方法	时长	功效
适度	按压法	1~3分钟	适用于支气管炎、支气管哮喘、肺炎、心动过速、上臂内侧神经痛等病症

1分钟学会艾灸

采用温和灸，将艾条点燃的一端对准穴位，距离皮肤3~5厘米施灸，以患者感到温热而无灼痛感为宜。灸10~15分钟，至皮肤出现红晕为度，每日1次或隔日1次。

艾灸方法	距离	时长	功效
温和灸	3~5厘米	10~15分钟	调理心肺，宽胸和胃

穴位配伍治病

咽喉肿痛　侠白＋尺泽（P34）＋天府（P32）
臂丛（正中）神经痛　侠白＋间使（P240）＋内关（P241）

尺泽 主治肺病急慢风

功效 ➜ **清热泻肺**　**通络止痛**

尺，小；泽，池。尺泽之名意指侠白穴浊降之雨在地部形成的小泽。

定位

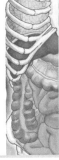

位于肘横纹中，肱二头肌腱桡侧凹陷处。

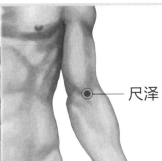

—— 尺泽

快速取穴

取此穴位时应让患者采用正坐、仰掌并微屈肘的取穴姿势，将手臂上举，在手臂内侧中央处有粗腱，腱的外侧处即是。

主治：咳嗽、肺炎、支气管炎、咽喉肿痛、肘臂疼痛、脑血管病后遗症、小儿抽搐等病症。

主治歌诀

尺泽主刺肺诸疾，绞肠痧痛锁喉风。
伤寒热病汗不解，兼刺小儿急慢风。

1分钟学会保健按摩

用手指指腹端按压。

力度	按摩方法	时长	功效
适度	按压法	1~3分钟	适用于咳嗽、肺炎、支气管炎、咽喉肿痛、肘臂疼痛、脑血管病后遗症、小儿抽搐等病症

1分钟学会艾灸

采用温和灸，将艾条点燃的一端对准穴位，距离皮肤3~5厘米施灸，以患者感到温热而无灼痛感为宜。灸10~15分钟，至皮肤出现红晕为度，每日1次或隔日1次。

艾灸方法	距离	时长	功效
温和灸	3~5厘米	10~15分钟	清热泻肺

穴位配伍治病

咳嗽　尺泽 + 俞府（P233）+ 不容（P75）
肺炎　尺泽穴 + 肺俞（P160）+ 定喘（P382）+ 合谷（P44）+ 少商（P39）+ 尺泽（P34）
气管炎、支气管炎　尺泽穴 + 鱼际（P38）+ 尺泽（P34）+ 孔最（P35）+ 肺俞（P160）+ 曲池（P50）

孔最

孔最治血最认真

功效 ➡ **清热止血 润肺理气**

孔，孔隙；最，多。本穴为肺经之穴，肺之时序应秋，其性燥，肺经所过之处其土（肌肉）亦燥，尺泽穴流来的地部经水大部分渗透漏入脾土之中，脾土在承运地部的经水时如过筛一般，故名孔最。

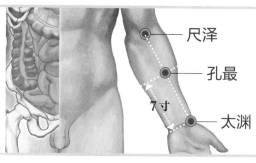

定位

位于前臂掌面桡侧，在尺泽与太渊连线上，腕横纹上7寸处。

尺泽
孔最
7寸
太渊

快速取穴

将上臂伸直，掌心朝上，在肘横纹处找到尺泽穴；再于腕横纹处找到太渊穴，两穴做一连线，从太渊开始，向上量，取7寸处即是。

主治： 咽喉炎、支气管炎、支气管哮喘、咯血、痔疮出血、肘臂痛、手关节痛等病症。

主治歌诀

孔最治血最认真，宣肺解肌汗溱溱。
咽喉肿痛咳失音，痔疮出血治在本。

1分钟学会保健按摩

用手指指腹端按、揉压。

力度	按摩方法	时长	功效
适度	按揉法	1~3分钟	适用于咽喉炎、支气管炎、支气管哮喘、咯血、痔疮出血、肘臂痛、手关节痛等病症

1分钟学会艾灸

采用温和灸，将艾条点燃的一端对准穴位，距离皮肤3~5厘米施灸，以患者感到温热而无灼痛感为宜。灸10~15分钟，至皮肤出现红晕为度，每日1次或隔日1次。

艾灸方法	距离	时长	功效
温和灸	3~5厘米	10~15分钟	润肺理气

穴位配伍治病

支气管炎 孔最＋尺泽（P34）＋肺俞（P160）

列缺　利水通淋止咳痰

功效 ➡ **止咳平喘　通经活络　利水通淋**

列，分解，裂开；缺，缺口。此穴为手太阴肺经之络穴，自此分支别走手阳明大肠经，位于桡骨茎突上方，当肱桡肌腱与拇长展肌腱之间，有如裂隙处，故名列缺。

定位

位于前臂桡侧缘，桡骨茎突上方，腕横纹上1.5寸处。

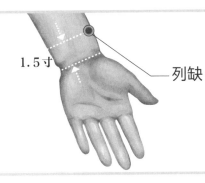

1.5寸

列缺

快速取穴

两手掌拇指和其余四指自然分开，于两虎口处垂直相交，一手食指搭在另一手上，在上臂处自然落下，食指尖处即是。

主治：感冒、哮喘、面神经麻痹、三叉神经痛、颈椎病、脑血管病后遗症、高血压、皮肤粗糙等病症。

主治歌诀

列缺主治嗽寒痰，偏正头疼治自瘥。
男子五淋阴中痛，尿血精处灸便安。

1分钟学会保健按摩

用手指指腹端按压。

力度	按摩方法	时长	功效
适度	按压法	1~3分钟	适用于感冒、哮喘、面神经麻痹、三叉神经痛、颈椎病、脑血管病后遗症、高血压、皮肤粗糙等病症

1分钟学会艾灸

采用温和灸，将艾条点燃的一端对准穴位，距离皮肤3~5厘米施灸，以患者感到温热而无灼痛感为宜。灸10~15分钟，至皮肤出现红晕为度，每日1次或隔日1次。

艾灸方法	距离	时长	功效
温和灸	3~5厘米	10~15分钟	止咳平喘

穴位配伍治病

风寒感冒	列缺 + 大椎（P335）+ 风门（P159）+ 列缺（P36）
咳嗽	列缺 + 肺俞（P160）+ 尺泽（P34）

经渠

降逆平喘利肺咽

功效 ➡ **宣肺利咽** **降逆平喘**

经，经过；渠，沟渠。经气流注于此，如水经过沟渠，故名经渠穴。

主治：气管炎、支气管炎、哮喘、肺炎、扁桃体炎、发热、胸痛以及呃逆、食管痉挛、桡神经痛或麻痹等病症。

主治歌诀

经渠主刺疟寒热，胸背拘急胀满坚。
喉痹咳逆气数欠，呕吐心疼亦可痊。

1分钟学会保健按摩

用手指指腹端按压。

力度	按摩方法	时长	功效
适度	按压法	1~3分钟	适用于气管炎、支气管炎、哮喘、肺炎、扁桃体炎、发热、胸痛以及呃逆、食管痉挛、桡神经痛或麻痹等病症

经渠定位
位于前臂掌面桡侧，桡骨茎突与桡动脉之间凹陷处，腕横纹上1寸。

太渊定位
位于腕掌侧横纹桡侧，桡动脉搏动处。

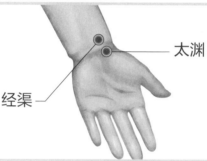

太渊

经渠

太渊

牙病腕痛找太渊

功效 ➡ **止咳化痰** **通调血脉**

太，甚大，有旺盛的意思；渊，深潭。指本穴深陷如渊，脉气旺盛，故名太渊。

主治：扁桃体炎、肺炎、心动过速、无脉症、脉管炎、肋间神经痛、呃逆等病症。

主治歌诀

太渊主刺牙齿病，腕肘无力或疼痛。
兼刺咳嗽风痰疾，偏正头疼效若神。

1分钟学会保健按摩

用手指指腹端按压。

力度	按摩方法	时长	功效
适度	按压法	1~3分钟	适用于扁桃体炎、肺炎、心动过速、无脉症、脉管炎、肋间神经痛、呃逆等病症

鱼际

止咳消炎灸牙痛

功效 → **清热** **利咽**

《黄帝内经明堂》云："大指本节后象彼鱼形，故以鱼名之。赤白肉畔，故曰鱼际也。"

定位

位于手拇指本节（第一掌指关节）后凹陷处，当第一掌骨中点桡侧，赤白肉际处。

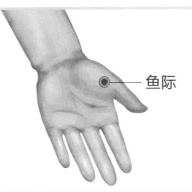

鱼际

快速取穴

拇指伸直，先确定赤白肉际，定义为y 轴；再确定通过第一掌骨中点与第一掌骨相垂直的线，定义为x 轴，两轴相交处即是。

主治： 感冒、扁桃体炎、支气管炎、乳腺炎等病症。

主治歌诀

鱼际主灸牙齿痛，在左灸左右同然。
更刺伤寒汗不出，兼治疟疾方欲寒。

1分钟学会保健按摩

用手指指腹端按压。

力度	按摩方法	时长	功效
适度	按压法	1~3分钟	适用于感冒、扁桃体炎、支气管炎、乳腺炎等病症

1分钟学会艾灸

采用温和灸，将艾条点燃的一端对准穴位，距离皮肤3~5厘米施灸，以患者感到温热而无灼痛感为宜。灸10~15分钟，至皮肤出现红晕为度，每日1次或隔日1次。

艾灸方法	距离	时长	功效
温和灸	3~5厘米	10~15分钟	清热利咽

穴位配伍治病

支气管炎　鱼际＋孔最（P35）＋尺泽（P34）＋曲池（P50）

咽喉炎　鱼际＋内庭（P98）＋外关（P250）＋照海（P215）＋少商（P39）＋曲池（P50）

少商

通利咽喉祛肺炎

功效 ➡ **解表清热 通利咽喉 苏厥开窍**

此穴为肺经井穴，所出为井，是说手太阴肺经脉气外发似浅小水流，故名少商。

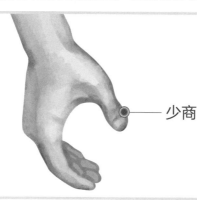

定位
位于手拇指末节桡侧，距指甲角0.1寸处。

快速取穴
拇指伸直，先确定桡侧指甲角，再旁开0.1寸处即是。

少商

主治：扁桃体炎、支气管炎、肺炎、失眠、盗汗等病症。

主治歌诀
少商惟针双鹅痹，血出喉开功最奇。

1分钟学会保健按摩

用拇指和食指捏住另一手的拇指两侧，以揉捏的方式按摩。

力度	按摩方法	时长	功效
适度	揉捏法	1~3分钟	适用于扁桃体炎、支气管炎、肺炎、失眠、盗汗等病症

1分钟学会艾灸

采用温和灸，将艾条点燃的一端对准穴位，距离皮肤3~5厘米施灸，以患者感到温热而无灼痛感为宜。灸10~15分钟，至皮肤出现红晕为度，每日1次或隔日1次。

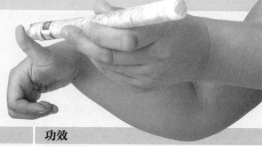

艾灸方法	距离	时长	功效
温和灸	3~5厘米	10~15分钟	通利咽喉

穴位配伍治病

支气管炎 少商＋肺俞（P160）＋定喘（P382）＋合谷（P44）＋尺泽（P34）
咽喉炎 少商＋内庭（P98）＋外关（P250）＋照海（P215）＋曲池（P50）

肺经
大肠经
胃经
脾经
心经
小肠经
膀胱经
肾经
心包经
三焦经
胆经
肝经
督脉
任脉
经外奇穴

第三章

手阳明大肠经

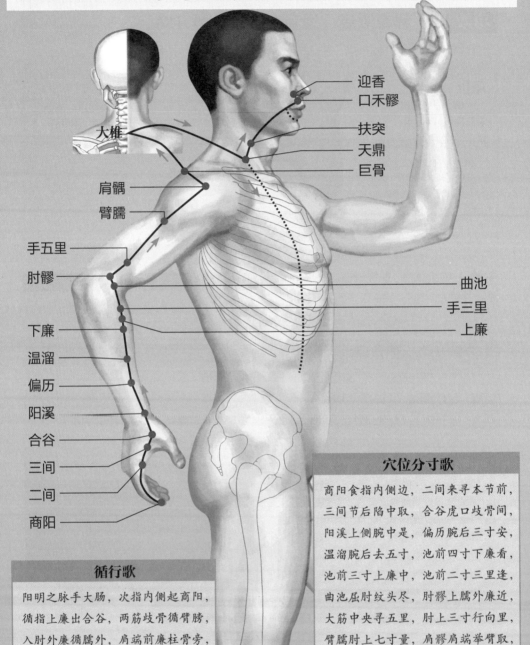

迎香
口禾髎
扶突
天鼎
巨骨

大椎

肩髃
臂臑

手五里
肘髎

曲池
手三里
上廉

下廉
温溜
偏历
阳溪
合谷
三间
二间
商阳

穴位分寸歌

商阳食指内侧边，二间来寻本节前，
三间节后陷中取，合谷虎口歧骨间，
阳溪上侧腕中是，偏历腕后三寸安，
温溜腕后去五寸，池前四寸下廉看，
池前三寸上廉中，池前二寸三里逢，
曲池屈肘纹头尽，肘髎上臑外廉近，
大筋中央寻五里，肘上三寸行向里，
臂臑肘上七寸量，肩髃肩端举臂取，
巨骨肩尖端上行，天鼎扶下一寸真，
扶突人迎后寸五，禾髎水沟旁五分，
迎香禾髎上一寸，大肠经穴自分明。

循行歌

阳明之脉手大肠，次指内侧起商阳，
循指上廉出合谷，两筋歧骨循臂膀，
入肘外廉循臑外，肩端前廉柱骨旁，
从肩下入缺盆内，络肺下膈属大肠。
支从缺盆直上颈，斜贯颈前下齿当，
环出入中交左右，上夹鼻孔注迎香。

经脉循行

从食指末端起，沿食指内（桡）侧向上，通过一、二掌骨之间向上进入两筋（拇长伸肌健与拇短伸肌腱）之间的凹陷处，沿前臂前方，并肘部外侧，再沿上臂外侧前缘，上走肩端，沿肩峰前缘向上出于颈椎，再向下入缺盆（锁骨上窝）部，联络肺脏，通过横膈，属于大肠。

缺盆部支脉，上走颈部，通过面颊，进入下齿龈，回绕至上唇，交叉于人中，左脉向右，右脉向左，分布在鼻孔两侧，与足阳明胃经相接。

主治病症

头面五官疾患、咽喉病、热病、皮肤病、肠胃病、神志病等及经脉循行部位的其他病证。

经络养生：按摩大肠经通便、预防皮肤病

沿大肠经的循行路线拍打，每天拍打1次，每次12分钟左右，双手交替进行。中医讲肺主皮毛，肺与大肠相表里，肺的浊气不能及时排出会直接通过大肠排泄，肺功能弱了，体内毒素便会在大肠经淤积，所以就会出现脸上起痘、身上起湿疹这些问题，按摩大肠经可以让毒素及时排出。

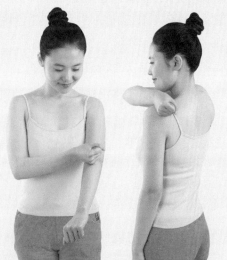

最佳经络养生时间：卯时大肠经旺盛

卯时（5:00~7:00），此时大肠经最旺。

卯时大肠蠕，排毒渣滓出；"肺与大肠相表里"。肺将充足的新鲜血液布满全身，紧接着促进大肠进入兴奋状态，完成吸收食物中的水分和营养、排出渣滓的过程。所以，清晨起床后最好排大便。

商阳

功效 ➡ 清热解表　苏厥开窍

商，漏刻，古之计时之器，此指本穴的微观形态如漏刻滴孔；阳，阳气。穴名意指本穴是大肠经经气外出体表的出口。

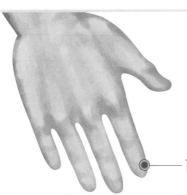

定位
位于手食指末节桡侧，距指甲角0.1寸。

快速取穴
微握拳，食指前伸，食指指甲桡侧缘与基底部各作一线，两线相交处即是商阳穴。

商阳

主治： 牙痛、咽炎、喉炎、腮腺炎、高烧、扁桃体炎、中风昏迷等病症。

主治歌诀
商阳主刺卒中风，暴仆昏沉痰塞壅。

1分钟学会保健按摩
用拇指和食指握住食指的两侧，用力揉捏。

力度	按摩方法	时长	功效
适度	揉捏法	1~3分钟	适用于牙痛、咽炎、喉炎、腮腺炎、高烧、扁桃体炎等病症

1分钟学会艾灸
采用温和灸，将艾条点燃的一端对准穴位，距离皮肤3~5厘米施灸，以患者感到温热而无灼痛感为宜。灸10~15分钟，至皮肤出现红晕为度，每日1次或隔日1次。

艾灸方法	距离	时长	功效
温和灸	3~5厘米	10~15分钟	清热解表

穴位配伍治病

咽喉肿痛	商阳＋合谷（P44）＋少商（P39）

肺经
大肠经
胃经
脾经
心经
小肠经
膀胱经
肾经
心包经
三焦经
胆经
肝经
督脉
任脉
经外奇穴

二间

解表清热治颌肿

功效 ➡ 解表　清热　利咽

别名间谷。二即第二；间，间隙（指穴），此穴为手阳明大肠经的第二穴，故名二间。

主治: 咽炎、喉炎、牙痛、鼻出血、麦粒肿、扁桃体炎、肩周炎等病症。

主治歌诀
二间三间治颌肿，龂鼽齿喉睡矇眬。

1分钟学会保健按摩

用手指指腹端按压。

力度	按摩方法	时长	功效
适度	按压法	1~3分钟	适用于咽炎、喉炎、牙痛、鼻出血、麦粒肿、扁桃体炎、肩周炎等病症

二间定位

微握拳，在手食指本节（第二掌指关节）前，桡侧凹陷处。

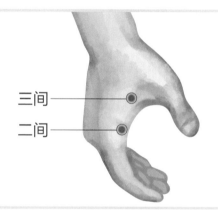

三间

二间

三间定位

微握拳，在手食指本节（第二掌指关节）后，桡侧凹陷处。

三间

退烧消炎止咽痛

功效 ➡ 解表　清热　利咽

间，间隙；此穴在手第二掌指关节后陷处，为手阳明大肠经第三个穴位，故名三间。

主治： 牙痛、急性结膜炎、青光眼、三叉神经痛、扁桃体炎、手指肿痛、肩关节周围炎等病症。

1分钟学会保健按摩

用手指指腹端按压。

力度	按摩方法	时长	功效
适度	按压法	1~3分钟	适用于牙痛、急性结膜炎、青光眼、三叉神经痛、扁桃体炎、手指肿痛、肩关节周围炎等病症

合谷 活络镇痛第一穴

功效 ➤ 镇静止痛　通经活络　清热解表

　　合，汇，聚；谷，两山之间的空隙。合谷之名意指大肠经气血会聚于此并形成强盛的水湿风气场。

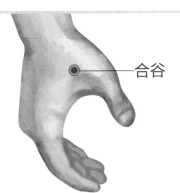

定位

　　位于手背，第一、第二掌骨间，当第二掌骨桡侧的中点处。

合谷

快速取穴

　　一手拇指弯曲，另一手虎口分开，弯曲的拇指指间关节卡在另一只手张开的虎口处，自然落下，拇指尖处即是。

主治：感冒、头痛、咽炎、扁桃体炎、鼻炎、牙痛、耳聋、耳鸣、三叉神经痛、中风偏瘫、小儿惊厥、落枕、腕关节痛、痛经、闭经、呃逆等病症。

主治歌诀

合谷主治破伤风，痹痛筋急针止疼。
兼治头上诸般病，水肿产难小儿惊。

1分钟学会保健按摩

用拇指指腹端按压。

力度	按摩方法	时长	功效
适度	揉捏法	1~3分钟	适用于感冒、头痛、咽炎、扁桃体炎、鼻炎、牙痛、耳聋、耳鸣、三叉神经痛、中风偏瘫、小儿惊厥、落枕、腕关节痛、痛经、闭经、呃逆等病症。

1分钟学会艾灸

　　把姜片放到单侧手部的合谷穴，点燃艾炷施灸，当有灼痛感或艾炷将要燃尽时应立即更换艾炷，以免烫伤皮肤。每次灸10~15分钟，每日1~2次。

艾灸方法	时长	功效
艾炷隔姜灸	10~15分钟	通经活络

穴位配伍治病

三叉神经痛　合谷＋太阳（P379）＋四白（P61）＋下关（P65）
头痛　合谷＋百会（P341）＋太阳（P379）＋风池（P283）

阳溪

清热止痛治诸热

肺经
大肠经
胃经
脾经
心经
小肠经
膀胱经
肾经
心包经
三焦经
胆经
肝经
督脉
任脉
经外奇穴

功效 ➡ **清热散风** **通利关节**

手背为阳，筋骨间凹陷处类似山溪。此穴在二骨（桡骨、腕骨）、二筋（拇短伸肌腱与拇长伸肌腱）之间凹陷处，穴当阳位，故名阳溪。

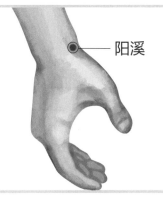

定位

位于腕背横纹桡侧，手拇指上跷起时，当拇短伸肌腱与拇长伸肌腱之间的凹陷中。

阳溪

快速取穴

手拇指向上跷起，顺着拇指背侧找到腕横纹处，两条肌腱之间的凹陷处即为阳溪穴。

主治：鼻炎、耳聋、耳鸣、结膜炎、角膜炎、面神经麻痹、精神疾病、扁桃体炎等病症。

主治歌诀

阳溪主治诸热证，瘾疹痂疥亦当针。
头痛牙痛咽喉痛，狂妄惊中见鬼神。

1分钟学会保健按摩

用手指指腹端按压。自我按摩时，可用双手食指互按对侧穴位。

力度	按摩方法	时长	功效
适度	按压法	1~3分钟	适用于鼻炎、耳聋、耳鸣、结膜炎、角膜炎、面神经麻痹、精神疾病、扁桃体炎等病症

1分钟学会艾灸

采用温和灸，将艾条点燃的一端对准穴位，距离皮肤3~5厘米施灸，以患者感到温热而无灼痛感为宜。灸10~15分钟，至皮肤出现红晕为度，每日1次或隔日1次。

艾灸方法	距离	时长	功效
温和灸	3~5厘米	10~15分钟	清热散风，通利关节

穴位配伍治病

腕部腱鞘炎	阳溪 + 列缺（P36）+ 偏历（P46）

偏历 清热利尿祛感冒

功效 ➤ **清热利尿**　**通经活络**

此穴为手阳明之络，言脉气由此穴偏侧别出，经过手阳明大肠经走向太阴之脉，故名偏历。

主治：鼻出血、结膜炎、耳聋、耳鸣、牙痛、面神经麻痹、扁桃体炎、前臂神经痛等病症。

1分钟学会保健按摩

用手指指腹端按压。

力度	按摩方法	时长	功效
适度	按压法	1~3分钟	适用于鼻出血、结膜炎、耳聋、耳鸣、牙痛、面神经麻痹、扁桃体炎、前臂神经痛等病症

偏历定位

屈肘，位于前臂背面桡侧，在阳溪与曲池的连线上，腕横纹上3寸。

温溜定位

屈肘，位于前臂背面桡侧，在阳溪与曲池的连线上，腕横纹上5寸。

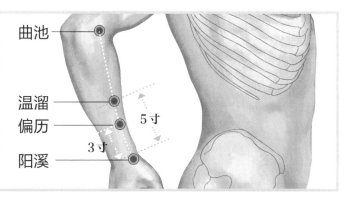

曲池　温溜　偏历　阳溪　5寸　3寸

温溜 温溜消肿安神腑

功效 ➤ **清热理气**

此穴为手阳明大肠经之郄穴，乃气血深聚之处。阳明为多气多血之经，阳气温热，穴为阳气所注，故名温溜。

主治：口腔炎、腮腺炎、扁桃体炎、面神经麻痹、前臂疼痛等病症。

主治歌诀

温溜消肿安神腑，腹痛面肿痛舌吐。

1分钟学会保健按摩

将手指拇指横放在手臂上，用余下的四指握在手臂上，用拇指向下按压。

力度	按摩方法	时长	功效
适度	按压法	1~3分钟	适用于口腔炎、腮腺炎、扁桃体炎、面神经麻痹、前臂疼痛等病症

下廉

功效 ➡ 调理肠胃　通经活络

　　下，下与上相对，指下部或下方；廉，廉洁清明也。下廉名意是指本穴下部层次的气血物质洁净清明。

定位

位于前臂背面桡侧，在阳溪与曲池的连线之上，肘横纹下4寸。

快速取穴

做阳溪穴与曲池穴的连线，从曲池穴向下量取4寸处，即为下廉穴。

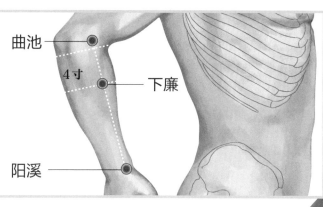

曲池
4寸
下廉
阳溪

主治： 网球肘、肘关节炎、腹痛、肠鸣音亢进、急性脑血管病等病症。

1分钟学会保健按摩

用手指指腹端按压。

力度	按摩方法	时长	功效
适度	按压法	1~3分钟	适用于网球肘、肘关节炎、腹痛、肠鸣音亢进、急性脑血管病等病症

1分钟学会艾灸

采用温和灸，将艾条点燃的一端对准穴位，距离皮肤3~5厘米施灸，以患者感到温热而无灼痛感为宜。灸10~15分钟，至皮肤出现红晕为度，每日1次或隔日1次。

艾灸方法	距离	时长	功效
温和灸	3~5厘米	10~15分钟	调理肠胃，通经活络

穴位配伍治病

肘关节炎	下廉＋少海（P124）＋灵道（P125）＋曲池（P50）

功效 → 调理肠胃　通经活络

　　上，上方与下相对；廉，边缘。穴在下廉上1寸，屈肘握拳时，是处肌肉隆起，形如菱状，穴在菱状边侧，故名上廉。

定位
　　位于前臂背面桡侧，在阳溪与曲池的连线上，肘横纹下3寸。

快速取穴
　　做阳溪穴与曲池穴的连线，从曲池穴向下量取3寸处，即为下廉穴。

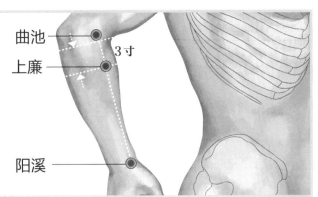

曲池　　3寸
上廉
阳溪

主治： 肩周炎、网球肘、脑血管病后遗症、肠鸣腹痛等病症。

1分钟学会保健按摩

用拇指指腹端按压。

力度	按摩方法	时长	功效
适度	按压法	1~3分钟	适用于肩周炎、网球肘、脑血管病后遗症、肠鸣腹痛等病症

1分钟学会艾灸

　　采用温和灸，将艾条点燃的一端对准穴位，距离皮肤3~5厘米施灸，以患者感到温热而无灼痛感为宜。灸10~15分钟，至皮肤出现红晕为度，每日1次或隔日1次。

艾灸方法	距离	时长	功效
温和灸	3~5厘米	10~15分钟	调理肠胃，通经活络

穴位配伍治病

上肢麻木、疼痛	上廉 + 肩髃（P54）+ 合谷（P44）

手三里

通调上中下三焦

功效 ➡ **通经活络** **清热明目** **调理肠胃**

里，可作寸解。若屈肘位置，取手阳明经经穴，手三里即在肘端（肱骨外上髁）下2寸处，故名手三里。

定位
位于前臂背面桡侧，在阳溪与曲池连线之上，肘横纹下2寸。

快速取穴
做阳溪穴与曲池穴的连线，从曲池穴向下量取2寸处，即为手三里穴。

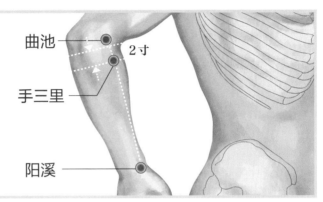

曲池 — 2寸
手三里 —
阳溪 —

主治： 肩臂痛、上肢麻痹、半身不遂、溃疡病、肠炎、消化不良、牙痛、口腔炎、感冒、乳腺炎等病症。

主治歌诀
三里三间并二间，主治牙疼食物难。兼治偏风眼目疾，针灸三穴莫教偏。

1分钟学会保健按摩

用手指指腹端按压。

力度	按摩方法	时长	功效
适度	按压法	1~3分钟	适用于肩臂痛、上肢麻痹、半身不遂、溃疡病、肠炎、消化不良、牙痛、口腔炎、感冒、乳腺炎等病症

1分钟学会艾灸

采用温和灸，将艾条点燃的一端对准穴位，距离皮肤3~5厘米施灸，以患者感到温热而无灼痛感为宜。灸10~15分钟，至皮肤出现红晕为度，每日1次或隔日1次。

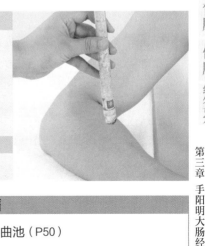

艾灸方法	距离	时长	功效
温和灸	3~5厘米	10~15分钟	通经活络

穴位配伍治病

手臂酸痛	手三里 + 合谷（P44）+ 外关（P250）+ 曲池（P50）

曲池

功效 → **清胃肠热** **通经活络**

曲,屈曲。此穴为手阳明之合,脉气流注此穴时,似水注入池中;又取穴时,屈曲其肘,横纹头有凹陷,形似浅池,故名曲池。

定位

位于肘横纹外侧端,屈肘,在尺泽与肱骨外上髁连线的中点处。

快速取穴

用正坐,侧腕取穴。屈肘成直角,先找到肘横纹终点,在找到肱骨外上髁,两者连线中点处即是。

曲池

主治: 急性脑血管病后遗症、肩周炎、肘关节炎、流行性感冒、发热、痢疾、肺炎、扁桃体炎、咽喉炎、牙痛、麦粒肿、甲状腺肿大、乳腺炎、高血压、湿疹等病症。

主治歌诀

曲池主治是中风,手挛筋急痛痹风。
兼治一切疟疾病,先寒后热自然平。

1分钟学会保健按摩

用手指指腹端按压。

力度	按摩方法	时长	功效
适度	按压法	1~3分钟	适用于急性脑血管病后遗症、肩周炎、肘关节炎、流行性感冒、发热、痢疾、肺炎、扁桃体炎、咽喉炎、牙痛、麦粒肿、甲状腺肿大、乳腺炎、高血压、湿疹等病症

1分钟学会艾灸

采用温和灸,将艾条点燃的一端对准穴位,距离皮肤3~5厘米施灸,以患者感到温热而无灼痛感为宜。灸10~15分钟,至皮肤出现红晕为度,每日1次或隔日1次。

艾灸方法	距离	时长	功效
温和灸	3~5厘米	10~15分钟	清胃肠热

穴位配伍治病

高血压	曲池 + 内关(P241)
慢性咽炎	曲池 + 廉泉(P373)
扁桃体炎	曲池 + 合谷(P44) + 肺俞(P160) + 外关(P250) + 涌泉(P210)

肘髎

疏通肩肘舒筋络

功效 ➡ **舒筋活络**

肘，肘部；髎，意为孔穴，因此穴在肘上肱骨旁凹陷中，故名肘髎。

定位

位于臂外侧，屈肘，曲池上方1寸，当肱骨边缘处。

快速取穴

沿曲池穴向上量取1寸处，即为肘髎穴。

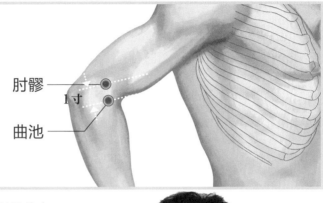

肘髎
1寸
曲池

主治： 肩周炎、网球肘等肘关节病。

1分钟学会保健按摩

用手指指腹端按压。

力度	按摩方法	时长	功效
适度	按压法	1~3分钟	适用于肩周炎、网球肘等肘关节病

1分钟学会艾灸

采用温和灸，将艾条点燃的一端对准穴位，距离皮肤3~5厘米施灸，以患者感到温热而无灼痛感为宜。灸10~15分钟，至皮肤出现红晕为度，每日1次或隔日1次。

艾灸方法	距离	时长	功效
温和灸	3~5厘米	10~15分钟	舒筋活络

穴位配伍治病

肘痛、屈伸不利 肘髎 + 手三里（P49）+ 肩髃（P54）

肱骨外上髁炎 肘髎 + 手三里（P49）+ 曲池（P50）

手五里　祛除上半身疼痛

功效 → 理气散结　通经活络

里，可作寸解。该穴在天府下5寸，正居大脉中央，《灵枢·本输》说"尺动脉在五里"，因名五里。

定位

位于臂外侧，在曲池穴与肩髃穴的连线之上，曲池上3寸处。

快速取穴

手臂外侧，在曲池穴与肩髃穴的连线上，取曲池穴上3寸处即是。

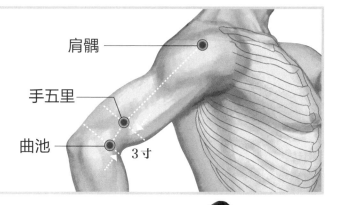

肩髃

手五里

曲池

3寸

主治：咯血、肺炎、扁桃体炎、肋间神经痛、偏瘫、上肢疼痛等病症。

1分钟学会保健按摩

用手指指腹端按压。

力度	按摩方法	时长	功效
适度	按压法	1~3分钟	适用于咯血、肺炎、扁桃休炎、肋间神经痛、偏瘫、上肢疼痛等病症

1分钟学会艾灸

采用温和灸，将艾条点燃的一端对准穴位，距离皮肤3~5厘米施灸，以患者感到温热而无灼痛感为宜。灸10~15分钟，至皮肤出现红晕为度，每日1次或隔日1次。

艾灸方法	距离	时长	功效
温和灸	3~5厘米	10~15分钟	理气散结，通经活络

穴位配伍治病

肩周炎　手五里 + 肩髃（P54）+ 肩髎（P257）

甲状腺肿大　手五里 + 支沟（P251）+ 行间（P309）+ 阳陵泉（P296）+ 肩井（P284）+ 颈百劳（P381）

臂臑

理气明目止肩痛

功效 ➡ **清热明目** **通经活络**

臂，指穴所在的部位；臑，动物的前肢，为灵巧、好动之意，此指穴内气血物质为阳气。该穴名意指穴内的气血物质为天部的阳气。

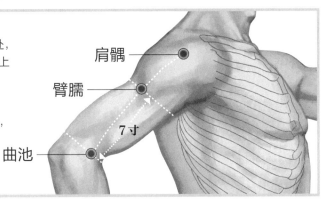

定位

位于比外侧，三角肌止点处，在曲池与肩髃的连线上，曲池上7寸。

快速取穴

做曲池穴与肩髃穴的连线，三角肌下缘处，即为臂臑穴。

肩髃
臂臑
曲池
7寸

主治： 上肢瘫痪或疼痛、肩周炎、近视、目赤肿痛、老花眼、头痛、肩臂疼痛、颈项病等病症。

主治歌诀

臂臑理气兼明目，肩臂疼痛目疾主。

1分钟学会保健按摩

用手指指腹端按压。

力度	按摩方法	时长	功效
适度	按压法	1~3分钟	适用于上肢瘫痪或疼痛、肩周炎、近视、目赤肿痛、老花眼、头痛等病症

1分钟学会艾灸

采用温和灸，将艾条点燃的一端对准穴位，距离皮肤3~5厘米施灸。以患者感到温热而无灼痛感为宜。灸10~15分钟，至皮肤出现红晕为度，每日1次或隔日1次。

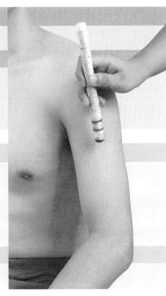

艾灸方法	距离	时长	功效
温和灸	3~5厘米	10~15分钟	通经活络

穴位配伍治病

颈项强 臂臑 + 强间（P339）

肱骨外上髁炎 臂臑 + 手三里（P49）+ 大迎（P63）

肩髃

主治瘫痪肩周炎

功效 ➡ **通经活络** **疏散风邪**

髃，髃骨，为肩端之骨。此穴在肩端部肩峰与肱骨大结节之间，故名肩髃。

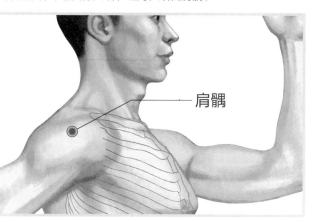

定位
位于肩部，三角肌上，臂外展或向前平伸时，在肩峰前下方凹陷处。

快速取穴
手臂向外平举，肩部会有两个凹陷，前面的凹陷处，即为肩髃穴。

肩髃

主治： 上肢瘫痪、肩痛不举、肩周炎、高血压、乳腺炎、荨麻疹等病症。

主治歌诀
肩髃通经治瘫痪，手挛疬疬肩周炎。

1分钟学会保健按摩
用手指指腹端按压。

力度	按摩方法	时长	功效
适度	按压法	1~3分钟	适用于上肢瘫痪、肩痛不举、肩周炎、高血压、乳腺炎、荨麻疹等病症。

1分钟学会艾灸
采用温和灸，将艾条点燃的一端对准穴位，距离皮肤3~5厘米施灸，以患者感到温热而无灼痛感为宜。灸10~15分钟。

艾灸方法	距离	时长	功效
温和灸	3~5厘米	10~15分钟	通经活络

穴位配伍治病

肩周炎	肩髃＋肩井（P284）＋肩髎（P257）＋肩贞（P139）

人体经络穴位使用速查全书

巨骨

肩部疼痛找巨骨

功效 ➡ **通经活络**

　　巨骨，指缺盆骨，现称锁骨。此穴在锁骨肩峰端与肩胛冈之间凹陷处，故名巨骨。

主治： 肩关节周围炎、肩关节及肩部软组织损伤、下牙痛等病症。

1分钟学会保健按摩

用手指指腹端轻轻按压。

力度	按摩方法	时长	功效
轻	按压法	1~3分钟	适用于肩关节周围炎、肩关节及肩部软组织损伤、下牙痛等病症

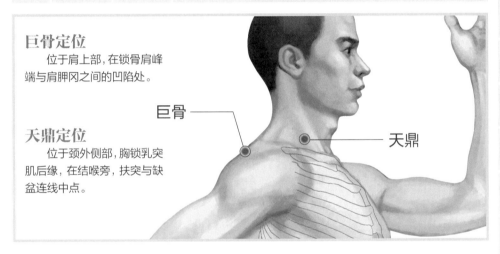

巨骨定位
　　位于肩上部，在锁骨肩峰端与肩胛冈之间的凹陷处。

天鼎定位
　　位于颈外侧部，胸锁乳突肌后缘，在结喉旁，扶突与缺盆连线中点。

天鼎

消炎散结利咽喉

功效 ➡ **清利咽喉**　**理气散结**

　　此穴位于颈部胸锁乳突肌之胸骨头与锁骨头分歧之下方。胸锁乳突肌特征为一肌三头似三足鼎立，故名天鼎穴。

主治 甲状腺肿、喉炎、颈淋巴结结核、扁桃体炎等病症。

1分钟学会保健按摩

用手指指腹按压，不可用力过度。

力度	按摩方法	时长	功效
适度	按压法	1~3分钟	适用于甲状腺肿、喉炎、颈淋巴结结核、扁桃体炎等病症

扶突　　　　清咽消肿止呃逆

功效 ➡ 清咽消肿　理气降逆

扶，帮助、扶持；突，冲。该穴名意指大肠经经气在外热的扶助下上行天部。

主治： 甲状腺肿、甲状腺功能亢进、急性舌骨肌麻痹、嘶哑、咽喉炎、呃逆、唾液分泌异常、咳嗽气喘、低血压等病症。

主治歌诀
扶突清咽止呃逆，暴喑咳喘臂不起。

1分钟学会保健按摩

用手指指腹端按压。

力度	按摩方法	时长	功效
轻	按压法	1~3分钟	适用于甲状腺肿、甲状腺功能亢进、急性舌骨肌麻痹、嘶哑、咽喉炎、呃逆、唾液分泌异常、咳嗽气喘、低血压等病症

扶突定位

位于颈外侧部，结喉旁，在胸锁乳突肌的前后缘之间。

口禾髎定位

位于上唇部，鼻孔外缘直下，平水沟穴。

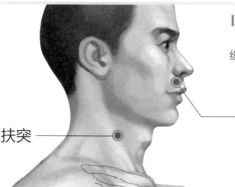

口禾髎

扶突

口禾髎　　　祛风开窍治鼻炎

功效 ➡ 祛风清热　开窍

禾，指粮食；髎，意为孔穴。谷物从口入，穴近口处，内对两齿（门齿及尖齿）牙根间凹陷处，故名口禾髎。

主治： 鼻炎、嗅觉减退、鼻息肉、面神经麻痹、腮腺炎等病症。

1分钟学会保健按摩

用手指指腹端按压。

力度	按摩方法	时长	功效
适度	按压法	1~3分钟	适用于鼻炎、嗅觉减退、鼻息肉、面神经麻痹、腮腺炎等病症

迎香

缓解鼻病打呼噜

功效 ➡ **祛风通窍** **理气止痛**

此穴因能主治"鼻鼽不利，窒洞气塞"，鼻塞不闻香臭，故名迎香。

定位

位于鼻翼外缘中点旁，在鼻唇沟中。

快速取穴

鼻翼外缘当鼻唇沟中，即为迎香穴。

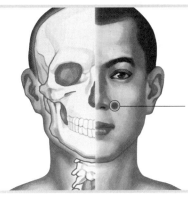

迎香

主治： 感冒、鼻炎、鼻窦炎、嗅觉减退、鼻出血、鼻息肉、便秘、面神经麻痹、胆道蛔虫症等病症。

主治歌诀

迎香主刺鼻失嗅，兼刺面痒若虫行。
先补后泻三分刺，此穴须知禁火攻。

1分钟学会保健按摩

用手指指腹端按压。

力度	按摩方法	时长	功效
适度	按压法	1~3分钟	适用于感冒、鼻炎、鼻窦炎、嗅觉减退、鼻出血、鼻息肉、便秘、面神经麻痹、胆道蛔虫症等病症

穴位配伍治病

打呼噜 迎香＋合谷（P44）

鼻炎、鼻窦炎 迎香＋列缺（P36）＋合谷（P44）＋印堂（P346）

第四章

足阳明胃经

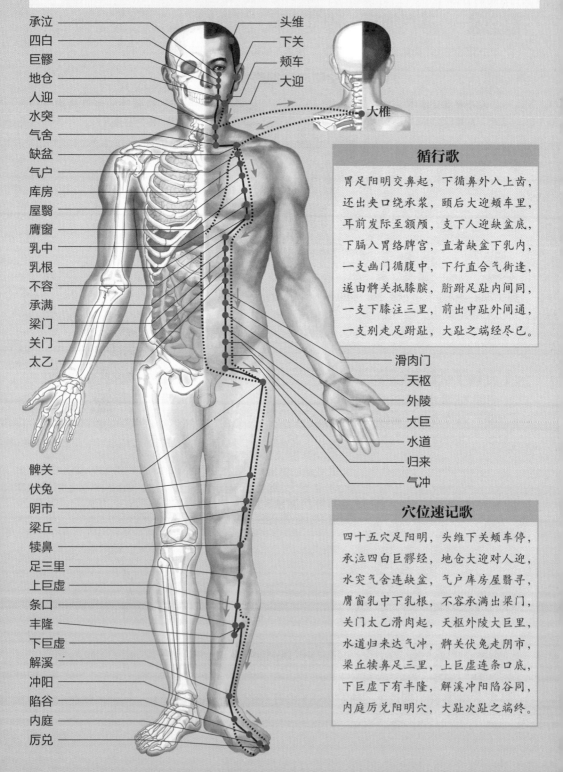

承泣
四白
巨髎
地仓
人迎
水突
气舍
缺盆
气户
库房
屋翳
膺窗
乳中
乳根
不容
承满
梁门
关门
太乙

头维
下关
颊车
大迎
大椎

滑肉门
天枢
外陵
大巨
水道
归来
气冲

髀关
伏兔
阴市
梁丘
犊鼻
足三里
上巨虚
条口
丰隆
下巨虚
解溪
冲阳
陷谷
内庭
厉兑

循行歌

胃足阳明交鼻起，下循鼻外入上齿，
还出夹口绕承浆，颐后大迎颊车里，
耳前发际至额颅，支下人迎缺盆底，
下膈入胃络脾宫，直者缺盆下乳内，
一支幽门循腹中，下行直合气街逢，
遂由髀关抵膝膑，胻跗足趾内间同，
一支下膝注三里，前出中趾外间通，
一支别走足跗趾，大趾之端经尽已。

穴位速记歌

四十五穴足阳明，头维下关颊车停，
承泣四白巨髎经，地仓大迎对人迎，
水突气舍连缺盆，气户库房屋翳寻，
膺窗乳中下乳根，不容承满出梁门，
关门太乙滑肉起，天枢外陵大巨里，
水道归来达气冲，髀关伏兔走阴市，
梁丘犊鼻足三里，上巨虚连条口底，
下巨虚下有丰隆，解溪冲阳陷谷同，
内庭厉兑阳明穴，大趾次趾之端终。

经脉循行

起于鼻翼旁，挟鼻上行，左右侧交会于鼻根部，旁行入目内眦，与足太阳经相交，向下沿鼻柱外侧，入上齿中，还出，挟口两旁，环绕嘴唇，在颏唇沟承浆穴处左右相交，退回沿下颌骨后下缘到大迎穴处，沿下颌角上行过耳前，经过上关穴，沿发际，到额前。

本经脉分支从大迎穴前方下行到人迎穴，沿喉咙向下后行至大椎，折向前行，入缺盆，下行穿过膈肌，属胃，络脾。直行向下一支是从缺盆出体表，沿乳中线下行，挟脐两旁（旁开二寸），下行至腹股沟外的气街穴。本经脉又一分支从胃下口幽门处分出，沿腹腔内下行到气街穴，与直行之脉会合，而后下行大腿前侧，至膝膑沿下肢胫骨前缘下行至足背，入足第二趾外侧端。本经脉另一分支从膝下3寸处分出，下行入中趾外侧端。又一分支从足背上冲阳穴分出，前行入足大趾内侧端，交于足太阴脾经。

主治病症

胃肠病、头面五官病、神志病、皮肤病、热病以及经脉循行部位的其他病证。

经络养生：按摩胃经调节人体的肠胃功能

从腹部到小腿，从上到下进行推捋、按揉胃经，重复操作3~5遍，重点点揉天枢、足三里，各点揉2~3分钟。双手摩擦使手心发热后，然后捂于面部，做洗脸动作，反复操作数次。重点点揉承泣、四白等穴位，各点揉2~3分钟。

最佳经络养生时间：辰时胃经旺盛

辰时（7:00~9:00），此时胃最旺。

大部分人都是在辰时起床的，而刚刚起床的时候肠胃空空，并且体内也会大量吸收营养进入到细胞组织之中，所以我们需要及时给身体补充水分以及能量。所以说这个时间段吃早餐能够被身体快速地消化掉，同时又可以有效地降低身体患有心脑血管方面疾病的可能性。

承泣

祛风明目治鼻炎

功效 ➡ **散风清热** **明目止泪**

承，即承受，泣乃无声流泪之哭。本穴位于瞳孔直下，目眶与眼球之间，泣时泪下，恰能承受，故名承泣。

定位

位于面部，瞳孔直下，在眼球与眼眶下缘之间。

快速取穴

眼朝前看，取眼睛黑睛中点垂直向下，定义为Y轴，眼眶下缘线定义为X轴，两轴交点即是。

承泣

主治： 急慢性结膜炎、近视、远视、散光、青光眼、色盲、夜盲、角膜炎、视神经炎、视神经萎缩、白内障、面肌痉挛、面神经麻痹等病症。

主治歌诀

承泣祛风可明目，流眼泪病目润主。

1分钟学会保健按摩

用手指指腹端按压。

力度	按摩方法	时长	功效
适度	按压法	1~3分钟	适用于急慢性结膜炎、近视、远视、散光、青光眼、色盲、夜盲、角膜炎、视神经炎、视神经萎缩、白内障、面肌痉挛、面神经麻痹等病症

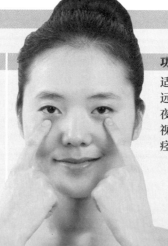

穴位配伍治病

慢性鼻炎　承泣＋迎香穴（P57）

黑眼圈　承泣＋瞳子髎（P268）＋睛明（P150）＋四白（P61）＋鱼腰（P376）

四白　　　　明目祛风定筋痉

功效 ➡ 祛风明目　通经活络

四，指四面八方，亦指穴所在的周围空间；白，可见的颜色、肺之色。地部经水流至四白时，因吸收脾土之热而在本穴快速气化，气化之气形成白雾之状充斥四周且清澈可见，故名四白。

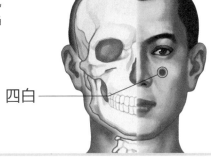

定位
位于面部，瞳孔直下，在眶下孔凹陷处。

快速取穴
承泣穴垂直往下摸，在面部颧骨上有一处凹陷，即为四白穴。

四白

主治： 三叉神经痛、面神经麻痹、面肌痉挛、视疲劳、角膜炎、近视、青光眼、夜盲、结膜瘙痒、角膜白斑、鼻窦炎、胆道蛔虫症、头痛、眩晕等病症。

主治歌诀
四白明目定筋痉，面痛面瘫目系病。

1分钟学会保健按摩

用手指指腹端按压。

力度	按摩方法	时长	功效
适度	按压法	1~3分钟	适用于三叉神经痛、面神经麻痹、面肌痉挛、视疲劳、角膜炎、近视、青光眼、夜盲、结膜瘙痒、角膜白斑、鼻窦炎、胆道蛔虫症、头痛、眩晕等病症

穴位配伍治病

黑眼圈　四白＋瞳子髎（P268）＋睛明（P150）＋承泣（P60）＋鱼腰（P376）

三叉神经痛　四白＋太阳（P379）＋下关（P65）＋合谷（P44）

巨髎　　明目清热又息风

巨，大，形容穴内气血场覆盖的区域巨大；髎，孔隙。天部之气行至本穴后散热化雨冷降，而因本穴位处天之上部（头面的天部），降地之雨覆盖的区域大，名为之巨，又因其降地之雨细小，如由孔隙漏落一般，名为之，故名巨髎穴。

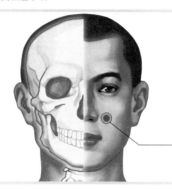

定位

位于面部，瞳孔直下，平鼻翼下缘处，在鼻唇沟外侧。

快速取穴

眼朝前看，取眼睛黑睛中点垂直向下，定义为Y轴；平鼻子下缘线定义为X轴，两轴相交点即是巨髎穴。

巨髎

主治： 面神经麻痹、面肌痉挛、三叉神经痛、青光眼、白内障、结膜炎、鼻炎牙痛等病症。

1分钟学会保健按摩

用手指指腹端按压。

力度	按摩方法	时长		功效
适度	按压法	1~3分钟		适用于面神经麻痹、面肌痉挛、三叉神经痛、青光眼、白内障、结膜炎、鼻炎、牙痛等病症

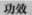

1分钟学会艾灸

采用温和灸，将艾条点燃的一端对准穴位，距离皮肤3~5厘米施灸，以患者感到温热而无灼痛感为宜。灸10~15分钟，至皮肤出现红晕为度，每日1次或隔日1次。

艾灸方法	距离	时长	功效
温和灸	3~5厘米	10~15分钟	清热息风，明目退翳

穴位配伍治病

口角㖞斜	巨髎＋地仓（P62）＋颊车（P64）＋合谷（P44）
牙痛、三叉神经痛	巨髎＋合谷（P44）＋下关（P65）＋内庭（P98）

地仓 口眼㖞斜找地仓

功效 ➡ **祛风止痛** **舒筋活络**

　　古人面分三庭，鼻以上为上庭，鼻为中庭，鼻以下为下庭，合为天人地三格。穴在鼻下口吻旁（地格处），口以入谷，谓之仓，故穴名地仓。

主治：面神经麻痹、面肌痉挛、三叉神经痛、口角炎、小儿流涎等病症。

1分钟学会保健按摩

用手指指腹端按压。

力度	按摩方法	时长	功效
适度	按压法	1~3分钟	适用于面神经麻痹、面肌痉挛、三叉神经痛、口角炎、小儿流涎等病症

地仓定位

　　位于面部，口角外侧，上直瞳孔。

大迎定位

　　位于下颌角前方，咬肌附着部的前缘，在面动脉搏动处。

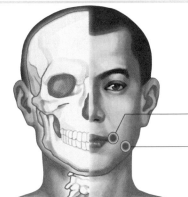

地仓
大迎

大迎 祛风消肿止牙痛

功效 ➡ **祛风通络** **消肿止痛**

　　大迎名意指胃经气血物质的大部分由本穴上输头部。由于头部为君主之地，因而上输头部的皇粮其量也大、其质也精，运送亦有浩荡之势，故名大迎。

主治：龋齿痛、智齿冠周炎、眼睑痉挛、颈淋巴结结核、面神经麻痹、三叉神经痛等病症。

1分钟学会保健按摩

用手指指腹端按压。

力度	按摩方法	时长	功效
适度	按压法	1~3分钟	适用于龋齿痛、智齿冠周炎、眼睑痉挛、颈淋巴结结核、面神经麻痹、三叉神经痛等病症

颊车　　　　祛风通络治牙痛

功效 ➡ **祛风** **开关通络**

本穴物质为大迎穴传来的五谷精微气血，至本穴后由于受内部心火的外散之热，气血物质循胃经输送于头，若有车载一般，故名颊车。

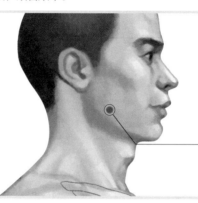

定位

位于面颊部，下颌角前上方约一横指（中指），当咀嚼时咬肌隆起，按之凹陷处。

快速取穴

咬牙时，在其面颊部有一绷紧隆起的肌肉最高点，按之放松即是颊车穴。

颊车

主治： 牙髓炎、智齿冠周炎、腮腺炎、颞下颌关节炎、面神经麻痹、脑血管病后遗症等病症。

主治歌诀
颊车开关落颊风，面瘫口喋面颊肿。

1分钟学会保健按摩

用手指指腹端按压。

力度	按摩方法	时长	功效
适度	按压法	1~3分钟	适用于牙髓炎、智齿冠周炎、腮腺炎、颞下颌关节炎、面神经麻痹、脑血管病后遗症等病症

1分钟学会艾灸

采用温和灸，将艾条点燃的一端对准穴位，距离皮肤3~5厘米施灸，以患者感到温热而无灼痛感为宜。灸10~15分钟，至皮肤出现红晕为度，每日1次或隔日1次。

艾灸方法	距离	时长	功效
温和灸	3~5厘米	10~15分钟	祛风通络

穴位配伍治病
口角㖞斜　　颊车＋下关（P65）
腮腺炎　　颊车＋翳风（P260）＋外关（P250）＋合谷（P44）

下关

消肿止痛治耳鸣

肺经
大肠经
胃经
脾经
心经
小肠经
膀胱经
肾经
心包经
三焦经
胆经
肝经
督脉
任脉
经外奇穴

功效 ➡ **消肿止痛**　**聪耳通络**

　　下，指本穴调节的气血物质为属阴、属下的浊重水湿；关，关卡。本穴如有对上输头部的气血精微严格把关的作用，故名下关穴。

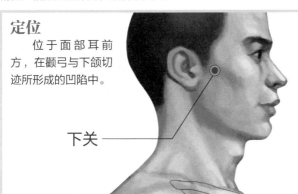

定位
　　位于面部耳前方，在颧弓与下颌切迹所形成的凹陷中。

下关

快速取穴
　　先找到颧骨（面部中央隆起的骨头），由颧骨向耳朵方向移行，就会找到颧弓。闭上嘴巴，颧弓下方出现一个空软处，能发现有个骨头移过来，该处即为下关穴。

主治： 牙痛、颞下颌关节功能紊乱、颞下颌关节脱位、颞下颌关节炎、咬肌痉挛、耳聋、耳鸣、面神经麻痹、三叉神经痛、眩晕等病症。

主治歌诀
下关痛经祛风痛，开合不利难活动。
足跟骨刺大腿痛，面瘫牙痛耳鸣聋。

1分钟学会保健按摩
用手指指腹端按压。

力度	按摩方法	时长	功效
适度	按压法	1~3分钟	适用于牙痛、颞下颌关节功能紊乱、颞下颌关节脱位、颞下颌关节炎、咬肌痉挛、耳聋、耳鸣、面神经麻痹、三叉神经痛、眩晕等病症

1分钟学会艾灸
　　采用温和灸，将艾条点燃的一端对准穴位，距离皮肤3~5厘米施灸，以患者感到温热而无灼痛感为宜。灸10~15分钟，至皮肤出现红晕为度，每日1次或隔日1次。

艾灸方法	距离	时长	功效
温和灸	3~5厘米	10~15分钟	消肿止痛 聪耳通络

穴位配伍治病

三叉神经痛	下关＋太阳（P379）＋四白（P61）＋合谷（P44）
牙痛	下关＋合谷（P44）＋颊车（P64）

头维

主治头痛有奇效

功效 ➡ **清头明目** **止痛镇痉**

头，穴所在部位，亦指穴内物质所调节的人体部位为头；维，维持、维系之意。胃经气血传之于头便是靠本穴传输，故名头维穴。

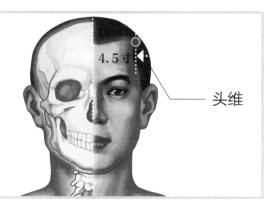

定位

位于头侧部，在额角发际上0.5寸，头正中线旁4.5寸。

4.5寸

头维

快速取穴

取额角发际上0.5寸做水平线为X轴；头正中线旁开4.5寸做垂直线为Y轴，两轴相交点即为头维穴。

主治： 偏头痛、面神经麻痹、高血压、结膜炎、视力减退等病症。

主治歌诀

头维主刺诸头痛，迎风流泪目不明。
禁灸随皮三分刺，系头维目散风热。

1分钟学会保健按摩

用手指指腹端按压。

力度	按摩方法	时长	功效
适度	按压法	1~3分钟	适用于偏头痛、面神经麻痹、高血压、结膜炎、视力减退等病症

穴位配伍治病

偏头痛、眼痛	头维＋风池（P283）＋率谷（P274）＋合谷（P44）

人迎

利咽止痛看人迎

功效 → **利咽散结** **理气降逆**

人迎名意指胃经气血由本穴向胸腹以下的身体部位传输。与大迎穴传送上头的气血相比，头部为君，其所受气血为大、为尊，胸腹手足部则为民，气血物质的配送方式不同，故本穴名为人迎。

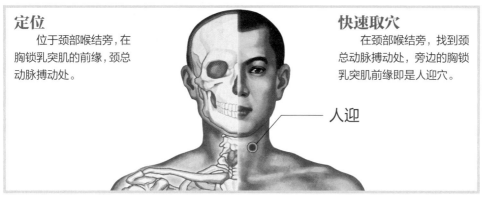

定位
位于颈部喉结旁，在胸锁乳突肌的前缘，颈总动脉搏动处。

快速取穴
在颈部喉结旁，找到颈总动脉搏动处，旁边的胸锁乳突肌前缘即是人迎穴。

人迎

主治： 头痛、高血压、咽喉炎、扁桃体炎、声带疾患、哮喘、肺结核、咯血、甲状腺功能亢进、甲状腺肿大等病症。

主治歌诀
人迎脉法司上部，寸口人迎两相符。
头痛眩晕无脉症，瘰疬瘿气咽喉主。

1分钟学会保健按摩

用手指指腹端按压。

力度	按摩方法	时长	功效
适度	按压法	1~3分钟	适用于头痛、咽喉炎、扁桃体炎、声带疾患、哮喘、肺结核、咯血、甲状腺功能亢进、甲状腺肿大等病症

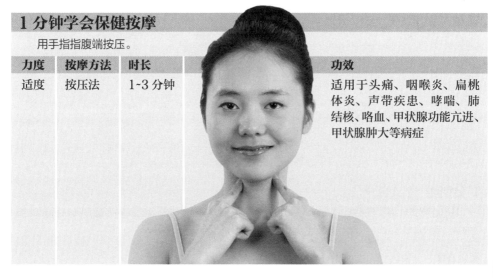

穴位配伍治病

高血压 人迎＋曲池（P50）＋太冲（P310）
单纯性甲状腺肿 人迎＋天突（P372）＋中封（P311）

水突

止咳利咽平哮喘

功效 → **清热利咽**　**降逆平喘**

本穴物质为人迎穴传来的地部经水，位处颈部，受心火上炎之热经水大量气化，如同釜中之水受热时的翻滚上突之状，故名水突。

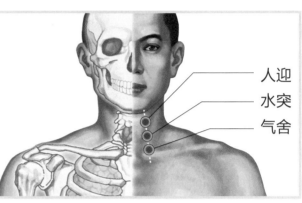

定位

位于颈部，胸锁乳突肌的前缘，在人迎与气舍连线的中点。

快速取穴

找到人迎穴和气舍穴，两穴间连线的中点处即为水突穴。

人迎
水突
气舍

主治：支气管炎、哮喘、喉炎、咽炎、扁桃体炎、甲状腺肿大等病症。

1分钟学会保健按摩

用手指指腹端按压。

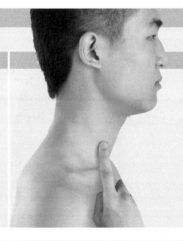

力度	按摩方法	时长	功效
适度	按压法	1~3分钟	适用于支气管炎、哮喘、喉炎、咽炎、扁桃体炎、甲状腺肿大等病症

1分钟学会艾灸

采用温和灸，将艾条点燃的一端对准穴位，距离皮肤3~5厘米施灸，以患者感到温热而无灼痛感为宜。灸10~15分钟，至皮肤出现红晕为度，每日1次或隔日1次。

艾灸方法	距离	时长	功效
温和灸	3~5厘米	10~15分钟	清热利咽，降逆平喘

穴位配伍治病

咽喉肿痛、气喘	水突＋气舍（P69）＋天突（P372）

气舍

消炎清热止肺咳

功效 ➡ **清热利肺** **理气散结**

气舍名意指本穴为胃经经气的重要来源。

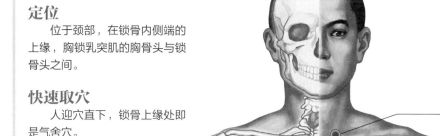

定位

位于颈部，在锁骨内侧端的上缘，胸锁乳突肌的胸骨头与锁骨头之间。

快速取穴

人迎穴直下，锁骨上缘处即是气舍穴。

气舍

主治： 咽炎、扁桃体炎、喉炎、支气管炎、哮喘、消化不良、落枕、颈椎病等病症。

1分钟学会保健按摩

用手指指腹端按压。

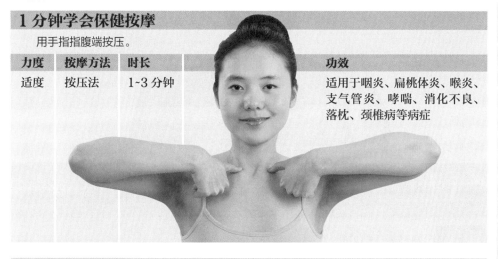

力度	按摩方法	时长	功效
适度	按压法	1~3分钟	适用于咽炎、扁桃体炎、喉炎、支气管炎、哮喘、消化不良、落枕、颈椎病等病症

1分钟学会艾灸

采用温和灸，将艾条点燃的一端对准穴位，距离皮肤3~5厘米施灸，以患者感到温热而无灼痛感为宜。灸10~15分钟，至皮肤出现红晕为度，每日1次或隔日1次。

艾灸方法	距离	时长	功效
温和灸	3~5厘米	10~15分钟	清热利肺

穴位配伍治病

百日咳	气舍 + 水突（P58）+ 商丘（P106）+ 风门（P159）+ 肺俞（P160）

缺盆 宽胸利膈又止咳

功效 ➡ **宽胸利膈**　**止咳平喘**

　　本穴物质为气舍穴外溢而来的地部经水及外散的天部之气，至本穴后，地部经水满溢外散输布四方，如水注缺破之盆的溢流之状，故名缺盆。

主治： 扁桃体炎、气管炎、支气管哮喘、胸膜炎、肩部软组织病变等病症。

1分钟学会保健按摩

用手指指腹端按压。

力度	按摩方法	时长	功效
适度	按压法	1~3分钟	适用于扁桃体炎、气管炎、支气管哮喘、胸膜炎、肩部软组织病变等病症

缺盆定位

位于锁骨上窝中央，距前正中线4寸。

气户定位

位于胸部，在锁骨中点下缘，距前正中线4寸。

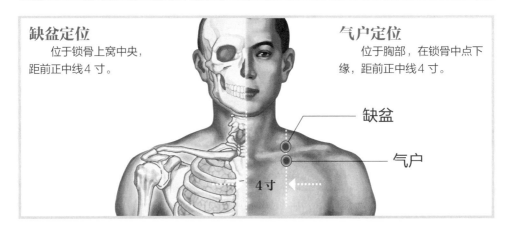

缺盆

气户

4寸

气户 宽胸理气止咳喘

功效 ➡ **理气宽胸**　**止咳平喘**

　　气，指本穴调节的气血物质为天部之气；户，古指单扇门，引伸为出入的通道。流至本穴的地部经水会更多更快地气化并由胃经传至身体其余各部，是胃经与外界气血交换的门户，故名气户。

主治： 慢性支气管炎、哮喘、胸膜炎、肋软骨炎、肋间神经痛等病症。

1分钟学会保健按摩

用手指指腹端按压。

力度	按摩方法	时长	功效
适度	按压法	1~3分钟	适用于慢性支气管炎、哮喘、胸膜炎、肋软骨炎、肋间神经痛等病症

库房

清热化痰治肺炎

功效 ➡ **理气宽胸**　**清热化痰**

库，舍也；房，旁也，室在旁也，库房为储物之所。本穴在气户穴之下，由户入库，喻脉气渐深，故名库房。

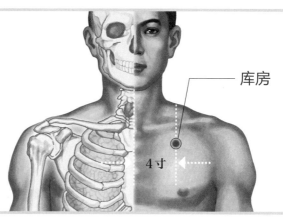

定位

位于胸部，在第一肋间隙，距前正中线4寸。

快速取穴

在胸部由锁骨往下数，找到第一肋与第二肋之间，由前正中线向旁取4寸处，便是库房穴。

库房

4寸 ◁┈┈

主治： 咳嗽、气喘、咳唾脓血、支气管炎、支气管扩张、肺炎、肺气肿等病症。

1分钟学会保健按摩

用手指指腹端按压。

力度	按摩方法	时长	功效
适度	按压法	1~3分钟	适用于支气管炎、支气管扩张、肺炎、肺气肿等病症

1分钟学会艾灸

采用温和灸，将艾条点燃的一端对准穴位，距离皮肤3~5厘米施灸，以患者感到温热而无灼痛感为宜。灸10~15分钟，至皮肤出现红晕为度，每日1次或隔日1次。

艾灸方法	距离	时长	功效
温和灸	3~5厘米	10~15分钟	理气宽胸，清热化痰

穴位配伍治病

咳嗽、咯血	库房 + 肺俞（P160）+ 尺泽（P34）+ 孔最（P35）

屋翳 消肿止咳又化痰

功效 ➡ **止咳化痰** **消肿止痒**

屋，深室；翳，隐蔽。本穴在肺之中段，呼吸之气至此如达深室隐蔽，故名屋翳。

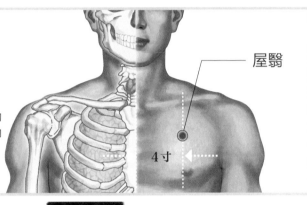

定位
位于胸部，在第二肋间隙，距前正中线4寸。

快速取穴
由锁骨往下数，找到第二肋和第三肋之间，乳头直上处，即是屋翳穴。

屋翳

4寸

主治： 支气管炎、胸膜炎、乳腺炎等病症。

1分钟学会保健按摩
用手指指腹端按压。

力度	按摩方法	时长	功效
适度	按压法	1~3分钟	适用于支气管炎、胸膜炎、乳腺炎等病症

1分钟学会艾灸
采用温和灸，将艾条点燃的一端对准穴位，距离皮肤3~5厘米施灸，以患者感到温热而无灼痛感为宜。灸10~15分钟，至皮肤出现红晕为度，每日1次或隔日1次。

艾灸方法	距离	时长	功效
温和灸	3~5厘米	10~15分钟	止咳化痰，消肿止痒

穴位配伍治病
咳嗽气喘 屋翳＋肺俞（P160）＋尺泽（P34）＋膻中（P368）
乳腺增生 屋翳＋膻中（P368）＋乳根（P74）＋肩井（P284）

膺窗

膺窗主治乳腺炎

功效 ➡️ **止咳宁嗽** **消肿清热**

膺，胸；窗，空孔。本穴位处乳之上、胸之旁，地部有孔隙通道与胸腔内部相通，如胸腔与体表间气血物质交流的一个窗口，故名膺窗。

定位

位于胸部，在第三肋间隙，距前正中线 4 寸。

快速取穴

由锁骨往下数，找到第二肋和第三肋之间，乳头直上处，即是屋翳穴。

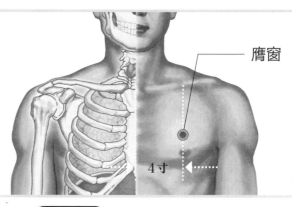

膺窗

4寸

主治： 支气管炎、哮喘、胸膜炎、肠炎、乳腺炎、肋间神经痛等病症。

1 分钟学会保健按摩

用手指指腹端按压。

力度	按摩方法	时长	功效
适度	按压法	1~3 分钟	适用于支气管炎、哮喘、胸膜炎、肠炎、乳腺炎、肋间神经痛等病症

1 分钟学会艾灸

采用温和灸，将艾条点燃的一端对准穴位，距离皮肤 3~5 厘米施灸，以患者感到温热而无灼痛感为宜。灸 10~15 分钟，至皮肤出现红晕为度，每日 1 次或隔日 1 次。

艾灸方法	距离	时长	功效
温和灸	3~5 厘米	10~15 分钟	止咳宁嗽，消肿清热

穴位配伍治病

乳腺炎	膺窗 + 少泽（P132）+ 太冲（P310）

乳中

调气醒神定位穴

乳，乳头；中，正。该穴名意皆指本穴为乳头标志，无他意。

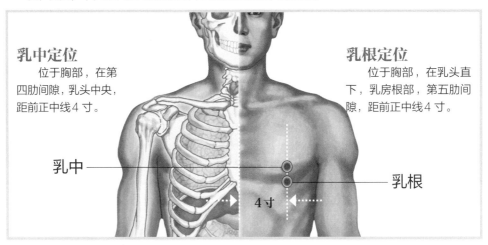

乳中定位

位于胸部，在第四肋间隙，乳头中央，距前正中线4寸。

乳根定位

位于胸部，在乳头直下，乳房根部，第五肋间隙，距前正中线4寸。

乳中

乳根

4寸

乳根

乳腺增生找乳根

功效 ➡ **通乳化瘀** **宣肺利气**

乳，乳头；根，根部，本穴在乳房根部，故名乳根。

主治： 乳汁不足、乳腺炎、乳腺增生、哮喘、慢性支气管炎、胸膜炎、肋间神经痛等病症。

主治歌诀
膺肿乳痛灸乳根，小儿龟胸灸亦同。

1分钟学会保健按摩

用手指指腹端按压。

力度	按摩方法	时长	功效
适度	按压法	1~3分钟	适用于乳汁不足、乳腺炎、乳腺增生、哮喘、慢性支气管炎、胸膜炎、肋间神经痛等病症

人体经络穴位使用速查全书

不容

消化不良按不容

功效 ➡ **调中和胃　理气止痛**

　　本穴位处乳之下部，所受气血乃胃经上部区域脾土中的外渗水液，至本穴后无外界之热使之气化转变，其运行只是单纯的循经下传，故名不容。

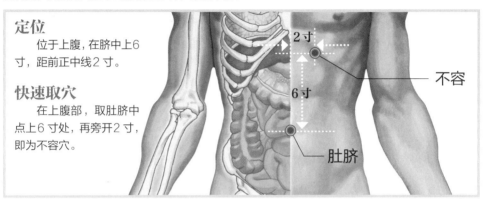

定位

　　位于上腹，在脐中上6寸，距前正中线2寸。

快速取穴

　　在上腹部，取肚脐中点上6寸处，再旁开2寸，即为不容穴。

2寸

6寸

不容

肚脐

主治： 胃炎、胃扩张、神经性呕吐、消化不良、腹痛、哮喘等病症。

1分钟学会保健按摩

用手指指腹端按压。

力度	按摩方法	时长	功效
适度	按压法	1~3分钟	适用于胃炎、胃扩张、神经性呕吐、消化不良、腹痛、哮喘等病症

1分钟学会艾灸

　　采用温和灸，将艾条点燃的一端对准穴位，距离皮肤3~5厘米施灸，以患者感到温热而无灼痛感为宜。灸10~15分钟，至皮肤出现红晕为度，每日1次或隔日1次。

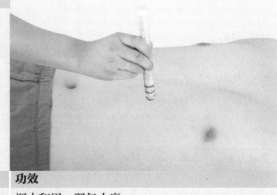

艾灸方法	距离	时长	功效
温和灸	3~5厘米	10~15分钟	调中和胃，理气止痛

穴位配伍治病

胃炎、胃溃疡	不容 + 中脘（P363）+ 公孙（P105）

承满　　　　胃部疾病找承满

功效 ➡ **理气和胃**　**降逆止呕**

承，受; 满，满盛。本穴物质为不容传来的地部经水，因为本穴处为腹部肉之陷，故而地部经水为囤积之状，又因本穴肉陷也浅，经水一注即满，故名承满。

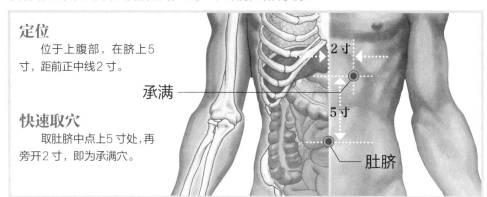

定位

位于上腹部，在脐上5寸，距前正中线2寸。

快速取穴

取肚脐中点上5寸处，再旁开2寸，即为承满穴。

承满

2寸

5寸

肚脐

主治： 胃及十二指肠溃疡、急慢性胃炎、消化不良、肝炎等病症。

1分钟学会保健按摩

用手指指腹端按压。

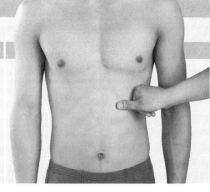

力度	按摩方法	时长	功效
适度	按压法	1~3分钟	适用于胃及十二指肠溃疡、急慢性胃炎、消化不良、肝炎等病症

1分钟学会艾灸

采用温和灸，将艾条点燃的一端对准穴位，距离皮肤3~5厘米施灸，以患者感到温热而无灼痛感为宜。灸10~15分钟，至皮肤出现红晕为度，每日1次或隔日1次。

艾灸方法	距离	时长	功效
温和灸	3~5厘米	10~15分钟	理气和胃，降逆止呕

穴位配伍治病

胃痛、呕吐	承满 + 中脘（P363）+ 内关（P241）
食欲不振	承满 + 足三里（P90）+ 脾俞（P167）

梁门

健脾和胃降逆气

功效 ➡ 和胃理气　健脾调中

　　梁，屋顶之横木。门，出入之通道。本穴物质为承满穴传来的地部经水，本穴为腹部肉之隆起（脾土堆积）处，有约束经水向下流行的作用，经水的下行是满溢之状，如跨梁而过，故名梁门。

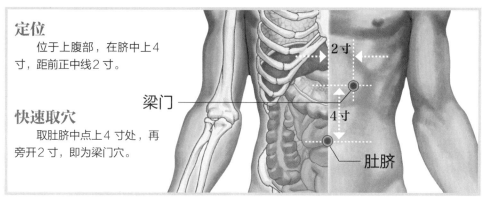

定位

　　位于上腹部，在脐中上4寸，距前正中线2寸。

快速取穴

　　取肚脐中点上4寸处，再旁开2寸，即为梁门穴。

图注：2寸　4寸　梁门　肚脐

主治： 胃痉挛、胃炎、胃神经官能症、肠炎、痢疾、消化不良等病症。

主治歌诀
梁门和胃降逆气，纳采呕吐升中气。

1分钟学会保健按摩

用手指指腹端按压。

力度	按摩方法	时长	功效
适度	按压法	1~3分钟	适用于胃痉挛、胃炎、胃神经官能症、肠炎、痢疾、消化不良等病症

1分钟学会艾灸

　　采用温和灸，将艾条点燃的一端对准穴位，距离皮肤3~5厘米施灸，以患者感到温热而无灼痛感为宜。灸10~15分钟，至皮肤出现红晕为度，每日1次或隔日1次。

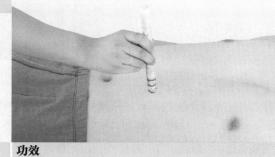

艾灸方法	距离	时长	功效
温和灸	3~5厘米	10~15分钟	和胃理气，健脾调中

穴位配伍治病
胃痛、腹胀、呕吐　梁门 + 公孙（P105）+ 内关（P241）+ 足三里（P90）

关门

调理肠胃灸关门

功效 → 调理肠胃　利水消肿

关，关卡；门，出入的门户。本穴物质为梁门穴传来的地部经水，经水传至本穴后，由于受腹内部的外散之热及胃经区域自身之热，经水气化为枯竭之状，脾土物质随之屯驻，如被关卡一般，故名关门。

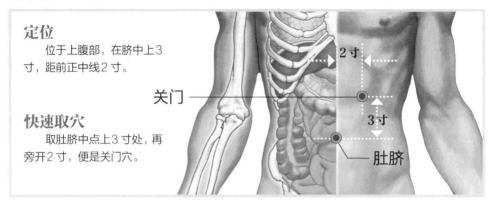

定位

位于上腹部，在脐中上3寸，距前正中线2寸。

快速取穴

取肚脐中点上3寸处，再旁开2寸，便是关门穴。

2寸

关门

3寸

肚脐

主治： 胃炎、胃痉挛、肠炎、腹水、便秘、遗尿、水肿等病症。

1分钟学会保健按摩

用手指指腹端按压。

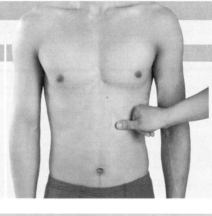

力度	按摩方法	时长	功效
适度	按压法	1~3分钟	适用于胃炎、胃痉挛、肠炎、腹水、便秘、遗尿、水肿等病症

1分钟学会艾灸

采用温和灸，将艾条点燃的一端对准穴位，距离皮肤3~5厘米施灸，以患者感到温热而无灼痛感为宜。灸10~15分钟，至皮肤出现红晕为度，每日1次或隔日1次。

艾灸方法	距离	时长	功效
温和灸	3~5厘米	10~15分钟	调理肠胃

穴位配伍治病
腹胀、腹痛、消化不良　关门 + 中脘（P363）+ 足三里（P90）+ 上巨虚（P91）

太乙 涤痰开窍治胃病

功效 ➡ **涤痰开窍** **镇惊安神**

太，大；乙，卯木，风。水湿云气至本穴后，因受腹部外传之热的作用，水湿之气膨胀扩散形成横向运行的强盛风气，故而本穴名为太乙。

主治： 急性胃炎、消化不良、肠鸣、腹胀、癔病、癫痫、精神疾病、遗尿等病症。

1分钟学会保健按摩

用手指指腹端按压。

力度	按摩方法	时长	功效
适度	按压法	1~3分钟	适用于急性胃炎、消化不良、肠鸣、腹胀、癔病、癫痫、精神疾病、遗尿等病症

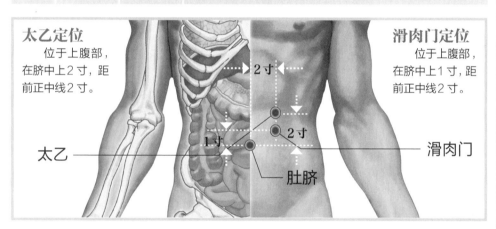

太乙定位
位于上腹部，在脐中上2寸，距前正中线2寸。

滑肉门定位
位于上腹部，在脐中上1寸，距前正中线2寸。

太乙　2寸　1寸　2寸　滑肉门　肚脐

滑肉门 镇惊安神滑肉门

功效 ➡ **镇惊安神** **清心开窍**

滑，滑行；肉，脾之属，土；门，出入的门户。本穴所处的位置为脾所主的腹部，土性燥热，在风气的作用下脾土微粒吹刮四方，脾土微粒的运行如滑行之状，故名滑肉门。

主治： 癫痫、精神疾病、子宫内膜炎、月经不调、舌炎、舌下腺炎、慢性胃肠炎等病症。

1分钟学会保健按摩

用手指指端按、揉。

力度	按摩方法	时长	功效
适度	按揉法	1~3分钟	适用于癫痫、精神疾病、子宫内膜炎、月经不调、舌炎、舌下腺炎、慢性胃肠炎等病症

天枢　腹痛胃病灸天枢

功效 ➡ 调中和胃　理气健脾

天，天空；枢，枢纽。脐上为天属阳，脐下为地属阴，平脐高度则相当天地间枢纽部位，本穴在脐旁，故名天枢。

定位
位于腹中部，距脐中2寸。

快速取穴
取肚脐中点，再旁开2寸处即是天枢穴。

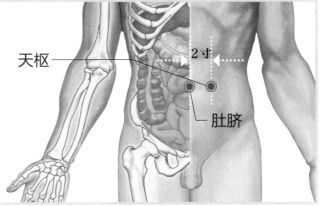

天枢　　2寸　　肚脐

主治： 急性胃肠炎、腹泻、痢疾、便秘、胆囊炎、肝炎、痛经、月经不调等病症。

主治歌诀
天枢主灸脾胃伤，脾泻痢疾甚相当。
兼灸膨胀癥瘕病，艾火多加病必康。

1分钟学会保健按摩
用手指指端按压。

力度	按摩方法	时长	功效
适度	按压法	1~3分钟	适用于急性胃肠炎、腹泻、痢疾、便秘、胆囊炎、肝炎、痛经、月经不调等病症

1分钟学会艾灸
采用温和灸，将艾条点燃的一端对准穴位，距离皮肤3~5厘米施灸，以患者感到温热而无灼痛感为宜。灸10~15分钟，至皮肤出现红晕为度，每日1次或隔日1次。

艾灸方法	距离	时长	功效
温和灸	3~5厘米	10~15分钟	调中和胃，理气健脾

穴位配伍治病

腹痛　天枢＋中脘（P363）＋足三里（P90）＋上巨虚（P91）

慢性胃炎　天枢＋巨阙（P365）＋中脘（P363）＋曲骨（P353）

便秘　天枢＋中脘（P363）＋关元（P355）＋大横（P114）

人体经络穴位使用速查全书

外陵

和胃化湿灸外陵

功效 ➡️ **和胃化湿** **理气止痛**

本穴物质为胃经上部太乙、滑肉门、天枢诸穴，胃经下部气冲等穴传来的天部风气及风气中夹带的脾土尘埃，上下风气交会后在本穴形成了一个风气场的驻点，随风气扬散的脾土微粒则随着在本穴的风停气止由天部沉降于地，在穴周外部形成了脾土堆积的土丘，故本穴名为外陵。

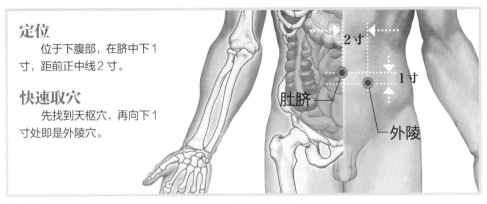

定位

位于下腹部，在脐中下1寸，距前正中线2寸。

快速取穴

先找到天枢穴，再向下1寸处即是外陵穴。

主治： 胃炎、肠炎、肠痉挛、阑尾炎、痛经等病症。

1分钟学会保健按摩

用手指指端按压。

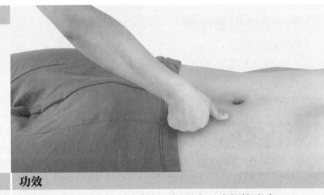

力度	按摩方法	时长	功效
适度	按压法	1~3分钟	适用于胃炎、肠炎、肠痉挛、阑尾炎、痛经等病症

1分钟学会艾灸

采用温和灸，将艾条点燃的一端对准穴位，距离皮肤3~5厘米施灸，以患者感到温热而无灼痛感为宜。灸10~15分钟，至皮肤出现红晕为度，每日1次或隔日1次。

艾灸方法	距离	时长	功效
温和灸	3~5厘米	10~15分钟	和胃化湿，理气止痛

穴位配伍治病

急性阑尾炎	外陵 + 曲池（P50）+ 阑尾（P392）+ 上巨虚（P91）

大巨 调和肠胃固肾气

功效 ➡ 调肠胃　固肾气

本穴物质为外陵穴传来的地部水液，其下传之水为脾土中的外渗之水，来源及流经区域巨大，如同巨大的浅溪，故名大巨。

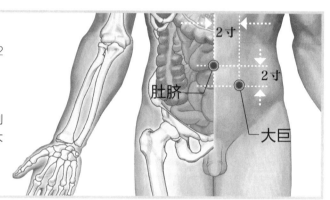

定位
位于下腹部，在脐中下2寸，距前正中线2寸。

快速取穴
平卧，在下腹部，先找到天枢穴，再向下2寸，便是大巨穴。

主治：阑尾炎、肠炎、肠梗阻、便秘、腹痛、尿潴留、膀胱炎、尿道炎、遗精、早泄、失眠等病症。

1分钟学会保健按摩

用手指指端按压。

力度	按摩方法	时长	功效
适度	按压法	1~3分钟	适用于阑尾炎、肠炎、肠梗阻、便秘、腹痛、尿潴留、膀胱炎、尿道炎、遗精、早泄、失眠等病症

1分钟学会艾灸

采用温和灸，将艾条点燃的一端对准穴位，距离皮肤3~5厘米施灸，以患者感到温热而无灼痛感为宜。灸10~15分钟，至皮肤出现红晕为度，每日1次或隔日1次。

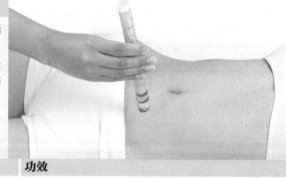

艾灸方法	距离	时长	功效
温和灸	3~5厘米	10~15分钟	调肠胃，固肾气

穴位配伍治病

月经不调	大巨 + 中脘（P363）+ 气海（P171）+ 大赫（P220）

水道

利水消肿治便秘

功效 ➡ 利水消肿　调经止痛

　　水道，即水液通行的道路。本穴物质为大巨穴传来的地部经水，经水由本穴循胃经向下部经脉传输，本穴为胃经水液通行的道路，故名水道。

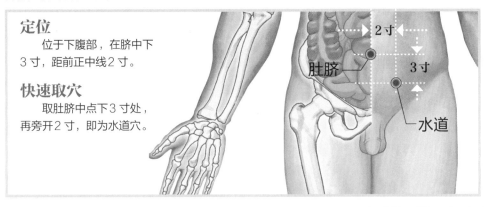

定位

　　位于下腹部，在脐中下3寸，距前正中线2寸。

快速取穴

　　取肚脐中点下3寸处，再旁开2寸，即为水道穴。

图中标注：2寸　肚脐　3寸　水道

主治：肾炎、膀胱炎、尿道炎、尿潴留、痛经、盆腔炎、子宫病及卵巢疾病、腹水、疝气、脱肛、便秘等病症。

主治歌诀

水道一穴最好用，小便不利及水肿。
右为子户治便秘，胞门在左妇人宗。

1分钟学会保健按摩

用手指指端按压。

力度	按摩方法	时长		功效
适度	按压法	1~3分钟		适用于肾炎、膀胱炎、尿道炎、尿潴留、盆腔炎、子宫及卵巢疾病、腹水、疝气、脱肛、便秘等病症

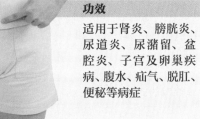

1分钟学会艾灸

　　采用温和灸，将艾条点燃的一端对准穴位，距离皮肤3~5厘米施灸，以患者感到温热而无灼痛感为宜。灸10~15分钟，至皮肤出现红晕为度，每日1次或隔日1次。

艾灸方法	距离	时长	功效
温和灸	3~5厘米	10~15分钟	利水消肿，调经止痛

穴位配伍治病

痛经	水道＋三阴交（P107）＋中极（P354）

归来 活血化瘀治疝气

功效 ➡ **活血化瘀** **调经止痛**

本穴物质为水道穴传来的地部经水，至本穴后因受冲脉外散之热，经水复又气化逆胃经上行，如流去之水复又归来，故名归来。

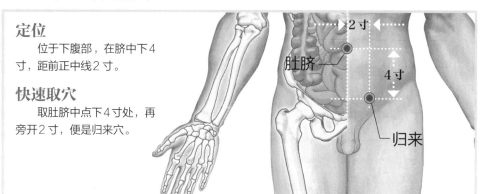

定位
位于下腹部，在脐中下4寸，距前正中线2寸。

快速取穴
取肚脐中点下4寸处，再旁开2寸，便是归来穴。

主治： 月经不调、痛经、盆腔炎、闭经、附件炎、子宫内膜炎、睾丸炎、小儿腹股沟疝、阴茎痛、男女生殖期疾病等病症。

主治歌诀
归来阴挺经闭通，疝气小腹阴茎痛。

1分钟学会保健按摩
用手指指端按压。

力度	按摩方法	时长	功效
适度	按压法	1~3分钟	适用于月经不调、痛经、盆腔炎、闭经、附件炎、子宫内膜炎、睾丸炎、小儿腹股沟疝、阴茎痛、男女生殖期疾病等病症

1分钟学会艾灸
采用温和灸，将艾条点燃的一端对准穴位，距离皮肤3~5厘米施灸，以患者感到温热而无灼痛感为宜。灸10~15分钟，至皮肤出现红晕为度，每日1次或隔日1次。

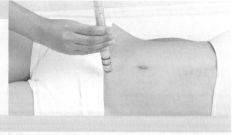

艾灸方法	距离	时长	功效
温和灸	3~5厘米	10~15分钟	活血化瘀，调经止痛

穴位配伍治病

月经不调	归来 + 关元（P355）+ 三阴交（P107）
疝气偏坠	归来 + 太冲（P310）

气冲　益肾调经治痛经

功效 ➡ 调经血　舒宗筋　理气止痛

气，指穴内气血物质为气；冲，突。本穴物质来源有二，一为归来穴下行的细小经水，二为体内冲脉外传体表之气。由于冲脉外传体表之气强劲有力，运行如冲突之状，故名气冲。

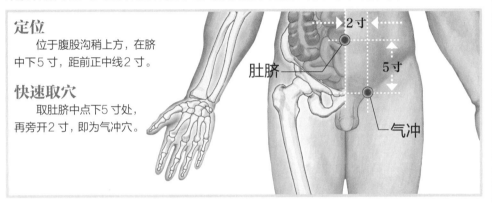

定位
位于腹股沟稍上方，在脐中下5寸，距前正中线2寸。

快速取穴
取肚脐中点下5寸处，再旁开2寸，即为气冲穴。

主治： 泌尿系感染、前列腺炎、睾丸炎、疝气、痛经、月经不调、功能性子宫出血、不孕等病症。

主治歌诀
气冲气街在此中，益肾调经把子种。
疝气不孕下肢痛，阳痿经乱外阴肿。

1分钟学会保健按摩
用手指指端按压。

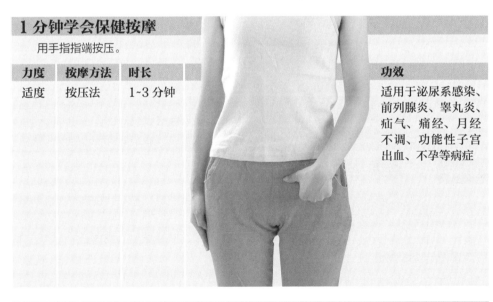

力度	按摩方法	时长	功效
适度	按压法	1~3分钟	适用于泌尿系感染、前列腺炎、睾丸炎、疝气、痛经、月经不调、功能性子宫出血、不孕等病症

穴位配伍治病

疝气　气冲＋曲泉（P314）＋太冲（P310）

妇科病症　气冲＋三阴交（P107）＋关元（P355）

髀关　通经止痛强腰膝

功效 → 调肠胃　固肾气

髀，股部、大腿骨，指穴所在的部位；关，关卡。强劲水湿之气至本穴后气势减弱，随风气冲刮扬散的脾土微粒沉降堆积于穴周，如被关卡一般，故名髀关。

主治： 股内外肌痉挛、下肢麻痹疼痛、膝关节痛、重症肌无力、腹股沟淋巴结炎等病症。

1分钟学会保健按摩

用手指指腹端按压。

力度	按摩方法	时长	功效
适度	按压法	1~3分钟	适用于股内外肌痉挛、下肢麻痹疼痛、膝关节痛、重症肌无力、腹股沟淋巴结炎等病症

髀关定位

位于大腿前面，髂前上棘与髌底外侧端的连线上，屈股时，平会阴，居缝匠肌外侧凹陷处。

髀关

伏兔定位

位于大腿前面，在髂前上棘与髌底外侧端连线上，髌底上6寸。

伏兔

伏兔　散寒化湿祛腰痛

功效 → 散寒化湿　疏通经络

气冲穴、髀关穴传来的地部经水及水湿风气，至本穴后风停气息，随风气飘扬和随经水冲涮的脾土微粒沉降堆积，如停伏之状，故名伏兔。

主治： 风湿性关节炎、股外侧皮神经炎、下肢瘫痪、下肢痉挛、荨麻疹、脚气、腹股沟淋巴结炎等病症。

1分钟学会保健按摩

用手指指端按、揉。

力度	按摩方法	时长	功效
适度	按揉法	1~3分钟	适用于风湿性关节炎、股外侧皮神经炎、下肢瘫痪、下肢痉挛、荨麻疹、脚气、腹股沟淋巴结炎等病症

人体经络穴位使用速查全书

阴市

温经散寒除风湿

功效 ➡ **温经散寒** **理气止痛**

阴，水；市，聚散之地。本穴物质为髀关穴传来的地部经水，为脾土中的外渗之水，因本穴位处肉之陷，经水在此为汇合之状，故名阴市。

定位

位于大腿前面，在髂前上棘与髌底外侧端的连线上，髌底上3寸。

快速取穴

做髂骨最前点与髌骨底外侧端的连线，从髌底向上取3寸即是阴市穴。

3寸 — 阴市
髌骨底

主治：风湿性关节炎、髌上滑囊炎、髌骨软化症、脑血管病后遗症、糖尿病、水肿等病症。

主治歌诀

阴市温经膝如冰，腰膝寒如水来并。
兼刺两足拘挛痹，寒疝腹痛难为情。

1分钟学会保健按摩

用手指指腹端按压。

力度	按摩方法	时长	功效
适度	按压法	1~3分钟	适用于风湿性关节炎、髌上滑囊炎、髌骨软化症、脑血管病后遗症、糖尿病、水肿等病症

1分钟学会艾灸

采用温和灸，将艾条点燃的一端对准穴位，距离皮肤3~5厘米施灸，以患者感到温热而无灼痛感为宜。灸10~15分钟，至皮肤出现红晕为度，每日1次或隔日1次。

艾灸方法	距离	时长	功效
温和灸	3~5厘米	10~15分钟	温经散寒，理气止痛

穴位配伍治病

膝腿冷痛、无力	阴市＋阳陵泉（P296）＋犊鼻（P89）＋足三里（P90）

梁丘　　　　　　理气缓解胃痉挛

功效 ➡️ **理气和胃**　**通经止痛**

梁，屋之横梁；丘，土堆。本穴物质为阴市穴下传的地部经水，至本穴后，因本穴处肌肉隆起处，对流来的地部经水有围堵作用，经水的传行只能是满溢越梁而过，故名梁丘。

定位

屈膝，位于大腿前面，在髂前上棘与髌底外侧端的连线上，髌底上2寸。

快速取穴

做髂骨最前点与髌骨底外侧端的连线，从髌骨底向上取2寸即是梁丘穴。

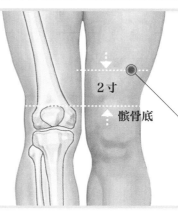

2寸

髌骨底

梁丘

主治： 胃痉挛、胃炎、腹泻、乳腺炎、痛经、风湿性关节炎、膝关节病变等病症。

主治歌诀

梁丘深聚胃急痛，腿膝不遂及乳痈。

1分钟学会保健按摩

用手指指腹端按压。

力度	按摩方法	时长	功效
适度	按压法	1~3分钟	适用于胃痉挛、胃炎、腹泻、乳腺炎、痛经、风湿性关节炎、膝关节病变等病症

1分钟学会艾灸

采用温和灸，将艾条点燃的一端对准穴位，距离皮肤3~5厘米施灸，以患者感到温热而无灼痛感为宜。灸10~15分钟，至皮肤出现红晕为度，每日1次或隔日1次。

艾灸方法	距离	时长	功效
温和灸	3~5厘米	10~15分钟	理气和胃，通经止痛

穴位配伍治病

膝痛　梁丘＋足三里（P90）＋阳陵泉（P296）

胃溃疡　梁丘＋足三里（P90）＋公孙（P105）＋脾俞（P167）＋胃俞（P168）＋内关（P241）

犊鼻

犊鼻治膝最专一

功效 ➡ **通经活络** **消肿止痛**

本穴物质为梁丘穴传来的地部经水，为从梁丘穴的高位流落本穴的低位，经水的运行如瀑布跌落，本穴的地部脾土微粒被经水承运而行，如被牵之牛顺从而行，故名犊鼻。

定位

屈膝，位于膝部，髌骨与髌韧带外侧凹陷中。

快速取穴

屈膝，在膝部找到髌骨下缘外侧，该凹陷中央处即是犊鼻穴。

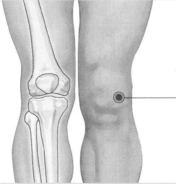

犊鼻

主治： 胃痉挛、胃炎、腹泻、乳腺炎、痛经、风湿性关节炎、膝关节病变等病症。

主治歌诀

犊鼻治膝最专一，鹤膝风肿及脚气。

1分钟学会保健按摩

用手指指腹端垂直用力按压。

力度	按摩方法	时长		功效
用力	按压法	1~3分钟	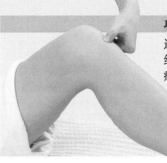	适用于膝关节炎、膝部神经痛或麻木、脚气、下肢瘫痪、足跟痛等病症

1分钟学会艾灸

采用温和灸，将艾条点燃的一端对准穴位，距离皮肤3~5厘米施灸，以患者感到温热而无灼痛感为宜。灸10~15分钟，至皮肤出现红晕为度，每日1次或隔日1次。

艾灸方法	距离	时长	功效
温和灸	3~5厘米	10~15分钟	通经活络，消肿止痛

穴位配伍治病

膝关节炎	犊鼻＋梁丘（P88）＋阳陵泉（P296）

足三里　保健防病第一穴

功效 ➡ 健脾和胃　化湿止痛

足，指穴所在部位为足部，别于手三里穴之名；三里，指穴内物质作用的范围。地部经水散于本穴的开阔之地，形成一个较大的气血场，如三里方圆之地，故名足三里。

定位

位于小腿前外侧，在犊鼻下3寸，距胫骨前缘一横指。

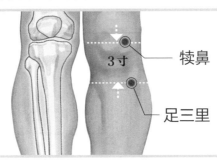

3寸　犊鼻

足三里

快速取穴

做取犊鼻穴直下3寸处，为X轴；再找到胫骨前缘，向外量取1寸，为Y轴，两轴相交处，即为足三里穴。

主治： 急慢性胃肠炎、胃及十二指肠溃疡、胃下垂、痢疾、阑尾炎、肝炎、高血压、冠心病、心绞痛、贫血、支气管炎、支气管哮喘、肾炎、膀胱炎、遗尿、阳痿、遗精、月经不调、盆腔炎、头痛、失眠、神经衰弱、面神经麻痹、脑血管病、眼疾、口腔疾患、耳聋、耳鸣、糖尿病、水肿等病症。

主治歌诀

足三里治风湿中，诸虚耳聋上牙疼。
噎膈臌胀水肿喘，寒湿脚气及痹风。

1分钟学会保健按摩

两手手指指腹端垂直用力按压。或将手掌打开，握住腿部，用拇指按压。此穴擅治腹部疾病，四总穴歌里有"肚腹三里留"。

力度	按摩方法	时长	功效
适度	按压法	1~3分钟	适用于急慢性胃肠炎、胃及十二指肠溃疡、胃下垂、痢疾、阑尾炎、肝炎、高血压、冠心病、心绞痛、贫血、支气管炎、支气管哮喘、肾炎、膀胱炎、遗尿、阳痿、遗精、月经不调、盆腔炎、头痛、失眠、神经衰弱、面神经麻痹、脑血管病、眼疾、口腔疾患、耳聋、耳鸣、糖尿病、水肿等病症

1分钟学会艾灸

采用艾炷直接灸，施灸时，在穴位皮肤上先涂上一层凡士林，然后把艾炷放置在穴位上，使艾炷黏附在皮肤上，用火柴点燃，让其自燃。当艾炷燃近皮肤或有灼痛感时，用镊子移去未燃尽的艾炷，继续施第二壮。每次5~7壮，每日1~2次。

艾灸方法	数量	次数	功效
艾炷直接灸	5~7壮	每日1~2次	健脾和胃，化湿止痛

穴位配伍治病

膝痛	足三里＋梁丘（P88）＋阳陵泉（P296）
腹胀	足三里＋中脘（P363）

上巨虚　　疏调大肠上巨虚

功效 ➡ **疏调大肠**　**化湿止痛**

上，上部；巨，范围巨大；虚，虚少。气化之气因水湿较多而滞重，在本穴处于较低的天部层次，天之上部的气血相对处于空虚之状，故名上巨虚。

定位
位于小腿前外侧，在犊鼻下6寸，距胫骨前缘一横指（中指）。

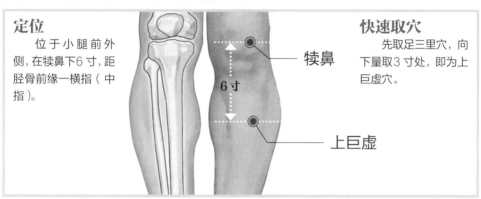

6寸

犊鼻

上巨虚

快速取穴
先取足三里穴，向下量取3寸处，即为上巨虚穴。

主治： 阑尾炎、胃肠炎、泄泻、痢疾、疝气、便秘、消化不良、脑血管病后遗症、下肢麻痹或痉挛、膝关节肿痛等病症。

主治歌诀
巨虚上廉通肠腑，脚气瘫痪腰膝主。

1分钟学会保健按摩
用手指指腹端垂直用力按压。

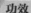

力度	按摩方法	时长	功效
用力	按压法	1~3分钟	适用于阑尾炎、胃肠炎、泄泻、痢疾、疝气、便秘、消化不良、脑血管病后遗症、下肢麻痹或痉挛、膝关节肿痛等病症

1分钟学会艾灸
采用温和灸，将艾条点燃的一端对准穴位，距离皮肤3~5厘米施灸，以患者感到温热而无灼痛感为宜。灸10~15分钟，至皮肤出现红晕为度，每日1次或隔日1次。

艾灸方法	距离	时长	功效
温和灸	3~5厘米	10~15分钟	疏调大肠，化湿止痛

穴位配伍治病

肠炎	上巨虚 + 天枢（P80）+ 阴陵泉（P110）+ 公孙（P105）+ 三焦俞（P169）
便秘	上巨虚 + 天枢（P80）+ 支沟（P251）+ 大肠俞（P172）

条口 活络温经治腿痛

功效 ➔ 舒筋活络　理气和中

条，木之条，风。口，气血出入的门户。水湿云气经本穴的狭小通道下行时是快速的通行之状，如风之运行，故名条口。

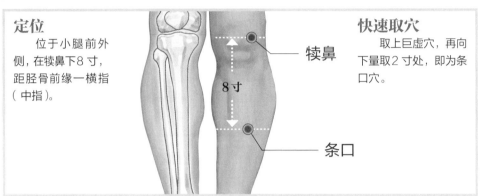

定位

位于小腿前外侧，在犊鼻下8寸，距胫骨前缘一横指（中指）。

8寸

犊鼻

条口

快速取穴

取上巨虚穴，再向下量取2寸处，即为条口穴。

主治： 肩周炎、膝关节炎、下肢瘫痪、胃痉挛、肠炎、扁桃体炎等病症。

主治歌诀

条口活络温筋经，小腿痛肿及肩凝。

1分钟学会保健按摩

用手指指腹端垂直用力按压。

力度	按摩方法	时长	功效
用力	按压法	1~3分钟	适用于肩周炎、膝关节炎、下肢瘫痪、胃痉挛、肠炎、扁桃体炎等病症

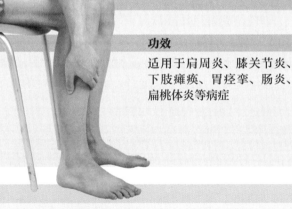

1分钟学会艾灸

采用温和灸，将艾条点燃的一端对准穴位，距离皮肤3~5厘米施灸，以患者感到温热而无灼痛感为宜。灸10~15分钟，至皮肤出现红晕为度，每日1次或隔日1次。

艾灸方法	距离	时长	功效
温和灸	3~5厘米	10~15分钟	舒筋活络

穴位配伍治病

肩周炎	条口 + 肩髃（P54）+ 秉风（P142）+ 手五里（P52）+ 承山（P198）+ 肩髎（P257）

下巨虚 调理肠胃治疝气

功效 ➡ 调肠胃 通经络

　　下，下部；巨，范围巨大；虚，虚少。由于气血物质位于天之上部，天之下部的气血物质相对虚少，故名下巨虚。

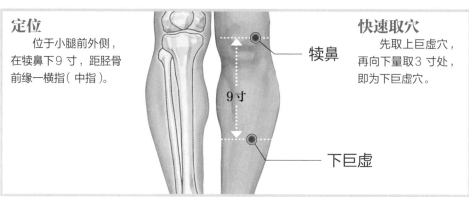

定位
　　位于小腿前外侧，在犊鼻下9寸，距胫骨前缘一横指（中指）。

快速取穴
　　先取上巨虚穴，再向下量取3寸处，即为下巨虚穴。

犊鼻

9寸

下巨虚

主治： 急慢性肠炎、下肢瘫痪、下肢麻痹痉挛等病症。

主治歌诀
下巨虚主小肠疝，胫肿肠鸣痛血便。

1分钟学会保健按摩
　　用手指指腹端垂直用力按压。

力度	按摩方法	时长		功效
用力	按压法	1~3分钟		适用于急慢性肠炎、下肢瘫痪、下肢麻痹痉挛等病症

1分钟学会艾灸
　　采用温和灸，将艾条点燃的一端对准穴位，距离皮肤3~5厘米施灸，以患者感到温热而无灼痛感为宜。灸10~15分钟，至皮肤出现红晕为度，每日1次或隔日1次。

艾灸方法	距离	时长	功效
温和灸	3~5厘米	10~15分钟	调肠胃，通经络

穴位配伍治病

泄痢脓血	下巨虚＋曲池（P50）＋太白（P104）
下肢麻木	下巨虚＋阳陵泉（P296）＋解溪（P95）

丰隆　　　　　止鼾祛痰有神功

功效 ➡️ **健脾化痰**　**和胃降逆**

丰隆，象声词，为轰隆之假借词。水湿云气至本穴后化雨而降，且降雨量大，如雷雨之轰隆有声，故名丰隆。

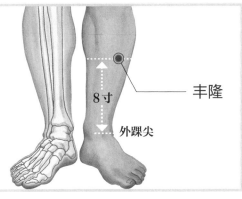

定位
位于小腿前外侧，在外踝尖上8寸，条口外，距胫骨前缘二横指（中指）。

快速取穴
先找到条口穴，向外一横指（中指）处便是丰隆穴。

8寸

外踝尖

丰隆

主治： 痰多、胸闷、咳嗽、失眠、头痛、高血压、脑出血、急慢性支气管炎、哮喘、便秘、精神疾病、肥胖症、腿膝酸痛、肩周炎等病症。

主治歌诀
丰隆祛痰有神功，有形无形痰不同。癫狂痰咳梅核动，头痛眩晕下肢痛。

1分钟学会保健按摩
两手食指、中指、无名指指腹端垂直用力按压。

力度	按摩方法	时长	功效
用力	按压法	1~3分钟	适用于痰多、胸闷、咳嗽、失眠、头痛、高血压、脑出血、急慢性支气管炎、哮喘、便秘、精神疾病、肥胖症、腿膝酸痛、肩周炎等病症

1分钟学会艾灸
采用温和灸，将艾条点燃的一端对准穴位，距离皮肤3~5厘米施灸，以患者感到温热而无灼痛感为宜。灸10~15分钟，至皮肤出现红晕为度，每日1次或隔日1次。

艾灸方法	距离	时长	功效
温和灸	3~5厘米	10~15分钟	健脾化痰，和胃降逆

穴位配伍治病

痰湿诸症	丰隆＋阴陵泉（P110）＋商丘（P106）＋足三里（P90）
咳嗽痰多	丰隆＋肺俞（P160）＋尺泽（P34）

解溪

舒筋活络治扭伤

功效 ➡ 舒筋活络　清泻胃火　镇惊安神

　　解，散；溪，地面流行的经水。本穴的通行渠道狭小，所过之地部经水满溢而流散经外，故名解溪。

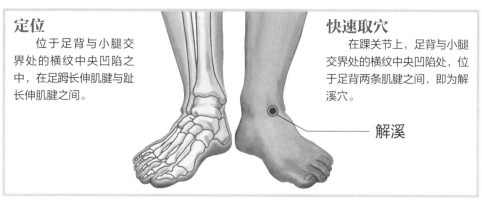

定位
　　位于足背与小腿交界处的横纹中央凹陷之中，在足蹈长伸肌腱与趾长伸肌腱之间。

快速取穴
　　在踝关节上，足背与小腿交界处的横纹中央凹陷处，位于足背两条肌腱之间，即为解溪穴。

解溪

主治： 癫痫、精神疾病、头痛、腓神经麻痹、踝关节周围组织扭伤、足下垂、胃炎、肠炎、高血压等病症。

<table>
<tr><td colspan="2" align="center">主治歌诀</td></tr>
<tr><td colspan="2">解溪主治风水气，面腹足肿喘嗽频，
气逆发噎头风眩，悲泣癫狂悸与惊。</td></tr>
</table>

1分钟学会保健按摩
　　用手指指腹端垂直用力按压。

力度	按摩方法	时长	功效
用力	按压法	1~3分钟	适用于癫痫、精神疾病、头痛、腓神经麻痹、踝关节周围组织扭伤、足下垂、胃炎、肠炎、高血压等病症

1分钟学会艾灸
　　采用温和灸，将艾条点燃的一端对准穴位，距离皮肤3~5厘米施灸，以患者感到温热而无灼痛感为宜。灸10~15分钟，至皮肤出现红晕为度，每日1次或隔日1次。

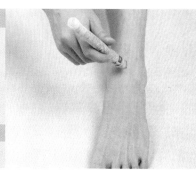

艾灸方法	距离	时长	功效
温和灸	3~5厘米	10~15分钟	舒筋活络

穴位配伍治病

踝部痛　解溪＋昆仑（P201）＋太溪（P212）

腹胀　解溪＋商丘（P106）＋血海（P111）

冲阳 活络镇惊健脾胃

功效 ➡ **理气和胃**　**通经活络**

冲，穴内物质运动之状；阳，阳气。因有解溪穴的分流，传至本穴的地部经水较为稀少，经水受脾土之热而大量气化冲行于天，故名冲阳。

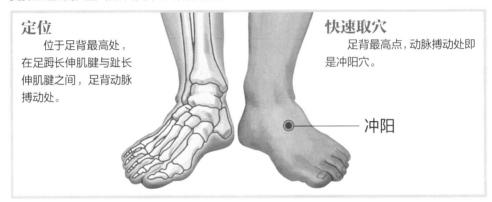

定位
位于足背最高处，在足跨长伸肌腱与趾长伸肌腱之间，足背动脉搏动处。

快速取穴
足背最高点，动脉搏动处即是冲阳穴。

冲阳

主治：面神经麻痹、眩晕、胃痉挛、胃炎、风湿性关节炎、足扭伤、牙痛等病症。

主治歌诀
冲阳镇惊健脾胃，胃痛腹胀无滋味。善惊面肿嘴难随，齿痛脚肿及足痿。

1分钟学会保健按摩
用手指指腹端垂直用力按压。

力度	按摩方法	时长	功效
用力	按压法	1~3分钟	适用于面神经麻痹、眩晕、胃痉挛、胃炎、风湿性关节炎、足扭伤、牙痛等病症

1分钟学会艾灸
采用温和灸，将艾条点燃的一端对准穴位，距离皮肤3~5厘米施灸，以患者感到温热而无灼痛感为宜。灸10~15分钟，至皮肤出现红晕为度，每日1次或隔日1次。

艾灸方法	距离	时长	功效
温和灸	3~5厘米	10~15分钟	理气和胃，通经活络

穴位配伍治病

足痿 冲阳＋足三里（P90）＋仆参（P202）＋飞扬（P199）

癫狂 冲阳＋丰隆（P94）

陷谷

消肿止痛治肠鸣

肺经
大肠经
胃经
脾经
心经
小肠经
膀胱经
肾经
心包经
三焦经
胆经
肝经
督脉
任脉
经外奇穴

功效 → **行水化湿** **消肿止痛**

陷，凹陷之处；谷，山谷。因本穴位处肉之陷处，来自冲阳穴的地部经水在此聚集，故名陷谷。

定位

位于足背，在第二、第三跖骨结合部前方凹陷处。

快速取穴

在足背，第二、第三跖骨（连接脚趾的骨头）结合部前方凹陷处，即为陷谷穴。

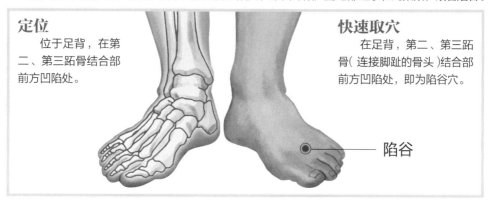

陷谷

主治：面肿、水肿、下肢瘫痪、足扭伤、肾炎、结膜炎、胸膜炎等病症。

主治歌诀

陷谷主治水气肿，善噫痛疝腹肠鸣。
无汗振寒痎疟病，胃脉得弦泻此平。

1分钟学会保健按摩

用手指指腹端垂直用力按压。

力度	按摩方法	时长	功效
用力	按压法	1~3分钟	适用于下肢瘫痪、足扭伤、肾炎、结膜炎、胸膜炎等病症

1分钟学会艾灸

采用温和灸，将艾条点燃的一端对准穴位，距离皮肤3~5厘米施灸，以患者感到温热而无灼痛感为宜。灸10~15分钟，至皮肤出现红晕为度，每日1次或隔日1次。

艾灸方法	距离	时长	功效
温和灸	3~5厘米	10~15分钟	行水化湿，消肿止痛

穴位配伍治病

面目浮肿 陷谷＋列缺（P36）

足跗肿 陷谷＋内庭（P98）＋太冲（P310）

内庭

清胃消火止牙痛

功效 ➡ **清胃泻火** **理气止痛**

内，里面；庭，庭院。胃经的天部之气在此散热冷降，皆局限在本穴之内，气血生于胃经亦回于胃经，如在庭院之内运动，故名内庭。

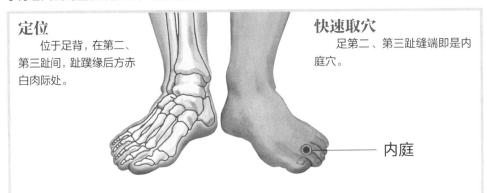

定位
位于足背，在第二、第三趾间，趾蹼缘后方赤白肉际处。

快速取穴
足第二、第三趾缝端即是内庭穴。

内庭

主治： 牙痛、牙龈炎、扁桃体炎、胃痉挛、急慢性肠炎、三叉神经痛等病症。

主治歌诀

内庭泄热健脾胃，实火泻之效为最。
经热腑热皆用之，瘾疹腹胀攻心隧。

1分钟学会保健按摩

拇指弯曲，用指腹端垂直用力按压。

力度	按摩方法	时长	功效
垂直用力	按压法	1~3分钟	适用于牙痛、牙龈炎、扁桃体炎、胃痉挛、急慢性肠炎、三叉神经痛等病症

1分钟学会艾灸

采用温和灸，将艾条点燃的一端对准穴位，距离皮肤3~5厘米施灸，以患者感到温热而无灼痛感为宜。灸10~15分钟，至皮肤出现红晕为度，每日1次或隔日1次。

艾灸方法	距离	时长	功效
温和灸	3~5厘米	10~15分钟	清胃泻火理气止痛

穴位配伍治病

咽炎	内庭 + 照海（P215）+ 少商（P39）+ 鱼际（P38）
癫狂	内庭 + 三阴交（P107）+ 地机（P109）+ 足三里（P90）+ 阳陵泉（P296）+ 然谷（P211）

厉兑 —— 休克急救找厉兑

肺经
大肠经
胃经
脾经
心经
小肠经
膀胱经
肾经
心包经
三焦经
胆经
肝经
督脉
任脉
经外奇穴

功效 ▶ 清热和胃　苏厥醒神　通经活络

　　厉，危岸；兑，口，八卦之中以兑为口。胃经的地部经水由本穴回流胃经的体内经脉，经水的运行如从高处落入危险的深井一般，故名厉兑。

定位
　　位于足第二趾末节外侧，距趾甲角0.1寸。

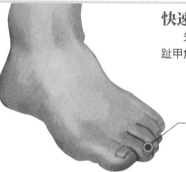

厉兑

快速取穴
　　先确定第二趾末节外侧，然后再趾甲角旁开0.1寸，即为厉兑穴。

主治： 休克、面神经麻痹、鼻炎、牙痛、扁桃体炎、胃炎、下肢麻痹等病症。

主治歌诀
厉兑主治尸厥病，癫狂面肿喉痹疔，
腹胀足寒膝膑肿，相偕隐白梦魇灵。

1分钟学会保健按摩
　　用拇指和食指捏住足第二趾末节两侧，用力按压。

力度	按摩方法	时长	功效
用力	按压法	1~3分钟	适用于休克、面神经麻痹、鼻炎、牙痛、扁桃体炎、胃炎、下肢麻痹等病症

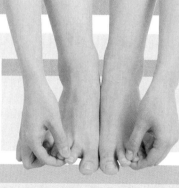

1分钟学会艾灸
　　采用温和灸，将艾条点燃的一端对准穴位，距离皮肤3~5厘米施灸，以患者感到温热而无灼痛感为宜。灸10~15分钟，至皮肤出现红晕为度，每日1次或隔日1次。

艾灸方法	距离	时长	功效
温和灸	3~5厘米	10~15分钟	清热和胃，通经活络

穴位配伍治病

中风昏迷	厉兑＋隐白（P102）＋中冲（P243）
五官炎症	厉兑＋内庭（P98）＋太冲（P310）

足太阴脾经

循行歌

太阴脾起足大趾，上循内侧白肉际，
核骨之后内踝前，上端循胻经膝里，
股内前廉入腹中，属脾络胃与膈通，
夹喉连舌散舌下，支络从胃注心中。

穴位速记歌

足太阴脾由足蹠，隐白先从内侧起，
大都太白继公孙，商丘直上三阴交，
漏谷地机阴陵泉，血海箕门冲门前，
府舍腹结大横上，腹哀食窦天溪连，
胸乡周荣大包尽，二十一穴全太阴。

主治病症速记歌

此经气盛而血衰，是动其病气所为，
食入即吐胃脘痛，更兼身体重难移，
腹胀善噫舌本强，得后与气快然衰，
所生病者舌亦痛，体重不食亦如之，
烦心心下仍急痛，泄水溏瘕寒疟随，
不卧强立股膝肿，疸发身黄大趾痿。

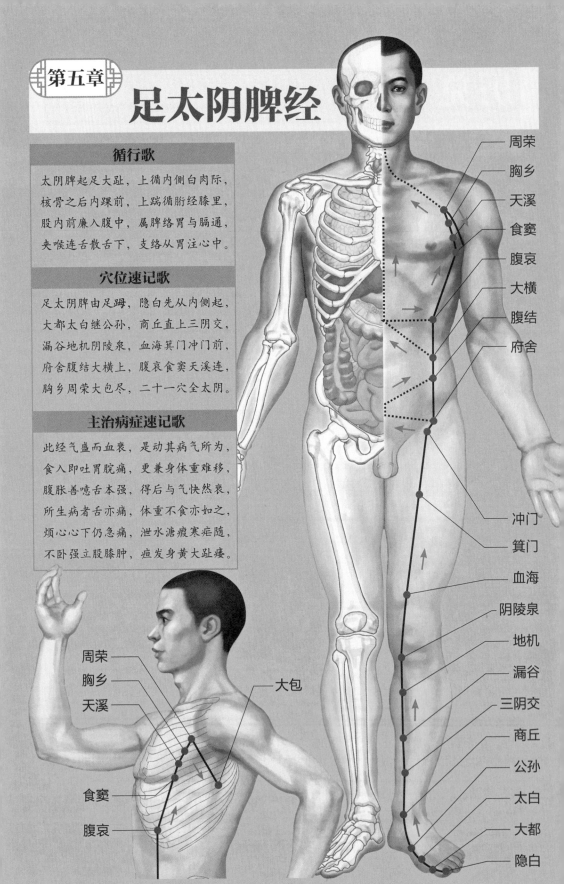

周荣
胸乡
天溪
食窦
腹哀
大横
腹结
府舍

冲门
箕门
血海
阴陵泉
地机
漏谷
三阴交
商丘
公孙
太白
大都
隐白

周荣
胸乡
天溪
大包
食窦
腹哀

经脉循行

足太阴经脉起于足大趾内侧端（隐白），经第一跖趾关节后，向上经内踝前，再上小腿内侧，沿胫骨后，交出足厥阴肝经之前，向上经膝股部内侧前缘，进入腹部，属于脾，络于胃，从两侧经过食管旁，到达舌根，散布于舌下。

分支从胃部上行过横膈注入心中，接手少阴心经；躯干部分布于胸腹部第 3 侧线，经过锁骨下，止于腋下（大包）。

主治病症

胃肠病、妇科病、男性病及经脉循行部位的其他病症。

经络养生：敲打脾经，防病又治病

取正坐位，盘膝，握空拳用掌指关节端，由膝关节向下循小腿内侧，紧贴胫骨内侧缘，至上而下一直敲打到踝关节，用力适中。每侧以敲打十分钟为好，两个小时时间里可随意敲打数次。运用经络健脾法就可以迅速增强人体的气血，为防病治病储备最大的能量。

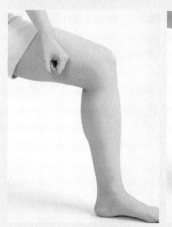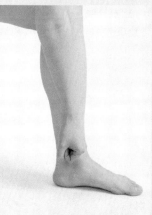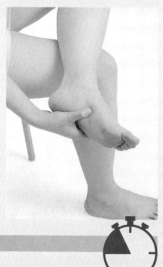

最佳经络养生时间：巳时脾经旺盛

巳时（9:00~11:00），此时脾经最旺。

脾经是主消化的，在巳时，它要吸收营养。而这个时候也是大脑最具活力的时候，是人一天当中的第一黄金时间，是老人锻炼身体的最好时候，是上班族工作最有效率的时候。所以，你必须吃好早饭，保证脾经有足够的营养吸收，这样，大脑才有能量应付日常的运转。

隐白 健脾宁神治心痛

功效 ➡️ 调经统血 健脾开窍 宁神

隐，隐秘、隐藏；白，肺之色。脾经体内经脉的阳热之气由本穴外出脾经体表经脉，因气为蒸发外出，有不被人所觉察之态，如隐秘之象，故名隐白。

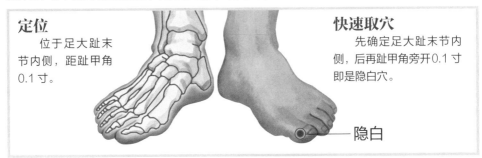

定位
位于足大趾末节内侧，距趾甲角0.1寸。

快速取穴
先确定足大趾末节内侧，后再趾甲角旁开0.1寸即是隐白穴。

隐白

主治： 功能性子宫出血、子宫痉挛、牙龈出血、尿血、便血、小儿惊风、昏厥、急性胃肠炎等病症。

主治歌诀
隐白主治心脾痛，筑宾能医气疝疼。

1分钟学会保健按摩
用手指指腹端用力向下按压。

力度	按摩方法	时长		功效
用力	按压法	1~3分钟		适用于功能性子宫出血、子宫痉挛、牙龈出血、尿血、便血、小儿惊风、昏厥、急性胃肠炎等病症

1分钟学会艾灸
采用温和灸，将艾条点燃的一端对准穴位，距离皮肤3~5厘米施灸，以患者感到温热而无灼痛感为宜。灸10~15分钟，至皮肤出现红晕为度，每日1次或隔日1次。

艾灸方法	距离	时长	功效
温和灸	3~5厘米	10~15分钟	健脾开窍

穴位配伍治病

月经过多 隐白＋气海（P357）＋血海（P111）＋三阴交（P107）

吐血 隐白＋脾俞（P167）＋上脘（P364）＋肝俞（P165）

昏厥 隐白＋大敦（P308）

大都　　健脾泄热消腹痛

功效 ➡ 泄热止痛　健脾和胃

大，穴内气血场的范围大；都，都市，物质的集散之所。大都名意指脾经的气血物质在此聚集，如都市之物质聚散，故名大都。

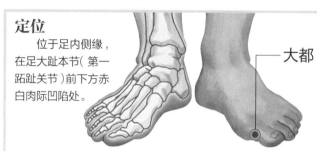

定位
位于足内侧缘，在足大趾本节（第一跖趾关节）前下方赤白肉际凹陷处。

快速取穴
先找到足内侧缘皮肤颜色深浅交界处，作为X轴；再通过到足大趾跖趾关节（大趾与足相连接的关节）前下方做垂直线，作为Y轴，两轴相交的凹陷处即为大都穴。

主治： 胃炎、胃痉挛、腹胀腹痛、急慢性肠炎、脑血管病后遗症、小儿抽搐、足趾痛等病症。

主治歌诀
大都主治温热病，伤寒厥逆呕闷烦。胎产百日内禁灸，千金主灸大便难。

1分钟学会保健按摩
用手指指腹端按压。

力度	按摩方法	时长	功效
适度	按压法	1~3分钟	适用于胃炎、胃痉挛、腹胀腹痛、急慢性肠炎、脑血管病后遗症、小儿抽搐、足趾痛等病症

1分钟学会艾灸
采用温和灸，将艾条点燃的一端对准穴位，距离皮肤3~5厘米施灸。以患者感到温热而无灼痛感为宜，灸10~15分钟，至皮肤出现红晕为度，每日1次或隔日1次。

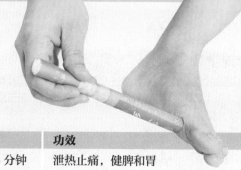

艾灸方法	距离	时长	功效
温和灸	3~5厘米	10~15分钟	泄热止痛，健脾和胃

穴位配伍治病

脾虚腹泻　大都＋阴陵泉（P110）＋商丘（P106）

热病汗不出　大都＋经渠（P37）

太白

缓解各种湿毒病

功效 ➡ **理气化湿　健脾和胃**

太，大；白，肺之色。太白名意指脾经的水湿云气在此吸热蒸升，在更高的天部层次化为金性之气，故名太白。

定位

位于足内侧缘，在足大趾本节（第一跖趾关节）后下方赤白肉际凹陷处。

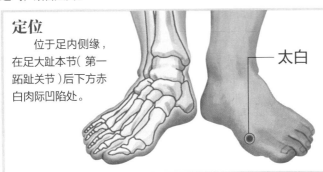

太白

快速取穴

先找到足内侧缘皮肤颜色深浅交界处，作为X轴；再通过到足大趾跖趾关节后下方做垂直线，作为Y轴，两轴相交的凹陷处即为太白穴。

主治： 胃炎、胃痉挛、腹胀、消化不良、便秘、肠炎、痔疮、腰痛、下肢麻痹或疼痛等病症。

主治歌诀

太白主治痔漏疾，一切腹痛大便难。

1分钟学会保健按摩

手握住脚，用拇指指腹按压，可来回移动。

力度	按摩方法	时长	功效
适度	按压法	1~3分钟	适用于胃炎、胃痉挛、腹胀、消化不良、便秘、肠炎、痔疮、腰痛、下肢麻痹或疼痛等病症

1分钟学会艾灸

采用温和灸，将艾条点燃的一端对准穴位，距离皮肤3~5厘米施灸，以患者感到温热而无灼痛感为宜。灸10~15分钟，至皮肤出现红晕为度，每日1次或隔日1次。

艾灸方法	距离	时长	功效
温和灸	3~5厘米	10~15分钟	理气化湿，健脾和胃

穴位配伍治病

肠鸣、腹泻　太白＋公孙（P105）＋大肠俞（P172）

腹胀　太白＋复溜（P216）＋足三里（P90）

公孙 健脾和胃助消化

功效 ➡ 健脾胃 调冲脉

公孙，公之辈与孙之辈，言穴内气血物质与脾土之间的关系。脾经物质五行属土，其父为火，其公为木，其子为金，其孙为水。本穴物质为脾经与冲脉的气血相会后化成了天部的水湿风气，故名公孙。

定位

位于足内侧缘，在第一跖骨基底的前下方。

快速取穴

先足大趾向上跷，足内侧缘脚弓最凹处，即为公孙穴。

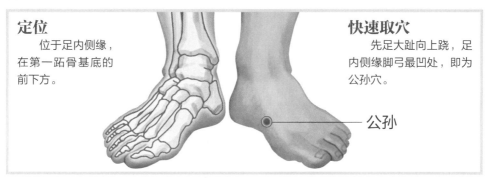

—— 公孙

主治: 急慢性胃肠炎、胃溃疡、消化不良、痢疾、肝炎、肠痉挛、子宫内膜炎、月经不调、心肌炎、胸膜炎、癫痫、足跟痛等病症。

主治歌诀

公孙主治痰壅膈，肠风下血积块病。
兼治妇人气蛊病，先补后泻自然瘥。

1分钟学会保健按摩

用手握住足，弯曲拇指，用指腹端垂直按压。

力度	按摩方法	时长	功效
适度	按压法	1~3分钟	适用于急慢性胃肠炎、胃溃疡、消化不良、痢疾、肝炎、肠痉挛、子宫内膜炎、月经不调、心肌炎、胸膜炎、癫痫、足跟痛等病症

1分钟学会艾灸

采用温和灸，将艾条点燃的一端对准穴位，距离皮肤3~5厘米施灸，以患者感到温热而无灼痛感为宜。灸10~15分钟，至皮肤出现红晕为度，每日1次或隔日1次。

艾灸方法	距离	时长	功效
温和灸	3~5厘米	10~15分钟	健脾胃

穴位配伍治病

十二指肠溃疡 公孙 + 梁丘（P88）+ 足三里（P90）+ 脾俞（P167）+ 胃俞（P168）+ 内关（P241）

肠炎 天枢 + 阴陵泉（P110）+ 上巨虚（P91）+ 三焦俞（P169）

商丘　通调肠胃助消化

功效 ➡ 健脾化湿　通调肠胃

商，古指漏刻，计时之气；丘，废墟。脾经的热散之气由此快速通过，强劲的风气吹走了本穴中的脾土微粒，地部脾土如废墟一般，故名商丘。

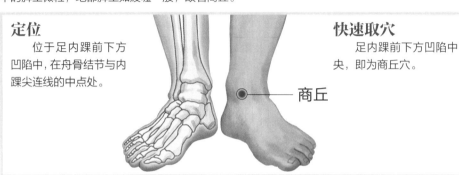

定位
位于足内踝前下方凹陷中，在舟骨结节与内踝尖连线的中点处。

快速取穴
足内踝前下方凹陷中央，即为商丘穴。

商丘

主治： 胃炎、肠炎、消化不良、便秘、痔疮、黄疸、踝关节及周围软组织疾病、脚气、小儿惊厥、百日咳、水肿等病症。

主治歌诀
商丘化湿痔瘤败，癫狂嗜睡痛足踝。

1分钟学会保健按摩

用手指指腹端用力向下按压。

力度	按摩方法	时长	功效
用力	按压法	1~3分钟	适用于胃炎、肠炎、消化不良、便秘、痔疮、黄疸、踝关节及周围软组织疾病、脚气、小儿惊厥、百日咳、水肿等病症

1分钟学会艾灸

采用温和灸，将艾条点燃的一端对准穴位，距离皮肤3~5厘米施灸，以患者感到温热而无灼痛感为宜。灸10~15分钟，至皮肤出现红晕为度，每日1次或隔日1次。

艾灸方法	距离	时长	功效
温和灸	3~5厘米	10~15分钟	健脾化湿，通调肠胃

穴位配伍治病

脚气　商丘＋阳陵泉（P296）＋风市（P293）＋血海（P111）＋蠡沟（P312）

腹泻、腹胀　商丘＋天枢（P80）＋阴陵泉（P110）

三阴交

健胃益肾消炎症

功效 ➤ 健脾胃　益肝肾　调经带

三阴，足三阴经。交，交会。足部的三条阴经中气血物质在本穴交会，故名三阴交。

定位

位于小腿内侧，在足内踝尖上3寸，胫骨内侧缘后方。

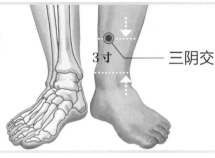

3寸 ——— 三阴交

快速取穴

在小腿内侧，先找到足内踝尖，向上量取3寸处，作为X轴；再找到胫骨的内侧后缘，作为Y轴，两轴相交处即是三阴交穴。

主治： 急慢性肠炎、痢疾、肝炎、胆囊炎、肾炎、泌尿系感染、月经不调、痛经、带下、失眠、头晕、更年期综合征、阴道炎、神经衰弱、高血压、血栓闭塞性脉管炎、荨麻疹、神经性皮炎、膝踝关节及其周围软组织病变、糖尿病等病症。

主治歌诀

三阴交治痃满坚，疝冷疝气脚气缠。
兼治不孕及难产，遗精带下淋漓瘥。

1分钟学会保健按摩

用手指指腹端用力向下按压。

力度	按摩方法	时长	功效
用力	按压法	1~3分钟	适用于急慢性肠炎、痢疾、肝炎、胆囊炎、肾炎、泌尿系感染、月经不调、痛经、带下、失眠、头晕、更年期综合征、阴道炎、神经衰弱、高血压、血栓闭塞性脉管炎、荨麻疹、神经性皮炎、膝踝关节及其周围软组织病变、糖尿病等病症

1分钟学会艾灸

采用温和灸，将艾条点燃的一端对准穴位，距离皮肤3~5厘米施灸，以患者感到温热而无灼痛感为宜。灸10~15分钟，至皮肤出现红晕为度，每日1次或隔日1次。

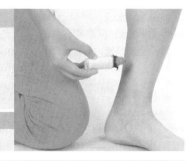

艾灸方法	距离	时长	功效
温和灸	3~5厘米	10~15分钟	健脾胃，益肝肾

穴位配伍治病

失眠　三阴交 + 神门（P128）+ 四神聪（P375）

盆腔炎　三阴交 + 阴陵泉（P110）

漏谷 健脾和胃助消化

功效 → 健脾和胃　升清降浊

脾经中的浊重物质在此由天部沉降到地部，如细小的谷粒漏落之状，故名漏谷。

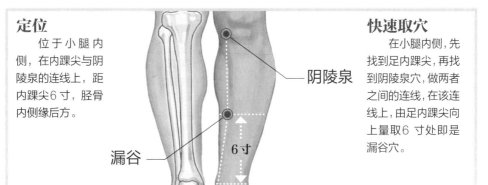

定位
位于小腿内侧，在内踝尖与阴陵泉的连线上，距内踝尖6寸，胫骨内侧缘后方。

阴陵泉

漏谷

6寸

快速取穴
在小腿内侧，先找到足内踝尖，再找到阴陵泉穴，做两者之间的连线，在该连线上，由足内踝尖向上量取6寸处即是漏谷穴。

主治： 急慢性肠胃炎、消化不良、肩胛部疼痛、下肢麻痹、泌尿系感染等病症。

1分钟学会保健按摩
用手指指腹端用力向下按压。

力度	按摩方法	时长	功效
用力	按压法	1~3分钟	适用于急慢性肠胃炎、消化不良、肩胛部疼痛、下肢麻痹、泌尿系感染、等病症

1分钟学会艾灸
采用温和灸，将艾条点燃的一端对准穴位，距离皮肤3~5厘米施灸，以患者感到温热而无灼痛感为宜。灸10~15分钟，至皮肤出现红晕为度，每日1次或隔日1次。

艾灸方法	距离	时长	功效
温和灸	3~5厘米	10~15分钟	健脾和胃，升清降浊

穴位配伍治病

风湿性关节炎　漏谷＋肾俞（P170）＋心俞（P162）＋血海（P111）＋阴陵泉（P110）＋阳辅（P299）

下肢重痛　漏谷＋阴陵泉（P110）＋三阴交（P107）

地机

健脾渗湿调月经

功效 ➡ 健脾渗湿　调经止带

雨降地部后地部的脾土微粒亦随雨水的流行而运化人体各部，脾土物质的运行十分巧妙，故名地机。

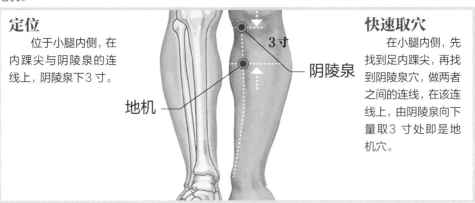

定位

位于小腿内侧，在内踝尖与阴陵泉的连线上，阴陵泉下3寸。

3寸

阴陵泉

地机

快速取穴

在小腿内侧，先找到足内踝尖，再找到阴陵泉穴，做两者之间的连线，在该连线上，由阴陵泉向下量取3寸处即是地机穴。

主治： 月经不调、痛经、阴道炎、腰痛、遗精、胃痉挛、下肢痿痹等病症。

主治歌诀

地机健脾调月经，女子经带男遗精。
小便不利及水肿，腹痛呕吐泄痢停。

1分钟学会保健按摩

用手指指腹端用力向下按压。

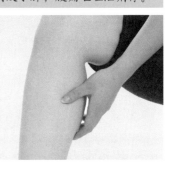

力度	按摩方法	时长	功效
用力	按压法	1~3分钟	适用于月经不调、痛经、阴道炎、腰痛、遗精、胃痉挛、下肢痿痹等病症

1分钟学会艾灸

采用温和灸，将艾条点燃的一端对准穴位，距离皮肤3~5厘米施灸，以患者感到温热而无灼痛感为宜。灸10~15分钟，至皮肤出现红晕为度，每日1次或隔日1次。

艾灸方法	距离	时长	功效
温和灸	3~5厘米	10~15分钟	健脾渗湿，调经止带

穴位配伍治病

痛经 地机＋中极（P354）＋次髎（P179）

糖尿病 地机＋三阴交（P107）＋内庭（P98）＋足三里（P90）＋阳陵泉（P296）＋然谷（P211）

阴陵泉 男性主要保健穴

功效 ➡ **清利湿热** **益肾调精**

阴，水；陵，土丘；泉，水泉。本穴位处肉之陷处，泥水混合物在本穴沉积，水液溢出，脾土物质沉积为地之下部翻扣的土丘之状，故名阴陵泉。

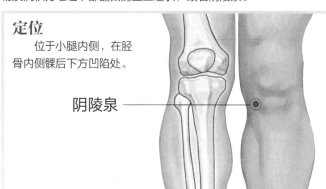

定位

位于小腿内侧，在胫骨内侧髁后下方凹陷处。

快速取穴

在小腿内侧，从膝关节内侧向下摸，至胫骨内侧髁下方，该凹陷处即为阴陵泉穴。

阴陵泉

主治： 遗尿、泌尿系感染、肾炎、遗精、阳痿、消化不良、痢疾、阴道炎、月经不调、失眠、膝关节炎、下肢麻痹等病症。

主治歌诀

阴陵泉治胁腹满，刺中下部尽皆松。

1分钟学会保健按摩

握住膝下部小腿，弯曲拇指，用手指按压。

力度	按摩方法	时长	功效
适度	按压法	1~3分钟	适用于遗尿、泌尿系感染、肾炎、遗精、阳痿、消化不良、痢疾、阴道炎、月经不调、失眠、膝关节炎、下肢麻痹等病症

1分钟学会艾灸

采用温和灸，将艾条点燃的一端对准穴位，距离皮肤3~5厘米施灸，以患者感到温热而无灼痛感为宜。灸10~15分钟，至皮肤出现红晕为度，每日1次或隔日1次。

艾灸方法	距离	时长	功效
温和灸	3~5厘米	10~15分钟	清利湿热，益肾调经

穴位配伍治病

盆腔炎 阴陵泉＋三阴交（P107）

风湿性关节炎 阴陵泉＋肾俞（P170）＋心俞（P162）＋血海（P111）＋阳辅（P299）＋漏谷（P108）

胃炎 阴陵泉＋三阴交（P107）＋脾俞（P167）＋至阳（P330）＋日月（P286）

血海 健脾化湿调月经

功效 → 调经活血 健脾化湿

血，水谷精微受热变成的红色液体；海，大。本穴为脾经所生之血的聚集之处，其范围巨大如海，故名血海。

定位

屈膝，在大腿内侧，髌底内侧端上2寸，在股四头肌内侧头的隆起处。

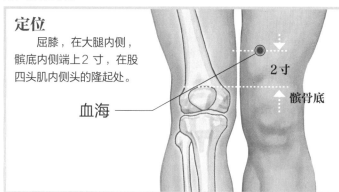

2寸

髌骨底

血海

快速取穴

另找一个身高、体重与被取穴者相仿的人，以其右手掌心按于被取穴者左膝盖髌骨中点，五指自然分开，自然落下，拇指尖下就是血海穴。右侧血海穴则需要左手来取，方法相同。

主治： 月经不调、功能性子宫出血、闭经、子宫内膜炎、湿疹、荨麻疹、皮肤瘙痒、睾丸炎、贫血、下肢丹毒、膝关节炎等病症。

主治歌诀

血海主治诸血疾，兼治诸疮病自轻。

1分钟学会保健按摩

用手指指腹端用力向下按压。

力度	按摩方法	时长	功效
用力	按压法	1~3分钟	适用于月经不调、功能性子宫出血、闭经、子宫内膜炎、湿疹、荨麻疹、皮肤瘙痒、睾丸炎、贫血、下肢丹毒、膝关节炎等病症

1分钟学会艾灸

采用温和灸，将艾条点燃的一端对准穴位，距离皮肤3~5厘米施灸，以患者感到温热而无灼痛感为宜。灸10~15分钟，至皮肤出现红晕为度，每日1次或隔日1次。

艾灸方法	距离	时长	功效
温和灸	3~5厘米	10~15分钟	调经活血，健脾化湿

穴位配伍治病

风湿性关节炎 血海＋肾俞（P170）＋心俞（P162）＋阴陵泉（P110）＋阳辅（P299）＋漏谷（P108）

箕门　　健脾渗湿利下焦

功效 ➡️ **通利下焦**　**健脾渗湿**

箕，土箕，担物之器；门，出入的门户。风气至本穴后变为强劲之势并吹带脾土物质随其而行，穴内的脾土物质如被土箕担运而出，故名箕门。

主治： 尿潴留、遗尿、遗精、阳痿、睾丸炎、腹股沟淋巴结炎、阴囊湿疹等病症。

1分钟学会保健按摩

用手指指腹端用力向下按压。

力度	按摩方法	时长	功效
适度	按压法	1~3分钟	适用于尿潴留、遗尿、遗精、阳痿、睾丸炎、腹股沟淋巴结炎、阴囊湿疹等病症

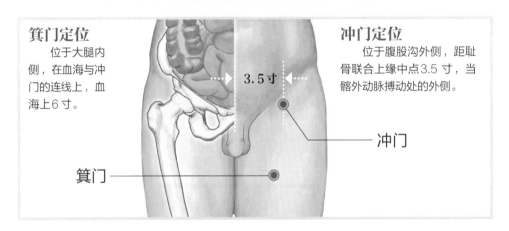

箕门定位

位于大腿内侧，在血海与冲门的连线上，血海上6寸。

3.5寸

冲门定位

位于腹股沟外侧，距耻骨联合上缘中点3.5寸，当髂外动脉搏动处的外侧。

冲门

箕门

冲门　　降逆理气治腹痛

功效 ➡️ **理气解痉**　**健脾化湿**

冲，冲射、冲突；门，出入的门户。脾经腿膝下部经气汇聚，在本穴的运行为受热后的上冲之状，故名冲门。

主治： 尿潴留、子宫内膜炎、乳腺炎、腹痛、白带异常、疝气等病症。

1分钟学会保健按摩

用手指指腹端用力向下按压。

力度	按摩方法	时长	功效
适度	按压法	1~3分钟	适用于尿潴留、子宫内膜炎、乳腺炎、腹痛、白带异常、疝气等病症

府舍

缓解腹痛和便秘

功效 ➡ **散结止痛**　**健脾理气**

　　府，脏腑；舍，来源之意。本穴气血来源于体内脏腑，故名府舍。

主治：肠炎、阑尾炎、脾肿大、便秘、腹股沟淋巴结炎、附件炎等病症。

1 分钟学会保健按摩

用手指指端按压。

力度	按摩方法	时长	功效
适度	按压法	1~3分钟	适用于肠炎、阑尾炎、脾肿大、便秘、腹股沟淋巴结炎、附件炎等病症

府舍定位

　　位于下腹部，在脐中下4寸，冲门上方0.7寸，距前正中线4寸。

腹结定位

　　位于下腹部，在脐中下1.3寸，距前正中线4寸。

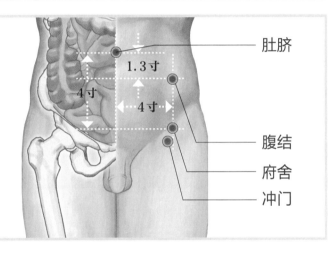

肚脐
1.3寸
4寸
4寸
腹结
府舍
冲门

腹结

理气和胃治肠炎

功效 ➡ **理气调肠**　**健脾和胃**

　　腹，腹部，脾；结，集结。本穴位处肉之陷，泥水混合物流至本穴为聚集之状，故名腹结。

主治：绕脐痛、痢疾、胃溃疡、胃痉挛、消化不良等病症。

1 分钟学会保健按摩

用手指指端按压。

力度	按摩方法	时长	功效
适度	按压法	1~3分钟	适用于绕脐痛、痢疾、胃溃疡、胃痉挛、消化不良等病症

大横　　调理肠胃治便秘

功效 ➡ 温中散寒　调理肠胃

　　大，穴内气血作用的区域范围大；横，穴内气血运动的方式为横向传输。水湿云气在本穴因受脾部外散之热，胀散而形成风气，其运行方式为天部的横向传输，故名大横。

定位
　　位于腹中部，距脐中4寸。

快速取穴
　　在肚脐中央旁开4寸处便是大横穴。

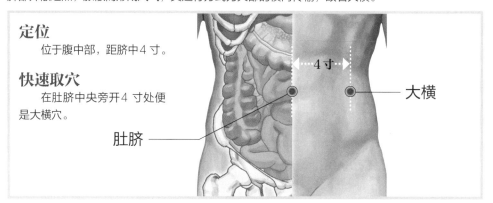

4寸　　大横

肚脐

主治： 肠炎、习惯性便秘、久痢、肠麻痹、四肢屈伸不利等病症。

主治歌诀
大横调肠通脐气，腹痛便秘止痢疾。

1分钟学会保健按摩
用手指指端按压。

力度	按摩方法	时长	功效
适度	按压法	1~3分钟	适用于肠炎、习惯性便秘、久痢、肠麻痹、四肢屈伸不利等病症

1分钟学会艾灸
　　采用温和灸，将艾条点燃的一端对准穴位，距离皮肤3~5厘米施灸，以患者感到温热而无灼痛感为宜。灸10~15分钟，至皮肤出现红晕为度，每日1次或隔日1次。

艾灸方法	距离	时长	功效
温和灸	3~5厘米	10~15分钟	温中散寒，调理肠胃

穴位配伍治病
便秘　大横＋中脘（P363）＋关元（P355）＋天枢（P80）
腹痛、腹泻　大横＋天枢（P80）＋中脘（P363）＋足三里（P90）

腹哀　理气调肠健脾胃

功效 ➡ 健脾和胃　理气调肠

腹，腹部，脾土；哀，悲哀。水湿云气来到本穴后，化雨降之于地部，脾土受湿而无生气之力，因而悲哀，哀其子金气不生，故名腹哀。

主治：绕脐痛、痢疾、胃溃疡、胃痉挛、消化不良等病症。

1分钟学会保健按摩

用手指指端按压。

力度	按摩方法	时长	功效
适度	按压法	1~3分钟	适用于绕脐痛、痢疾、胃溃疡、胃痉挛、消化不良等病症

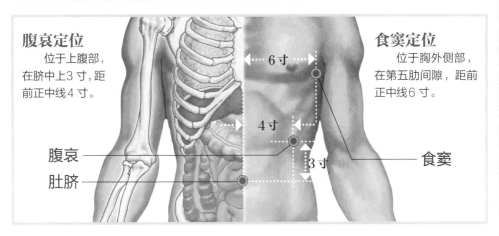

腹哀定位
位于上腹部，在脐中上3寸，距前正中线4寸。

6寸

4寸

3寸

腹哀
肚脐

食窦定位
位于胸外侧部，在第五肋间隙，距前正中线6寸。

食窦

食窦　宣肺平喘消水肿

功效 ➡ 健脾和中　宣肺平喘　利水消肿

食，胃之所受五谷，脾土；窦，孔穴、地宫。脾经的地部经水由此漏落三焦内部的脾脏，故名食窦。

主治：气管炎、肺炎、胸膜炎、肋间神经痛等病症。

1分钟学会保健按摩

用手指指端按压。

力度	按摩方法	时长	功效
适度	按压法	1~3分钟	适用于气管炎、肺炎、胸膜炎、肋间神经痛等病症

天溪　　　　宽胸理气又通乳

功效 → **宽胸理气**　**止咳通乳**

水湿之气在行至本穴的过程中不断吸热，吸热后循脾经进一步上走胸之上部，故名天溪。

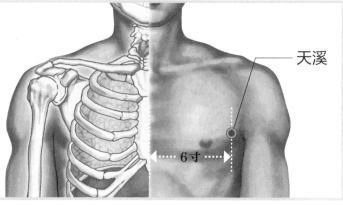

定位

位于胸外侧部，在第四肋间隙，距前正中线6寸。

快速取穴

从锁骨往下数到第四肋与第五肋之间，再从前正中线旁开6寸即是天溪穴。

天溪

6寸

主治： 肺炎、支气管炎、哮喘、乳汁分泌不足、肋间神经痛等病症。

1分钟学会保健按摩

用手指指端按压。

力度	按摩方法	时长	功效
适度	按压法	1~3分钟	适用于肺炎、支气管炎、哮喘、乳汁分泌不足、肋间神经痛等病症

1分钟学会艾灸

采用温和灸，将艾条点燃的一端对准穴位，距离皮肤3~5厘米施灸，以患者感到温热而无灼痛感为宜。灸10~15分钟，至皮肤出现红晕为度，每日1次或隔日1次。

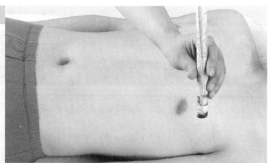

艾灸方法	距离	时长	功效
温和灸	3~5厘米	10~15分钟	宽胸理气，止咳通乳

穴位配伍治病	
胸中满痛	天溪 + 内关（P241）+ 膻中（P368）
乳肿痛溃	天溪 + 侠溪（P304）

胸乡

专治肺部咳嗽症

功效 ➡ 宣肺止咳　理气止痛

因受心室外传之热，水湿之气在本穴进一步胀散并流散于脾经之外，如去到远离脾经的乡村之地，故名胸乡。

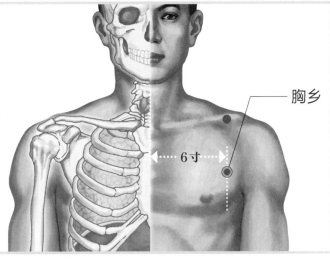

定位

位于胸外侧部，在第三肋间隙，距前正中线6寸。

快速取穴

从锁骨往下数到第三肋与第四肋之间，再从前正中线旁开6寸即是胸乡穴。

胸乡

6寸

主治： 咳嗽气喘、胸肋疼痛、肋间神经痛等病症。

1分钟学会保健按摩

用手指指腹端按压。

力度	按摩方法	时长	功效
适度	按压法	1~3分钟	适用于咳嗽气喘、胸肋疼痛、肋间神经痛等病症

1分钟学会艾灸

采用温和灸，将艾条点燃的一端对准穴位，距离皮肤3~5厘米施灸，以患者感到温热而无灼痛感为宜。灸10~15分钟，至皮肤出现红晕为度，每日1次或隔日1次。

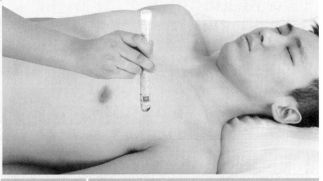

艾灸方法	距离	时长	功效
温和灸	3~5厘米	10~15分钟	适用于咳嗽气喘、胸肋疼痛等病症

肺经
大肠经
胃经
脾经
心经
小肠经
膀胱经
肾经
心包经
三焦经
胆经
肝经
督脉
任脉
经外奇穴

第五章　足太阴脾经

周荣　宣肺平喘止疼痛

周，遍布、环绕之意；荣，草类开花或谷类结穗的茂盛状态。地部水液至本穴后，因受心室外传之热的作用，大量气化上行天部，气化之气如遍地开花之状，脾土也还其原本的燥热之性，故名周荣。

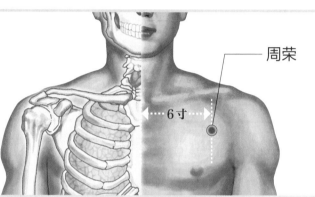

定位

位于胸外侧部，在第二肋间隙，距前正中线6寸。

快速取穴

从锁骨往下数到第二肋与第三肋之间，再从前正中线旁开6寸即是周荣穴。

周荣

6寸

主治： 咳嗽气喘、胸肋疼痛等病症。

1分钟学会保健按摩

用手指指端按压。

力度	按摩方法	时长	功效
适度	按压法	1~3分钟	适用于咳嗽气喘、胸肋疼痛等病症

1分钟学会艾灸

采用温和灸，将艾条点燃的一端对准穴位，距离皮肤3~5厘米施灸，以患者感到温热而无灼痛感为宜。灸10~15分钟，至皮肤出现红晕为度，每日1次或隔日1次。

艾灸方法	距离	时长	功效
温和灸	3-5厘米	10-15分钟	宣肺平喘，理气止痛

穴位配伍治病

胸肋胀满　周荣＋膻中（P368）

大包

缓解全身神经痛

功效 → **行气止痛**　**止咳平喘**

　　大，穴内气血涉及的范围为大、为广；包，裹、受。因本穴位处肉之陷的低地势点，地部的泥水混合物在本穴汇聚并由本穴的地部孔隙内传脾脏，气血物质在此有如收裹之状，故名大包。

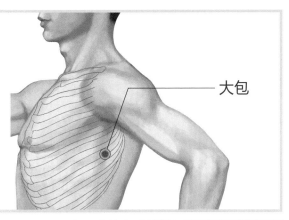

定位

　　位于侧胸部，腋中线上，在第六肋间隙处。

快速取穴

　　从锁骨往下数到第六肋与第七肋之间，定义为X轴；再找到侧胸部腋中线，定义为Y轴，两轴相交处即是大包穴。

大包

主治： 哮喘、胸膜炎、心绞痛、肋间神经痛、全身疼痛等病症。

主治歌诀

大包宽胸养诸经，脾之大络气血行。
周身疼痛百节纵，胁痛气喘刺之轻。

1分钟学会保健按摩

　　弯曲食指，用食指指节按压。

力度	按摩方法	时长	功效
适度	按压法	1~3分钟	适用于哮喘、胸膜炎、心绞痛、肋间神经痛、全身疼痛等病症。

1分钟学会艾灸

　　采用温和灸，将艾条点燃的一端对准穴位，距离皮肤3~5厘米施灸，以患者感到温热而无灼痛感为宜。灸10~15分钟，至皮肤出现红晕为度，每日1次或隔日1次。

艾灸方法	距离	时长	功效
温和灸	3~5厘米	10~15分钟	行气止痛，止咳平喘

穴位配伍治病

胸膜炎	大包 + 渊腋（P285）+ 侠溪（P304）+ 丘墟（P301）+ 支沟（P251）

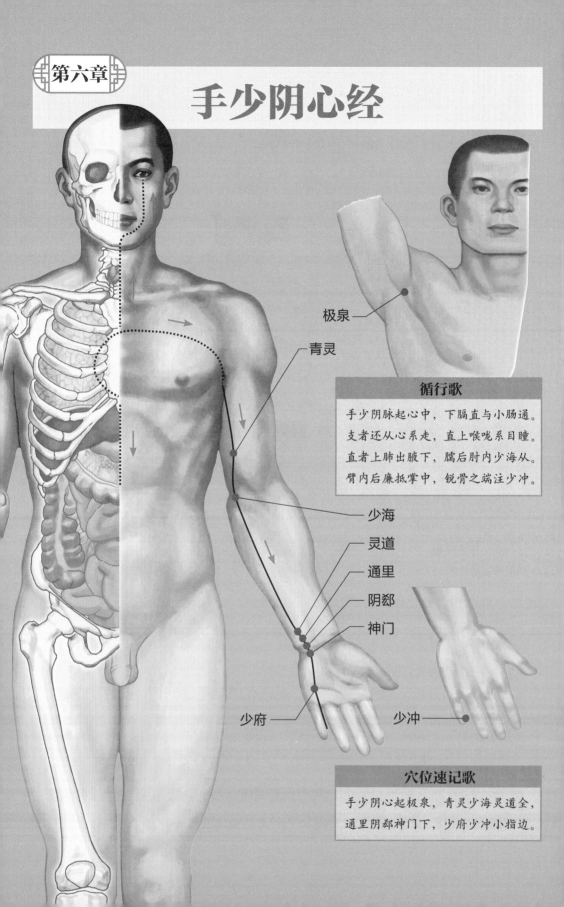

第六章

手少阴心经

极泉

青灵

少海

灵道

通里

阴郄

神门

少府

少冲

经脉循行

手少阴经脉自心中起始，出来属于心系，向下贯穿膈肌，联络小肠。

分支从心系向上，挟着食管上端两旁，联结目系。其外行的主干从心系上肺，斜走出于腋下，沿上肢行于手太阴经和手厥阴心包经的内侧，下行肘节，沿前臂内侧后缘，到手掌后豌豆骨突起处，进入掌中，沿小指桡侧出其末端。脉气由此与手太阳小肠经相连。

主治病症

心、胸、神志及经脉循行部位的其他病症。

经络养生：敲打心经调解心理、安定神志

站位或坐位，左肘弯曲约成90°，手心朝向内置于右侧腋下。右手从左臂外绕到左臂外上侧，半握左臂，自上到下敲打；随着右手位置的移动，左手逐渐向下、向身体前移动，直到右手握到左手手腕（神门穴）穴位处点压。交换手臂，同样姿势手法操作。重复操作4次，时间约5分钟。

经常对心经循经敲打可以放松精神，保持心情平静；同时还能够放松上臂肌肉，疏通心经的经气；点揉重点穴位还可以预防冠心病、肺心病以及改善颈椎病压迫神经所导致的上肢麻木等；此外对失眠的改善效果也非常明显。

最佳经络养生时间：午时心经旺盛

午时（11:00~13:00），此时心经最旺。

午时是阳气最盛的时候，我们吃完午饭稍事休息继续工作，这个时候也出效率。阳虚的人这个时候就要饱饱地睡，最养阳气。那么阳气不虚也不盛的人只需休息半小时到一小时，养养我们的心经。

极泉　宽胸理气治心悸

功效 ➡ 宽胸宁心　行气止痛

极，顶，房屋中的梁或最高位置；泉，水液。心经经水由本开始向心经传运，经水循心经下行时如从顶部落下，故名极泉。

定位

位于腋窝定点，腋动脉搏动处。

快速取穴

手上举，在腋窝中央最凹处，可以摸到腋动脉搏动，此处即为极泉穴。

极泉 ———

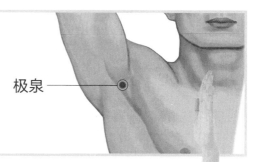

主治： 冠心病、心绞痛、心包炎、脑血管病后遗症、肩臂疼痛、胁肋疼痛、腋臭、颈淋巴结结核、乳汁分泌不足等病症。

主治歌诀

极泉宽胸兼理气，胸闷气短并心悸。
手臂胀麻弱无力，落枕喜哭善悲泣。

1分钟学会保健按摩

用手指指腹端按压。

力度	按摩方法	时长	功效
适度	按压法	1~3分钟	适用于冠心病、心绞痛、心包炎、脑血管病后遗症、腋臭、颈淋巴结结核、乳汁分泌不足等病症

1分钟学会艾灸

采用温和灸，将艾条点燃的一端对准穴位，距离皮肤3~5厘米施灸，以患者感到温热而无灼痛感为宜。灸10~15分钟，至皮肤出现红晕为度，每日1次或隔日1次。

艾灸方法	距离	时长	功效
温和灸	3~5厘米	10~15分钟	宽胸宁心，行气止痛

穴位配伍治病

心痛、心悸　极泉 + 神门（P128）+ 内关（P241）

肘臂冷痛　极泉 + 侠白（P33）

青灵

治心绞痛找青灵

功效 ➡ 理气止痛　宽胸宁心

青，肝之色，指穴内气血的运行为风的横行；灵，灵巧。本穴的气血运行为风木的横向运行方式，运行过程中表现出风木的灵巧特征，故名青灵。

定位
位于臂内侧，在极泉与少海的连线上，肘横纹上3寸，肱二头肌的内侧沟中。

快速取穴
先找到极泉穴，再找到少海穴，在两穴连线上取少海穴向上3寸处，肱二头肌的内侧沟中，即为青灵穴。

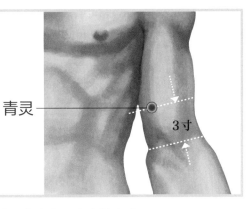

青灵　　3寸

主治： 心绞痛、神经性头痛、肩胛及前臂肌肉痉挛、瘰疬等病症。

1分钟学会保健按摩

用手指指腹端按压。

力度	按摩方法	时长	功效
适度	按压法	1~3分钟	适用于心绞痛、神经性头痛、肩胛及前臂肌肉痉挛等病症

1分钟学会艾灸

采用温和灸，将艾条点燃的一端对准穴位，距离皮肤3~5厘米施灸，以患者感到温热而无灼痛感为宜。灸10~15分钟，至皮肤出现红晕为度，每日1次或隔日1次。

艾灸方法	距离	时长	功效
温和灸	3~5厘米	10~15分钟	理气止痛，宽胸宁心

穴位配伍治病

肩痛	青灵 + 曲池（P50）
瘰疬	青灵 + 天井（P254）+ 丰隆（P94）

少海

缓解各类神经痛

功效 ➡ **理气通络**　**益心安神**

少，阴，水；海，大，百川所归之处。心经的地部经水汇合于本穴，汇合的地部水液宽深如海，故名少海。

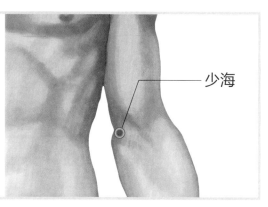

定位

屈肘，位于肘横纹内侧端与肱骨内上髁连线的中点处。

快速取穴

在肘部内侧找到肘横纹内侧末端，再沿着横纹向外摸到一个突起的骨头，即是肱骨内上髁，两者连线的中点处，便是少海穴。

少海

主治：神经衰弱、精神分裂症、头痛、眩晕、三叉神经痛、胸膜炎、落枕、前臂麻木及肘关节周围软组织疾患、下肢痿痹、心绞痛、淋巴结炎等病症。

主治歌诀

少海主刺腋下瘰，漏臂瘭痛羊痫风。

1分钟学会保健按摩

用手指指腹端按压。

力度	按摩方法	时长	功效
适度	按压法	1~3分钟	适用于神经衰弱、精神分裂症、头痛、眩晕、三叉神经痛、胸膜炎、落枕、前臂麻木及肘关节周围软组织疾患、下肢痿痹、心绞痛、淋巴结炎等病症

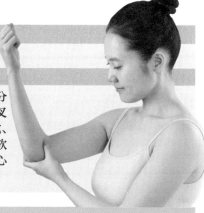

1分钟学会艾灸

采用温和灸，将艾条点燃的一端对准穴位，距离皮肤3~5厘米施灸，以患者感到温热而无灼痛感为宜。灸10~15分钟，至皮肤出现红晕为度，每日1次或隔日1次。

艾灸方法	距离	时长	功效
温和灸	3~5厘米	10~15分钟	理气通络

穴位配伍治病

肘关节炎	少海＋下廉（P47）＋灵道（P125）＋曲池（P50）

人体经络穴位使用速查全书

灵道

安神通络治心病

功效 ➤ 宁心 安神 通络

灵，与鬼怪相对，神灵，指穴内气血物质为天部之气；道，道路。地部经水在本穴处为气化散热，气化之气循心经气血通道而上行，故名灵道。

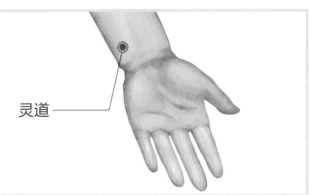

定位
位于前臂掌侧，在尺侧腕屈肌腱的桡侧缘，腕横纹上1.5寸。

快速取穴
找到神门穴，向上量取1.5寸处，即为灵道穴。

灵道

主治：心内膜炎、心绞痛、癔病、失眠、精神分裂症、失语、肘关节神经麻痹或疼痛、急性舌骨肌麻痹或萎缩等病症。

主治歌诀
灵道主治心疼痛，癔疯暴喑不出声。

1分钟学会保健按摩

用手指指腹端按压。

力度	按摩方法	时长	功效
适度	按压法	1~3分钟	适用于心内膜炎、心绞痛、癔病、失眠、精神分裂症、失语、肘关节神经麻痹或疼痛、急性舌骨肌麻痹或萎缩等病症

1分钟学会艾灸

采用温和灸，将艾条点燃的一端对准穴位，距离皮肤3~5厘米施灸，以患者感到温热而无灼痛感为宜。灸10~15分钟，至皮肤出现红晕为度，每日1次或隔日1次。

艾灸方法	距离	时长	功效
温和灸	3~5厘米	10~15分钟	宁心，安神，通络

穴位配伍治病

舌强、暴喑、癔病　灵道＋廉泉（P373）

臂痛、指麻　臂臑＋外关（P250）

通里 清热安神止咳嗽

功效 ➡ **清热安神** **通经活络**

通，通道；里，内部。本穴有地部孔隙通于地之地部，经水即从本穴的地之天部流入地之地部，故名通里。

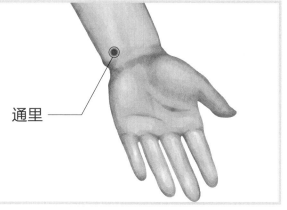

定位

位于前臂掌侧，在尺侧腕屈肌腱的桡侧缘，腕横纹上1寸。

快速取穴

找到神门穴，向上量取1寸处，即为通里穴。

通里

主治： 头痛、眩晕、神经衰弱、癔病性失语、精神分裂症、心绞痛、心动过缓、扁桃体炎、咳嗽、哮喘、胃出血等病症。

主治歌诀

通里主治温热病，无汗懊恼心悸惊。
喉痹苦呕暴喑哑，妇人经漏过多崩。

1分钟学会保健按摩

用手指指腹端按压。

力度	按摩方法	时长	功效
适度	按压法	1~3分钟	适用于头痛、眩晕、神经衰弱、癔病性失语、精神分裂症、心绞痛、心动过缓、扁桃体炎、咳嗽、哮喘、胃出血等病症

1分钟学会艾灸

采用温和灸，将艾条点燃的一端对准穴位，距离皮肤3~5厘米施灸，以患者感到温热而无灼痛感为宜。灸10~15分钟。

艾灸方法	距离	时长	功效
温和灸	3~5厘米	10~15分钟	清热安神，通经活络

穴位配伍治病

心悸、怔忡	通里＋内关（P241）＋心俞（P162）

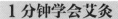

人体经络穴位使用速查全书

阴郄

清热凉血安心神

功效 ➡ **养心安神**　**止血**

阴，水；郄，空隙。本穴有地部孔隙与心经体内经脉相通，经水即由本穴的地部孔隙回流心经的体内经脉，故名阴郄。

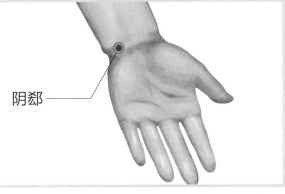

定位

位于前臂掌侧，在尺侧腕屈肌腱的桡侧缘，腕横纹上0.5寸。

阴郄

快速取穴

找到神门穴，向上量取0.5寸处，即为阴郄穴。

主治： 神经衰弱、癫痫、鼻出血、胃出血、心绞痛、肺结核咯血、子宫内膜炎等病症。

主治歌诀

阴郄清热又凉血，心痛失语盗汗绝。

1分钟学会保健按摩

用手指指腹端按压。

力度	按摩方法	时长	功效
适度	按压法	1~3分钟	适用于神经衰弱、癫痫、鼻出血、胃出血、心绞痛、肺结核咯血、子宫内膜炎等病症

1分钟学会艾灸

采用温和灸，将艾条点燃的一端对准穴位，距离皮肤3~5厘米施灸，以患者感到温热而无灼痛感为宜。灸10~15分钟，至皮肤出现红晕为度，每日1次或隔日1次。

艾灸方法	距离	时长	功效
温和灸	3~5厘米	10~15分钟	养心安神

穴位配伍治病

阴虚盗汗　阴郄＋后溪（P134）＋三阴交（P107）

吐血、衄血　阴郄＋尺泽（P34）＋鱼际（P38）

神门

益心安神助睡眠

功效 ➡ 益心安神 通经活络

神，与鬼相对；门，出入的门户。本穴因有地部孔隙与心经体内经脉相通，气血物质为心经体内经脉的外传之气，其气性同心经气血之本性，为人之神气，故名神门。

定位

位于腕部，腕掌侧横纹尺侧端，尺侧腕屈肌腱的桡侧凹陷处。

神门

快速取穴

掌心向上，手掌微屈，在前臂掌面，靠近小指侧，可摸到一条突起的肌腱，即为尺侧腕屈肌腱，该肌腱的外侧，定义为X轴；再找到腕掌侧横纹，定义为Y轴，两轴相交处即为神门穴。

主治： 心悸、失眠、心绞痛、神经衰弱、癫痫、精神疾病、痴呆、产后失血、淋巴结炎、扁桃体炎等病症。

主治歌诀

神门主治悸怔忡，呆痴中恶恍惚惊。
兼治小儿惊痫证，金针补泻疾安宁。

1分钟学会保健按摩

用手指指腹端按压。

力度	按摩方法	时长	功效
适度	按压法	1~3分钟	适用于心悸、失眠、心绞痛、神经衰弱、癫痫、精神疾病、痴呆、产后失血、淋巴结炎、扁桃体炎等病症

1分钟学会艾灸

采用温和灸，将艾条点燃的一端对准穴位，距离皮肤3~5厘米施灸，以患者感到温热而无灼痛感为宜。灸10~15分钟，至皮肤出现红晕为度，每日1次或隔日1次。

艾灸方法	距离	时长	功效
温和灸	3~5厘米	10~15分钟	益心安神，通经活络

穴位配伍治病

失眠多梦	神门 + 内关（P241）
心情烦躁	神门 + 阳陵泉（P296）

少府　　　清心泄热治久咳

肺经
大肠经
胃经
脾经
心经
小肠经
膀胱经
肾经
心包经
三焦经
胆经
肝经
督脉
任脉
经外奇穴

功效 ➡ **清心泄热**　**理气活络**

本心经气血在此聚集，如云集府宅，故名少府。

主治： 风湿性心脏病、冠心病、心绞痛、心律不齐、肋间神经痛、臂神经痛、遗尿、尿潴留、阴部瘙痒、月经过多等病症。

1分钟学会保健按摩

用手指指腹端轻轻按压。

力度	按摩方法	时长	功效
轻	按揉法	1~3分钟	适用于风湿性心脏病、冠心病、心绞痛、心律不齐、肋间神经痛、臂神经痛、遗尿、尿潴留、阴部瘙痒、月经过多等病症

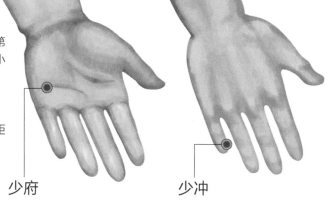

少府定位
位于手掌面，第四、第五掌骨之间，握拳时，在小指尖处。

少冲定位
位于手指末节桡侧，距指甲根0.1寸。

少府　　　　　少冲

少冲　　　休克癫痫急救穴

功效 ➡ **清热息风**　**醒神开窍**

少，阴；冲，突。本穴为心经体表经脉与体内经脉的交接之处，体内经脉的高温水气以冲射之状外出体表，故名少冲。

主治： 休克、小儿惊厥、癫痫、癔病、脑出血、心肌炎、心绞痛、高热、喉炎等病症。

1分钟学会保健按摩

用手指指腹按压，不可用力过度。

力度	按摩方法	时长	功效
适度	掐按法	1~3分钟	适用于休克、小儿惊厥、癫痫、癔病、脑出血、心肌炎、心绞痛、高热、喉炎等病症

129

第七章

手太阳小肠经

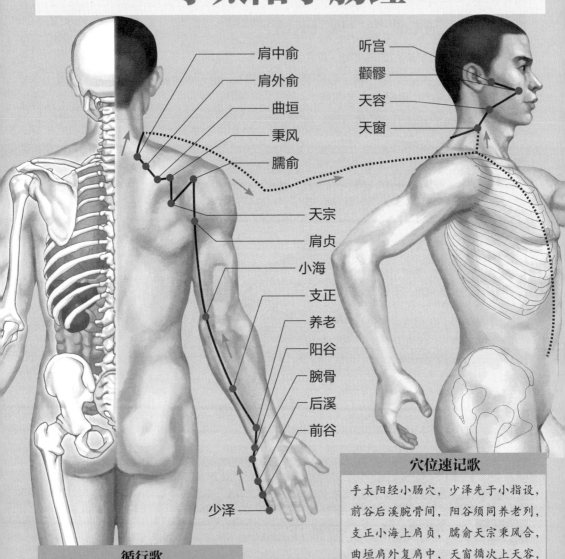

肩中俞
肩外俞
曲垣
秉风
臑俞

天宗
肩贞
小海
支正
养老
阳谷
腕骨
后溪
前谷
少泽

听宫
颧髎
天容
天窗

循行歌

手太阳经小肠脉，小指之端起少泽，
循手外侧沿尺骨，循臂骨出肘内侧，
上循臑外出后廉，直过肩解绕肩胛，
交肩下入缺盆内，向腋络心循咽嗌，
下膈抵胃属小肠，一支缺盆贯颈颊，
至目锐眦却入耳，复从耳前仍上颊，
抵鼻升至目内眦，斜络于颧别络接。

穴位速记歌

手太阳经小肠穴，少泽先于小指设，
前谷后溪腕骨间，阳谷须同养老列，
支正小海上肩贞，臑俞天宗秉风合，
曲垣肩外复肩中，天窗循次上天容，
此经穴数一十九，还有颧髎入听宫。

主治病症速记歌

此经少气还多血，是动则病痛咽嗌，
颌下肿兮不可顾，肩如拔兮臑似折，
所生病主肩臑痛，耳聋目黄肿腮颊，
肘臂之外后廉痛，部分犹当细分别。

经脉循行

手太阳经脉自小指外侧末端起始，沿手掌尺侧缘上行，出尺骨茎突，沿前臂后边尺侧直上，出尺骨鹰嘴和肱骨内上髁之间，向上沿上臂后边内侧，出行到肩关节后面，绕行肩胛，在大椎穴与督脉相会，向前进入缺盆，深入体腔，联络心脏，沿着食管下行，贯穿膈肌，到达胃部，入属小肠。

其分支，从缺盆上行沿颈上颊，到外眼角，折回来进入耳中。另一条支脉，从面颊部分出，行至眶下，到达鼻根部的内眼角，然后斜行到颧部，脉气由此与足太阳膀胱经相接。

主治病症

头面五官病、热病、神志病以及经脉循行部位的其他病症。

经络养生：敲打小肠经祛病痛

一手半握拳，敲打小肠经；每天敲 100 下左右，坚持几日，小肠经便会慢慢疏通，疼痛会逐渐消失。

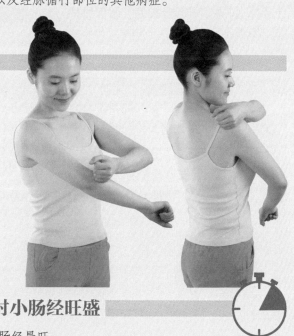

最佳经络养生时间：未时小肠经旺盛

未时（13:00~15:00），此时小肠经最旺。

小肠经把食物里的营养都吸收得差不多了，都送到了血液里边，血液里边就满满当当的，就像上下班时候街上的车，十分拥挤。你这个时候必须要空腹喝一杯水，或者是茶也行，用来稀释血液。因为人体这个时候血液营养很高，所以要稀释血液，起到保护血管的作用。

少泽　　　清热利咽兼通乳

功效 ➡ **清热利咽**　**通乳开窍**

少，阴，浊；泽，沼泽。本穴内物质为小肠经体内经脉外输的经水，经水出体表后气化为天部的水湿之气，如热带沼泽气化之气一般，故名少泽。

定位
位于手小指末节尺侧，距指甲根角0.1寸。

承泣

快速取穴
小指伸直，先确定远离无名指侧的指甲角，再旁开0.1寸处，即是少泽穴。

主治： 头痛、精神分裂症、脑血管病、昏迷、扁桃体炎、咽炎、结膜炎、白内障、乳腺炎、乳汁分泌不足等病症。

主治歌诀

少泽主治衄不止，兼治妇人乳肿疼。

1分钟学会保健按摩
用手指指端按压，揉捏小指的两侧。此穴为急救穴之一。

力度	按摩方法	时长	功效
适度	揉捏法	1~3分钟	适用于头痛、精神分裂症、脑血管病、昏迷、扁桃体炎、咽炎、结膜炎、白内障、乳腺炎、乳汁分泌不足等病症

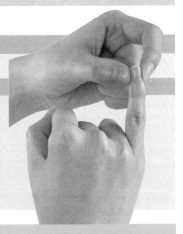

1分钟学会艾灸
采用温和灸，将艾条点燃的一端对准穴位，距离皮肤3~5厘米施灸，以患者感到温热而无灼痛感为宜。灸10~15分钟，至皮肤出现红晕为度，每日1次或隔日1次。

艾灸方法	距离	时长	功效
温和灸	3~5厘米	10~15分钟	清热利咽，通乳开窍

穴位配伍治病

乳腺炎	少泽＋膺窗（P73）＋太冲（P310）

前谷

安神定志治癫痫

功效 → 清利头目　安神定志　升清降浊

前，与后相对，指本穴气血作用于人体的前面；谷，两山的中空部位。天部湿热水气至本穴后，其变化为散热化雨冷降，所作用的人体部位为胸腹前部，故名前谷。

定位

位于手尺侧，微握拳，在小指本节（第五掌指关节）前的掌指横纹头赤白肉际。

前谷 ——

快速取穴

先自然微握拳，在手掌小指侧，小指的掌指横纹外侧末端，即为前谷穴。

主治： 头痛、目赤、耳鸣、咽喉肿痛、手指麻木、扁桃体炎、腮腺炎、产后缺乳、乳腺炎等病症。

主治歌诀

前谷主治癫痫疾，颈项肩臂痛难堪。
更能兼治产无乳，小海喉蛾肿痛痊。

1分钟学会保健按摩

用手指指腹端按压。

力度	按摩方法	时长	功效
适度	按压法	1~3分钟	适用于头痛、目赤、耳鸣、咽喉肿痛、手指麻木、扁桃体炎、腮腺炎、产后缺乳、乳腺炎等病症

1分钟学会艾灸

采用温和灸，将艾条点燃的一端对准穴位，距离皮肤3~5厘米施灸，以患者感到温热而无灼痛感为宜。灸10~15分钟，至皮肤出现红晕为度，每日1次或隔日1次。

艾灸方法	距离	时长	功效
温和灸	3~5厘米	10~15分钟	清利头目，安神定志

穴位配伍治病

癫狂　前谷＋风池（P283）＋大椎（P335）

热病汗不出　前谷＋合谷（P44）

后溪

主治疟疾颈椎病

功效 → 清热泻火　通经活络

后，与前相对，指穴内气血运行的人体部位为后背督脉之部；溪，穴内气血流行的道路。天部湿热之气至本穴后其外散的清阳之气上行督脉，运行的部位为督脉所属之部，故名后溪。

定位

位于手掌尺侧，微握拳，在小指本节（第五掌指关节）后的远侧横纹头赤白肉际。

后溪

快速取穴

自然微握拳，在手掌小指侧，手掌横纹末端处，即为后溪穴。

主治： 头痛、癫痫、精神分裂症、癔病、面肌痉挛、耳鸣、耳聋、角膜炎、麦粒肿、鼻出血、扁桃体炎、腰痛、落枕、肩臂痛、疥疮等病症。

主治歌诀

后溪能治诸疟疾，能令癫痫渐渐轻。

1 分钟学会保健按摩

用手指指腹端按压。

力度	按摩方法	时长	功效
适度	按压法	1~3 分钟	适用于头痛、癫痫、精神分裂症、癔病、面肌痉挛、耳鸣、耳聋、角膜炎、麦粒肿、鼻出血、扁桃体炎、腰痛、落枕、肩臂痛、疥疮等病症

1 分钟学会艾灸

采用温和灸，将艾条点燃的一端对准穴位，距离皮肤3~5厘米施灸，以患者感到温热而无灼痛感为宜。灸10~15分钟，至皮肤出现红晕为度，每日1次或隔日1次。

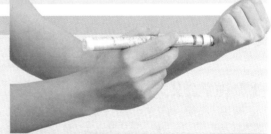

艾灸方法	距离	时长	功效
温和灸	3~5 厘米	10~15 分钟	清热泻火，通经活络

穴位配伍治病

颈椎病	后溪＋风池（P283）＋昆仑（P201）＋夹脊（P382）
黑眼圈	后溪＋瞳子髎（P268）＋睛明（P150）＋承泣（P60）＋四白（P61）＋鱼腰（P376）
落枕	后溪＋外劳宫（P386）

腕骨

主治腕肘关节炎

功效 → **祛湿退黄** **增液止渴**

腕，腕部；骨，骨头，此穴在腕部骨间，故名腕骨。

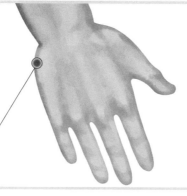

定位
位于手掌尺侧，在第五掌骨基底与三角骨之间的凹陷处赤白肉际。

腕骨

快速取穴
在手掌小指侧，沿着第五掌骨向上摸，直至第五掌骨末端，与另一小骨头交界处，便是腕骨穴。

主治：角膜炎、耳鸣、呕吐、黄疸、胆囊炎、胸膜炎、头痛、糖尿病、腕肘及指关节炎等病症。

主治歌诀
腕骨主治臂腕疼，五指诸疾治可平。

1分钟学会保健按摩

用手指指腹端按压。

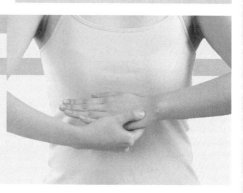

力度	按摩方法	时长	功效
适度	按压法	1~3分钟	适用于角膜炎、耳鸣、呕吐、黄疸、胆囊炎、胸膜炎、头痛、糖尿病、腕肘及指关节炎等病症

1分钟学会艾灸

采用温和灸，将艾条点燃的一端对准穴位，距离皮肤3~5厘米施灸，以患者感到温热而无灼痛感为宜。灸10~15分钟，至皮肤出现红晕为度，每日1次或隔日1次。

艾灸方法	距离	时长	功效
温和灸	3~5厘米	10~15分钟	祛湿退黄，增液止渴

穴位配伍治病

糖尿病 腕骨 + 足三里（P90）+ 三阴交（P107）

黄疸、胁痛、胆囊炎 腕骨 + 太冲（P310）+ 阳陵泉（P296）

肺经
大肠经
胃经
脾经
心经
小肠经
膀胱经
肾经
心包经
三焦经
胆经
肝经
督脉
任脉
经外奇穴

阳谷

明目安神治眩晕

功效 → **明目安神**　**通经活络**

阳，阳气；谷，两山所夹空虚之处。湿热水气至本穴后水气进一步吸热气化上行更高的天部层次，本穴如同阳气的生发之谷，故名阳谷。

定位

位于手腕尺侧，在尺骨茎突与三角骨之间的凹陷中。

快速取穴

在手掌小指侧腕背横纹上，活动手掌，会感觉到连接前臂不动的骨头和连接手掌活动的骨头，即是尺骨茎突远端尺侧和三角骨，在这两个骨头之间的凹陷处，即是阳谷穴。

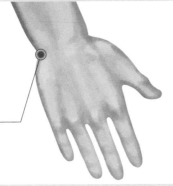

阳谷

主治： 精神疾病、癫痫、颈颔肿、臂外侧痛、腕痛、肋间神经痛、尺神经痛、神经性耳聋、耳鸣、口腔炎、牙龈炎、腮腺炎、头痛、眩晕等病症。

> **主治歌诀**
>
> 阳谷主治头面病，手腕诸疾有多般。
> 兼治痔漏阴痿疾，先针后灸自然瘥。

1分钟学会保健按摩

用手指指腹端按压。

力度	按摩方法	时长	功效
适度	按压法	1~3分钟	适用于精神疾病、癫痫、颈颔肿、臂外侧痛、腕痛、肋间神经痛、尺神经痛、神经性耳聋、耳鸣、口腔炎、牙龈炎、腮腺炎、头痛、眩晕等病症

1分钟学会艾灸

采用温和灸，将艾条点燃的一端对准穴位，距离皮肤3~5厘米施灸，以患者感到温热而无灼痛感为宜。灸10~15分钟，至皮肤出现红晕为度，每日1次或隔日1次。

艾灸方法	距离	时长	功效
温和灸	3~5厘米	10~15分钟	明目安神，通经活络

穴位配伍治病

腕痛	阳谷＋曲池（P50）＋外关（P250）
癫痫	阳谷＋百会（P341）＋涌泉（P210）

养老 　清热明目舒筋络

肺经
大肠经
胃经
脾经
心经
小肠经
膀胱经
肾经
心包经
三焦经
胆经
肝经
督脉
任脉
经外奇穴

功效 → 清热明目　舒筋活络

养，生养、养护；老，与少、小相对，为长为尊。炎热之气出本穴后胀散并化为水湿成分更少的纯阳之气，与天部头之阳气性同，故名养老。

定位

位于前臂背面尺侧，在尺骨小头近端桡侧凹陷中。

养老

快速取穴

前臂背面，靠近手背，在小指侧，摸到一个明显突起的骨性标志，此为尺骨小头，尺骨小头近心端拇指侧的凹陷中即是养老穴。

主治：适用脑血管病后遗症、肩臂部神经痛、急性腰扭伤、头痛、老花眼、落枕、近视等病症。

主治歌诀

养老明目舒经络，目昏腰痛刺之活。

1分钟学会保健按摩

用手指指腹端按压。

力度	按摩方法	时长		功效
适度	按压法	1~3 分钟		适用脑血管病后遗症、肩臂部神经痛、急性腰扭伤、头痛、老花眼、落枕、近视等病症

1分钟学会艾灸

采用温和灸，将艾条点燃的一端对准穴位，距离皮肤3~5厘米施灸，以患者感到温热而无灼痛感为宜。灸10~15分钟，至皮肤出现红晕为度，每日1次或隔日1次。

艾灸方法	距离	时长	功效
温和灸	3~5 厘米	10~15 分钟	清热明目，舒筋活络

穴位配伍治病

肩、臂、肘疼痛　养老 + 肩髃（P54）

视力减退　养老 + 睛明（P150）+ 光明（P298）

支正　　　　緩解神经性头痛

功效 → **安神定志**　**清热解毒**　**通经活络**

支，树之分枝；正，气血运行的道路正。因养老穴的阳气大部分上走天部，本穴处的气血物质处于空虚之状，因此经穴外部的气血汇入本穴并循小肠经而行，气血运行的通道为小肠正经，故名支正。

主治： 神经衰弱、眩晕、神经性头痛、麦粒肿、十二指肠溃疡等病症。

1分钟学会保健按摩

用手指指腹端按压。

力度	按摩方法	时长	功效
适度	按压法	1~3分钟	适用于神经衰弱、眩晕、神经性头痛、麦粒肿、十二指肠溃疡等病症

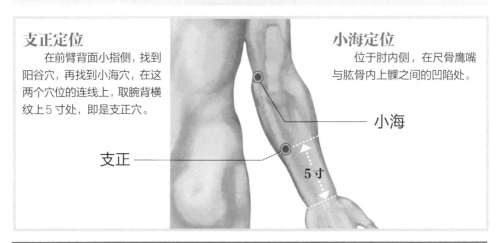

支正定位

在前臂背面小指侧，找到阳谷穴，再找到小海穴，在这两个穴位的连线上，取腕背横纹上5寸处，即是支正穴。

小海定位

位于肘内侧，在尺骨鹰嘴与肱骨内上髁之间的凹陷处。

小海

支正

5寸

小海　　　　清热通络止头痛

功效 → **安神定志**　**清热通络**

小，与大相对，为阴；海，穴内气血场覆盖的范围广阔如海。小肠经气血在本穴汇合，气血场范围巨大如海，亦含有一定水湿，故名为小海。

主治： 头痛、癫痫、精神分裂症、牙龈炎、颈淋巴结结核、网球肘等病症。

1分钟学会保健按摩

用手指指腹端按压。

力度	按摩方法	时长	功效
适度	按压法	1~3分钟	适用于头痛、癫痫、精神分裂症、牙龈炎、颈淋巴结结核、网球肘等病症

肩贞　散热聪耳治耳鸣

肺经
大肠经
胃经
脾经
心经
小肠经
膀胱经
肾经
心包经
三焦经
胆经
肝经
督脉
任脉
经外奇穴

功效 ➡ **散热聪耳**　**通经活络**

　　肩，穴所在部位肩部；贞，古指贞卜问卦之意。天部之气上行到本穴后冷缩而量少势弱，气血物质的火热之性对天部层次气血的影响作用不确定，如需问卜一般，故名肩贞。

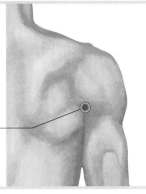

定位
　　位于肩关节后下方，臂内收时，腋后纹头上1寸。

快速取穴
　　正坐垂肩位，上臂内收，当腋后纹头直上1寸处，便是肩贞穴。

肩贞

主治: 耳鸣、耳聋、肩关节周围炎、脑血管病后遗症、颈淋巴结结核、头痛等病症。

主治歌诀
肩贞通经治瘰疬，耳病上肢肩痛疾。

1分钟学会保健按摩
　　用手指指腹端按、揉。

力度	按摩方法	时长	功效
适度	按揉法	1~3分钟	适用于耳鸣、耳聋、肩关节周围炎、脑血管病后遗症、颈淋巴结结核、头痛等病症

1分钟学会艾灸
　　采用温和灸，将艾条点燃的一端对准穴位，距离皮肤3~5厘米施灸，以患者感到温热而无灼痛感为宜。灸10~15分钟，至皮肤出现红晕为度，每日1次或隔日1次。

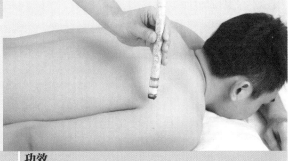

艾灸方法	距离	时长	功效
温和灸	3~5厘米	10~15分钟	散热聪耳，通经活络

穴位配伍治病

肩臂疼痛、上肢瘫痪	肩贞＋肩髃（P54）
瘰疬	肩贞＋天井（P254）

臑俞 舒缓颈肩部不适

功效 ➡ 舒筋活络 化痰消肿

臑，动物的前肢；俞，输。因肩贞穴无气血传至本穴，穴内气血是来自手臂下部各穴上行的阳气聚集而成，故名臑俞。

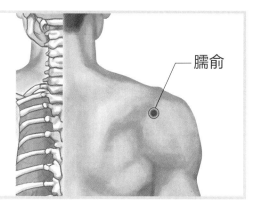

定位

位于肩部，在腋后纹头直上，肩胛冈下缘凹陷中。

快速取穴

手臂内收，将肩关节后下方的腋后纹头直上定义为Y轴；在肩部摸到一个大约水平的骨性标志，为肩胛冈，将肩胛冈的下缘定义为X轴，两轴相交的凹陷处即是臑俞穴。

臑俞

主治：肩周炎、脑血管病后遗症、颈淋巴结结核等病症。

主治歌诀
臑俞颈椎臂无力，后头发紧消瘰病。

1分钟学会保健按摩

用手指指腹端按、揉。

力度	按摩方法	时长	功效
适度	按揉法	1~3分钟	适用于肩周炎、脑血管病后遗症、颈淋巴结结核等病症

1分钟学会艾灸

采用温和灸，将艾条点燃的一端对准穴位，距离皮肤3~5厘米施灸，以患者感到温热而无灼痛感为宜。灸10~15分钟，至皮肤出现红晕为度，每日1次或隔日1次。

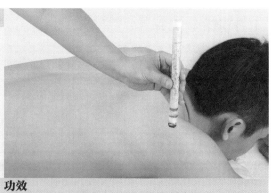

艾灸方法	距离	时长	功效
温和灸	3~5厘米	10~15分钟	舒筋活络，化痰消肿

穴位配伍治病

肩臂酸痛	臑俞 + 臂臑（P53）

天宗　理气消肿治肩痛

功效 ➡ 舒筋活络　理气消肿

天，穴内气血运行的部位为天部；宗，祖庙，宗仰、朝见之意。地部经水至本穴后，复又气化上行天部，如向天部朝见之状，故名天宗。

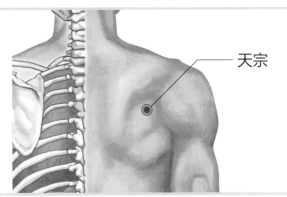

定位
位于肩胛部，在肩胛冈下窝中央凹陷处，与第四胸椎相平。

快速取穴
找到肩胛骨（位于背部一个呈倒三角形状的骨性标志），在肩胛冈下窝正中处即是天宗穴。

天宗

主治： 肩周炎、肩软组织损伤、乳腺炎等病症。

主治歌诀
天宗消肿降肺气，气喘乳痛颈肩利。

1分钟学会保健按摩

用手指指腹端按、揉。

力度	按摩方法	时长	功效
适度	按揉法	1~3分钟	适用于肩周炎、肩软组织损伤、乳腺炎等病症

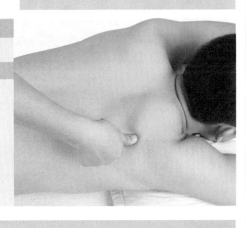

1分钟学会艾灸

采用温和灸，将艾条点燃的一端对准穴位，距离皮肤3~5厘米施灸，以患者感到温热而无灼痛感为宜。灸10~15分钟，至皮肤出现红晕为度，每日1次或隔日1次。

艾灸方法	距离	时长	功效
温和灸	3~5厘米	10~15分钟	舒筋活络，理气消肿

穴位配伍治病

肩胛疼痛	天宗＋秉风（P142）

秉风 　　　　主治肩部诸疼痛

功效 ➡ **散风活络**　**止咳化痰**

秉，执掌之意；风，穴内气血物质为运动着的风气。小肠经的气化之气在本穴形成风气，风气循小肠经而运行，如被执掌指使一般，故名秉风。

主治： 冈上肌腱炎、肩周炎、肩胛神经痛、支气管炎等病症。

1分钟学会保健按摩

用手指指腹端按、揉。

力度	按摩方法	时长	功效
适度	按揉法	1~3分钟	适用于冈上肌腱炎、肩周炎、肩胛神经痛、支气管炎等病症

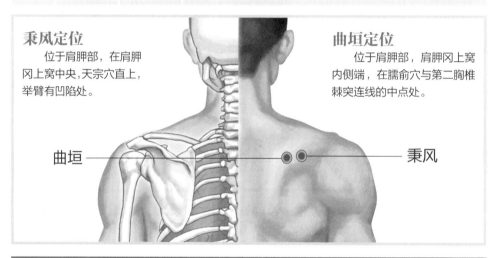

秉风定位
　　位于肩胛部，在肩胛冈上窝中央，天宗穴直上，举臂有凹陷处。

曲垣定位
　　位于肩胛部，肩胛冈上窝内侧端，在臑俞穴与第二胸椎棘突连线的中点处。

曲垣　　　　　　　　　　　　秉风

曲垣 　　　　缓解肩部酸和痛

功效 ➡ **舒筋活络**　**疏风止痛**

曲，隐秘；垣，矮墙。小肠经经气中的脾土尘埃在本穴沉降，脾土物质堆积如丘，如矮墙之状，故名曲垣。

主治： 冈上肌腱炎、肩关节周围软组织疾病等病症。

1分钟学会保健按摩

用手指指腹端按、揉。

力度	按摩方法	时长	功效
适度	按揉法	1~3分钟	适用于冈上肌腱炎、肩关节周围软组织疾病等病症

肩外俞

预防治疗颈椎病

功效 → **舒筋活络** **祛风止痛**

　　肩，穴所在部位为肩胛部；外，肩脊外部；俞，输。因本穴有地部孔隙与胸腔相通，胸腔内的高温水湿之气由本穴外输小肠经，故名肩外俞。

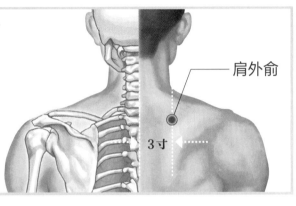

定位

　　位于背部，在第一胸椎棘突下，旁开3寸。

快速取穴

　　在背部，先找到第一胸椎棘突（即低头时，后颈部最突起的椎体再往下数1个），在其下方旁开3寸处即是肩外俞穴。

肩外俞

3寸

主治：颈椎病、肩胛区神经痛、痉挛、麻痹、肺炎、胸膜炎、神经衰弱、低血压等病症。

1分钟学会保健按摩

用手指指腹端按、揉。

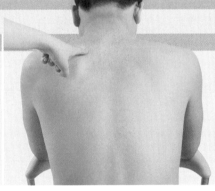

力度	按摩方法	时长		功效
适度	按揉法	1~3分钟		适用于颈椎病、肩胛区神经痛、痉挛、麻痹、肺炎、胸膜炎、神经衰弱、低血压等病症

1分钟学会艾灸

　　采用温和灸，将艾条点燃的一端对准穴位，距离皮肤3~5厘米施灸，以患者感到温热而无灼痛感为宜。灸10~15分钟，至皮肤出现红晕为度，每日1次或隔日1次。

艾灸方法	距离	时长	功效
温和灸	3~5厘米	10~15分钟	舒筋活络，祛风止痛

穴位配伍治病

颈项强痛、颈胸椎病、肩背酸痛	肩外俞＋大椎（P335）＋后溪（P134）

肩中俞　　解表宣肺治哮喘

功效 ➝ **解表宣肺**

本穴位处肩脊中部，内部为胸腔，因本穴有地部孔隙与胸腔相通，胸腔内的高温水湿之气由本穴外输小肠经，故名肩中俞。

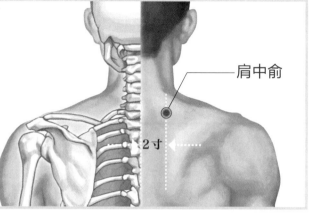

定位

位于背部，在第七颈椎棘突下，旁开2寸。

快速取穴

在背部，先找到第七颈椎棘突（即低头时，后颈部最突起的椎体），在其下方旁开2寸处即是肩中俞穴。

肩中俞

2寸

主治： 支气管炎、哮喘、支气管扩张、吐血、视力减退、肩背疼痛等病症。

1分钟学会保健按摩

用手指指腹端按、揉。

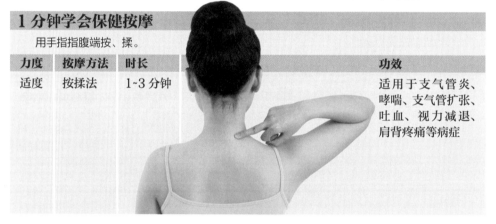

力度	按摩方法	时长		功效
适度	按揉法	1~3分钟		适用于支气管炎、哮喘、支气管扩张、吐血、视力减退、肩背疼痛等病症

1分钟学会艾灸

采用温和灸，将艾条点燃的一端对准穴位，距离皮肤3~5厘米施灸，以患者感到温热而无灼痛感为宜。灸10~15分钟，至皮肤出现红晕为度，每日1次或隔日1次。

艾灸方法	距离	时长	功效
温和灸	3~5厘米	10~15分钟	解表宣肺

穴位配伍治病

肩背疼痛	肩中俞 + 肩髃（P54）+ 外关（P250）

天窗

利咽聪耳治耳鸣

功效 ➡️ **疏散内热**　　**利咽聪耳**

天，天部；窗，房屋通风透气之通孔。颈部上炎之热由此外传体表，其散热作用如同打开了天窗一般，故名天窗。

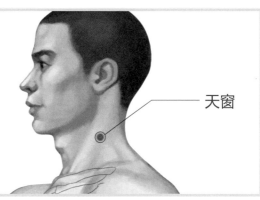

定位

位于颈外侧部，胸锁乳突肌的后缘，扶突后，与喉结相平。

快速取穴

在颈外侧部，先找到喉结，再找到胸锁乳突肌（即转头时，从耳下向喉咙中央走行绷紧的肌肉），其后缘与喉结相平处即是天窗穴。

主治：耳聋、耳鸣、咽喉炎、肋间神经痛、面神经麻痹、甲状腺肿大、肩周炎等病症。

主治歌诀
膺窗乳痛灸乳根，小儿龟胸灸亦同。

1分钟学会保健按摩

用手指指腹端按压。

力度	按摩方法	时长	功效
适度	按压法	1~3分钟	适用于耳聋、耳鸣、咽喉炎、肋间神经痛、面神经麻痹、甲状腺肿大、肩周炎等病症

1分钟学会艾灸

采用温和灸，将艾条点燃的一端对准穴位，距离皮肤3~5厘米施灸，以患者感到温热而无灼痛感为宜。灸10~15分钟，至皮肤出现红晕为度，每日1次或隔日1次。

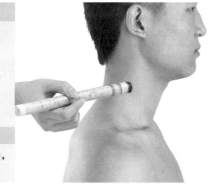

艾灸方法	距离	时长	功效
温和灸	3~5厘米	10~15分钟	疏散内热，利咽聪耳

穴位配伍治病

耳鸣、耳聋	天窗 + 翳风（P260）+ 中渚（P248）
咽喉肿痛	天窗 + 天容（P146）+ 少商（P39）

天容　　利咽聪耳消肿逆

功效 → **清热利咽**　**消肿降逆**

天，天部；容，容纳、包容。小肠经气血在本穴云集汇合，如被本穴包容一般，故名天容。

主治： 咽喉炎、扁桃体炎、耳聋、耳鸣、甲状腺肿大、哮喘、胸膜炎、牙龈炎、瘿病、颈项部扭伤等病症。

1分钟学会保健按摩

用手指指腹端按压。

力度	按摩方法	时长	功效
适度	按压法	1~3分钟	适用于咽喉炎、扁桃体炎、耳聋、耳鸣、甲状腺肿大、哮喘、胸膜炎、牙龈炎、瘿病、颈项部扭伤等病症

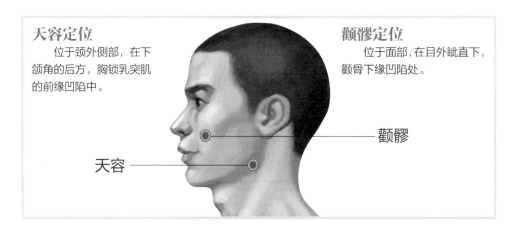

天容定位

位于颈外侧部，在下颌角的后方，胸锁乳突肌的前缘凹陷中。

颧髎定位

位于面部，在目外眦直下，颧骨下缘凹陷处。

颧髎

天容

颧髎　　清热镇痉消肿痛

功效 → **祛风止泻**　**消肿止痛**

颧，颧骨，指穴所在的部位；髎，孔隙。小肠经气血在此冷降归地并由本穴的地部孔隙内走小肠经体内经脉，故名颧髎。

主治： 面神经麻痹、面肌痉挛、三叉神经痛、鼻炎、牙痛等病症。

1分钟学会保健按摩

用手指指腹端按压。

力度	按摩方法	时长	功效
适度	按压法	1~3分钟	适用于面神经麻痹、面肌痉挛、三叉神经痛、鼻炎、牙痛等病症

人体经络穴位使用速查全书

听宫

功效 → **聪耳开窍**

听，闻声；宫，宫殿。水湿云气至本穴后化雨降地，雨降强度比颧髎大，如可闻声，而注入地之地部经水又如流入水液所处的地部宫殿，故名听宫。

定位

位于面部，耳屏前，下颌骨髁状突的后方，张口时呈凹陷处。

快速取穴

耳朵靠近鼻子侧，有一小珠样突起，即为耳屏。张口，在耳屏前方会出现凹陷，该凹陷处即是听宫穴。

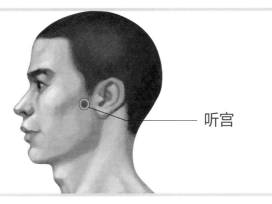

听宫

主治： 耳鸣、耳聋、中耳炎、外耳道炎、失音症、聋哑等病症。

主治歌诀

听宫主治耳聋鸣，睛明攒竹目昏蒙。

1分钟学会保健按摩

用手指指腹端按压、揉。

力度	按摩方法	时长	功效
适度	按揉法	1~3分钟	适用于耳鸣、耳聋、中耳炎、外耳道炎、失音症、聋哑等病症

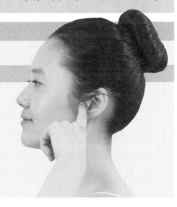

1分钟学会艾灸

采用温和灸，将艾条点燃的一端对准穴位，距离皮肤3~5厘米施灸，以患者感到温热而无灼痛感为宜。灸10~15分钟，至皮肤出现红晕为度，每日1次或隔日1次。

艾灸方法	距离	时长	功效
温和灸	3~5厘米	10~15分钟	聪耳开窍

穴位配伍治病

耳鸣、耳聋 听宫 + 翳风（P260）+ 外关（P250）

牙关不利、齿痛 听宫 + 颊车（P64）+ 合谷（P44）

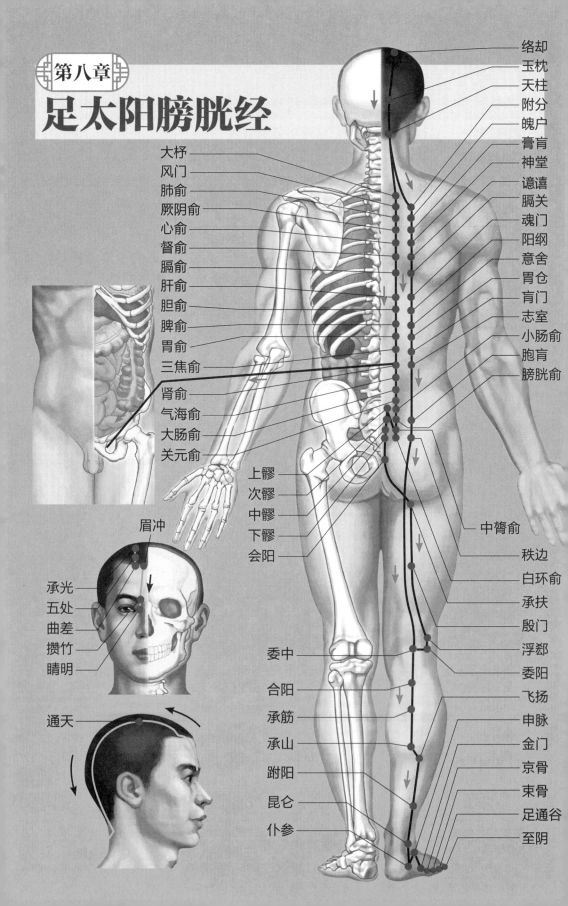

第八章
足太阳膀胱经

大杼
风门
肺俞
厥阴俞
心俞
督俞
膈俞
肝俞
胆俞
脾俞
胃俞
三焦俞
肾俞
气海俞
大肠俞
关元俞
上髎
次髎
中髎
下髎
会阳

眉冲
承光
五处
曲差
攒竹
睛明

通天

委中
合阳
承筋
承山
跗阳
昆仑
仆参

络却
玉枕
天柱
附分
魄户
膏肓
神堂
譩譆
膈关
魂门
阳纲
意舍
胃仓
肓门
志室
小肠俞
胞肓
膀胱俞

中膂俞
秩边
白环俞
承扶
殷门
浮郄
委阳
飞扬
申脉
金门
京骨
束骨
足通谷
至阴

经脉循行

从内眼角开始，上行额部，左右交会并与督脉相会于头顶。第一条之脉从头顶分出到耳上角。其直行主干从头顶向后行至枕骨处，入内络于脑，复出至后项部。分开下行一支沿肩胛内侧，夹脊旁，到达腰中，进入脊旁筋肉，络于肾，属于膀胱。一支从腰中分出，夹脊旁，通过臀部，进入腘窝中。第二条支脉则从肩胛内侧分别下行，通过肩胛，经过髋关节部，沿大腿外侧后边下行，会合于腘窝中，由此向下通过腓肠肌部，出外踝后方，沿第五跖骨粗隆，到小趾的外侧，下接足少阴肾经。

主治病症

泌尿生殖系统、神经系统、呼吸系统、循环系统、消化系统的病症以及本经所过部位的病症，如癫痫、头痛、目疾、鼻病、遗尿、小便不利及下肢后侧部位的疼痛等症。

经络养生：敲打脾经，防病又治病

双手十指交叉放在后颈部，以双手掌根提捏或摩擦颈肌至发热。颈部是膀胱经的上部枢纽，通畅这里可以防治头痛、颈椎病、头昏眼花、视力下降等问题，还能增强记忆力，使人头脑变轻松。

每天随时随地用双手搓到后腰发热。这里是肾俞穴的所在，是膀胱经中部的枢纽。刺激肾俞穴，可以御寒、排毒。

坐在椅子上（或弯下腰），用手掌去拍打后膝窝的正中点——委中穴。膀胱经是身体的排毒管道，而委中穴是这个管道上的"排污口"，经常拍一拍这个穴位能让膀胱经更好地排毒。

最佳经络养生时间：申时膀胱经旺盛

申时（15:00~17:00），此时膀胱经最旺。

膀胱是贮藏水液和津液的，水液排出体外，津液则在体内循环。膀胱就像太阳一样，能够把津液气化，因为膀胱与肾相表里，膀胱的气化功能不足，肾经里面的水液调不上来，就会出现口干舌燥的情况。申时宜多喝水，有尿就尿，不要憋着，否则，时间长了，就会有尿潴留现象，也就是说膀胱括约肌将失去弹性。

睛明　　泄热明目治近视

功效 ➡️ **泄热明目**　**祛风通络**

睛，指穴所在部位及穴内气血的主要作用对象为眼睛；明，光明之意。膀胱经之血由本穴提供于眼睛，眼睛受血而能视，变得明亮清澈，故名睛明。

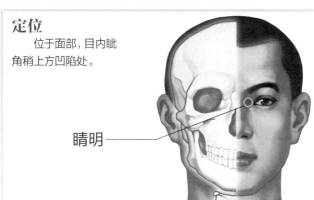

定位
位于面部，目内眦角稍上方凹陷处。

睛明

快速取穴
在脸上找到眼睛的内角，即为目内眦，在眼睛内角稍上方紧贴眼球处即是睛明穴。

主治： 近视、视神经炎、视神经萎缩、青光眼、夜盲、腰痛等病症。

主治歌诀
睛明治眼目昏蒙，腰痛深刺治尿崩。

1 分钟学会保健按摩

用手指指端按、揉、拿、捏，每日多做几次，可缓解眼睛疲劳。

力度	按摩方法	时长	功效
用力	按揉法	1~3 分钟	适用于近视、视神经炎、视神经萎缩、青光眼、夜盲、腰痛等病症

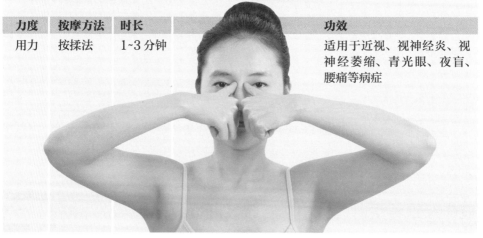

穴位配伍治病

近视　睛明 + 光明（P298）

黑眼圈　睛明 + 瞳子髎（P268）+ 承泣（P60）+ 四白（P61）+ 鱼腰（P376）

攒竹

明目治眼有神功

肺经
大肠经
胃经
脾经
心经
小肠经
膀胱经
肾经
心包经
三焦经
胆经
肝经
督脉
任脉
经外奇穴

功效 ➡ 清热明目　祛风通络

攒，聚集；竹，山林之竹。与睛明穴内提供的水湿之气相比，由本穴上行的水湿之气量小，如同捆扎聚集的竹杆小头一般，故名攒竹。

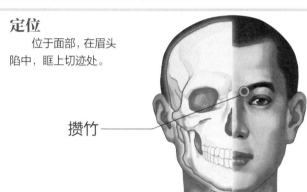

定位
位于面部，在眉头陷中，眶上切迹处。

快速取穴
在眉毛内侧端的凹陷中，即为攒竹穴。

攒竹

主治：近视、泪囊炎、视力减退、急性结膜炎、眼肌痉挛、头痛、眶上神经痛、面神经麻痹、呃逆、腰背肌扭伤等病症。

主治歌诀
攒竹治眼有神功，雀目攀睛白翳生。 睑废面瘫止泪流，呃逆眉骨及头疼。

1分钟学会保健按摩

用手指指腹端按压。

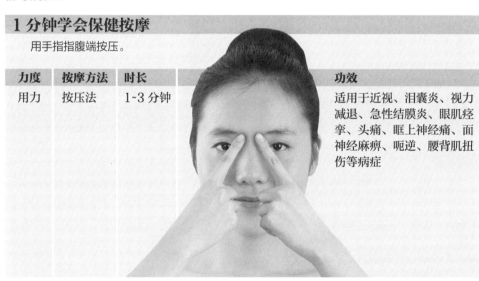

力度	按摩方法	时长	功效
用力	按压法	1~3分钟	适用于近视、泪囊炎、视力减退、急性结膜炎、眼肌痉挛、头痛、眶上神经痛、面神经麻痹、呃逆、腰背肌扭伤等病症

穴位配伍治病

青光眼	攒竹 + 光明（P298）+ 头窍阴（P277）+ 阳谷（P136）+ 太冲（P310）

眉冲　　散风清热止头痛

功效 → **散风清热**　**镇痉宁神**

　　眉，眼框上的毛发，其色黑，此指穴内的气血物质为寒冷的水湿之气；冲，冲射。膀胱经气血在本穴吸热向上冲行，故名眉冲。

主治： 头痛、眩晕、癫痫、鼻塞等病症。

1分钟学会保健按摩

用手指指腹端按压。

力度	按摩方法	时长	功效
适度	按压法	1~3分钟	适用于头痛、眩晕、癫痫、鼻塞等病症

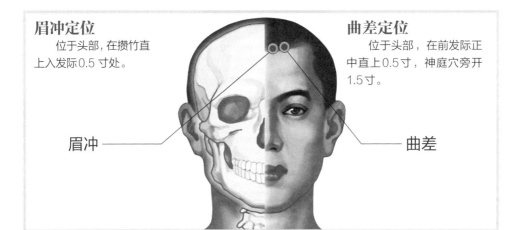

眉冲定位

　　位于头部，在攒竹直上入发际0.5寸处。

曲差定位

　　位于头部，在前发际正中直上0.5寸，神庭穴旁开1.5寸。

眉冲

曲差

曲差　　主治头晕和头痛

功效 → **清热明目**　**安神利窍**

　　曲，隐秘；差，派遣。膀胱经气血由本穴输送头之各部，但因其气血水湿成分少如若有若无之状，故名曲差。

主治： 头痛、眩晕、癫痫、三叉神经痛、鼻炎、鼻窦炎、眼睑痉挛、结膜炎等病症。

1分钟学会保健按摩

用手指指腹端按压。

力度	按摩方法	时长	功效
适度	按压法	1~3分钟	适用于头痛、眩晕、癫痫、三叉神经痛、鼻炎、鼻窦炎、眼睑痉挛、结膜炎等病症

五处

清热散风治头痛

肺经
大肠经
胃经
脾经
心经
小肠经
膀胱经
肾经
心包经
三焦经
胆经
肝经
督脉
任脉
经外奇穴

功效 ➡ **清热散风　明目止痉**

五，东南西北中五方；处，处所。因曲差穴的气血受热后散于膀胱经之外，基本无物传入本穴，穴外头之各部的气血因而汇入穴内，故名五处。

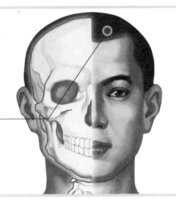

定位

位于头部，在前发际正中直上1寸，旁开1.5寸。

五处

快速取穴

取坐位，抬头，前发际正中直上1寸，旁开1.5寸，即是五处穴。

主治： 头痛、面神经麻痹、三叉神经痛、视力减退、衄血、鼻炎、鼻息肉、感冒等病症。

1分钟学会保健按摩

用手指指腹端按压。

力度	按摩方法	时长	功效
适度	按压法	1~3分钟	适用于头痛、面神经麻痹、三叉神经痛、视力减退、衄血、鼻炎、鼻息肉、感冒等病症

1分钟学会艾灸

采用温和灸，将艾条点燃的一端对准穴位，距离皮肤3~5厘米施灸，以患者感到温热而无灼痛感为宜。灸10~15分钟，至皮肤出现红晕为度，每日1次或隔日1次。

艾灸方法	距离	时长	功效
温和灸	3~5厘米	10~15分钟	清热散风，明目止痉

穴位配伍治病

脊强反折、癫狂　五处＋身柱（P333）＋委中（P185）＋委阳（P184）＋昆仑（P201）

头风　五处＋下廉（P47）＋神庭（P345）

承光 　祛风通窍止头痛

功效 → **清热明目　祛风通窍**

承，受；光，亮，阳，热。凉湿水气至本穴后进一步受热胀散，如受之以热一般，故名承光。

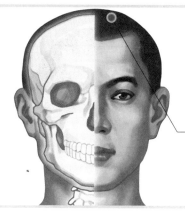

定位

位于头部，在前发际正中直上2.5寸，旁开1.5寸。

快速取穴

取五处穴，其直上1.5寸即是承光穴。

承光

主治： 头痛、面神经麻痹、眩晕、角膜白斑、视物昏花、鼻炎、内耳眩晕症等病症。

1分钟学会保健按摩

用手指指腹端按压。

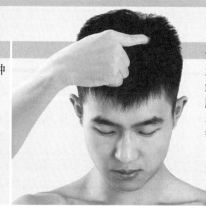

力度	按摩方法	时长	功效
适度	按压法	1~3分钟	适用于头痛、面神经麻痹、眩晕、角膜白斑、视物昏花、鼻炎、内耳眩晕症等病症

1分钟学会艾灸

采用温和灸，将艾条点燃的一端对准穴位，距离皮肤3~5厘米施灸，以患者感到温热而无灼痛感为宜。灸10~15分钟，至皮肤出现红晕为度，每日1次或隔日1次。

艾灸方法	距离	时长	功效
温和灸	3~5厘米	10~15分钟	清热明目，祛风通窍

穴位配伍治病

目眩 承光 + 解溪（P95）

通天

通利鼻窍治鼻炎

功效 → **清热祛风** **通利鼻窍**

通，通达；天，天部。水湿之气所处为天之下部，与头部的阳气不在同一层次，经由本穴吸热后才上行至与头部阳气相通的天部层次，故名通天。

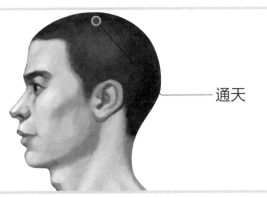

定位

位于头部，在前发际正中直上4寸，旁开1.5寸。

快速取穴

取承光穴，其直上1.5寸即是通天穴。

—— 通天

主治： 脑血管病后遗症、三叉神经痛、面肌痉挛、面神经麻痹、嗅觉障碍、鼻炎、副鼻窦炎、支气管炎、支气管哮喘等病症。

主治歌诀

通天通窍治鼻渊，息肉痔塞灸能瘥。
颈项强痛口眼歪，头痛头重目晕眩。

1分钟学会保健按摩

用手指指腹端按压。

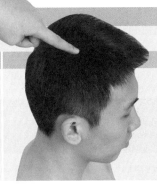

力度	按摩方法	时长	功效
适度	按压法	1~3分钟	适用于脑血管病后遗症、三叉神经痛、面肌痉挛、面神经麻痹、嗅觉障碍、鼻炎、副鼻窦炎、支气管炎、支气管哮喘等病症

1分钟学会艾灸

采用温和灸，将艾条点燃的一端对准穴位，距离皮肤3~5厘米施灸，以患者感到温热而无灼痛感为宜。灸10~15分钟，至皮肤出现红晕为度，每日1次或隔日1次。

艾灸方法	距离	时长	功效
温和灸	3~5厘米	10~15分钟	清热祛风，通利鼻窍

穴位配伍治病

慢性鼻炎	通天 + 风池（P283）

络却 平肝息风治头痛

功效 → 清热安神 平肝息风

络，联络；却，退却、拒绝。本穴既有聚集头部气血的作用但同时又拒绝接受外部的阳热之气，故名络却。

主治：头痛、眩晕、面神经麻痹、精神疾病、抑郁症、近视、鼻炎、甲状腺肿大、枕肌和斜方肌痉挛等病症。

1分钟学会保健按摩

用手指指腹端按压。

力度	按摩方法	时长	功效
适度	按压法	1~3分钟	适用于头痛、眩晕、面神经麻痹、精神疾病、抑郁症、近视、鼻炎、甲状腺肿大、枕肌和斜方肌痉挛等病症

玉枕定位

取坐位，低头，后发际正中直上2.5寸，旁开1.3寸，平枕外隆凸上缘，即为玉枕穴。

络却定位

位于头部，在前发际正中直上5.5寸，旁开1.5寸。

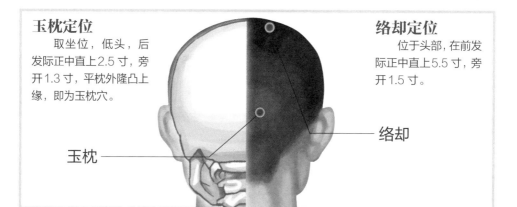

玉枕

络却

玉枕 清热明目治鼻塞

功效 → 清热明目 通经活络

玉，金性器物，肺金之气；枕，头与枕接触之部位，言穴所在的位置。膀胱经气血在本穴化为凉湿水气，其性表现出肺金的秋凉特征，故名玉枕。

主治：枕神经痛、嗅觉减退、青光眼、近视、鼻炎、口疮、足癣等病症。

1分钟学会保健按摩

用手指指腹端按压。

力度	按摩方法	时长	功效
适度	按压法	1~3分钟	适用于枕神经痛、视神经炎、嗅觉减退、青光眼、近视、鼻炎、口疮、足癣等病症

天柱

健脑强身治落枕

肺经
大肠经
胃经
脾经
心经
小肠经
膀胱经
肾经
心包经
三焦经
胆经
肝经
督脉
任脉
经外奇穴

功效 → 清热明目　强筋骨

天，一指穴内物质为天部阳气，二指穴内气血作用于人的头颈天部；柱，支柱，支承重物的坚实之物。本穴气血乃汇聚膀胱经背部各腧穴上行的阳气所成，其气强劲，充盈头颈交接之处，颈项受其气乃可承受头部重量，如头之支柱一般，故名天柱。

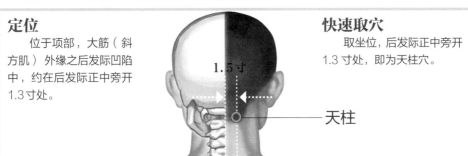

定位

位于项部，大筋（斜方肌）外缘之后发际凹陷中，约在后发际正中旁开1.3寸处。

1.5寸

天柱

快速取穴

取坐位，后发际正中旁开1.3寸处，即为天柱穴。

主治： 后头痛、头晕、瘈病、神经衰弱、失眠、慢性鼻炎、咽喉炎、颈椎病、腰扭伤、感冒等病症。

主治歌诀

天柱擎天撑头顶，健脑强身主项强。
头重脚轻目咽肿，足不任身鼻塞恙。

1分钟学会保健按摩

用手指指腹端按压。

力度	按摩方法	时长	功效
适度	按压法	1~3分钟	适用于后头痛、头晕、瘈病、神经衰弱、失眠、慢性鼻炎、咽喉炎、颈椎病、腰扭伤、感冒等病症

1分钟学会艾灸

把新鲜的姜切成厚约0.3厘米的薄片，用针在姜片上扎数个小孔。把姜片放到天柱穴上，点燃艾条施灸，当有灼痛感时应立即停止艾灸，以免烫伤皮肤。每次灸10~15分钟，每日1次。

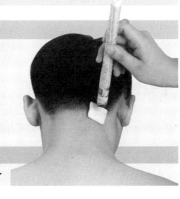

艾灸方法	距离	时长	功效
隔姜灸	3~5厘米	10~15分钟	清热明目，强健筋骨

穴位配伍治病

落枕　天柱＋肩井（P284）
神经衰弱　天柱＋三焦俞（P169）＋百会（P341）

大杼

清热润肺治鼻塞

功效 ➡ **清邪热** **强筋骨**

大，多；杼，古指织布的梭子。吸热上行的水湿之气至本穴后进一步的吸热胀散并化为上行的强劲风气，上行之气中水湿如同织布的梭子般向上穿梭，故名大杼。

定位

位于背部，当第一胸椎棘突下，旁开1.5寸。

快速取穴

取俯卧位，暴露背部，先确定第七颈椎（即低头时，后颈部最突起的椎体），第七颈椎往下数便为胸椎，紧接第七颈椎往下数过1个突起的骨性标志，为第一胸椎棘突，取下方旁开1.5寸处，即为大杼穴。

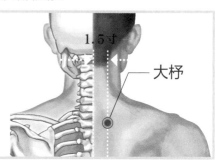

1.5寸
大杼

主治： 支气管炎、支气管哮喘、发热、肺炎、头痛、癫痫、颈椎病、腰背肌痉挛、膝关节骨质增生、咽炎、感冒、骨结核等病症。

主治歌诀
大杼舒筋又壮骨，项肩腰膝酸痛苦。发热头痛咳鼻塞，小肠气痛刺之无。

1分钟学会保健按摩

用手指指腹端按压。

力度	按摩方法	时长		功效
适度	按压法	1~3分钟		适用于后头痛、头晕、癔病、神经衰弱、失眠、慢性鼻炎、咽喉炎、颈椎病、腰扭伤、感冒等病症

1分钟学会艾灸

采用温和灸，将艾条点燃的一端对准穴位，距离皮肤3~5厘米施灸，以患者感到温热而无灼痛感为宜。灸10~15分钟，至皮肤出现红晕为度，每日1次或隔日1次。

艾灸方法	距离	时长	功效
温和灸	3~5厘米	10~15分钟	清邪热，强筋骨

穴位配伍治病

咳喘 大杼 + 列缺（P36）+ 尺泽（P34）

腰脊项背强痛 大杼 + 委中（P185）

风门

宣肺解表治感冒

肺经
大肠经
胃经
脾经
心经
小肠经
膀胱经
肾经
心包经
三焦经
胆经
肝经
督脉
任脉
经外奇穴

功效 ➡ 宣肺解表　拔除脓毒

风，言穴内的气血物质主要为风气；门，出入的门户。膀胱经气血至本穴后吸热胀散化风上行，故名风门。

定位

位于背部，当第二胸椎棘突下，旁开1.5寸。

快速取穴

取俯卧位，暴露背部，先确定第七颈椎，再往下数2个突起的骨性标志，即为第二胸椎棘突。在其棘突下，旁开1.5寸处，即为风门穴。

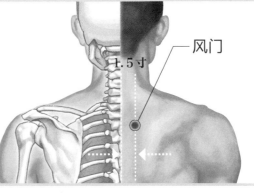

1.5寸

风门

主治： 支气管炎、肺炎、哮喘、百日咳、破伤风、背部痈疽、胸膜炎、感冒、荨麻疹、肩背软组织疾患、遗尿等病症。

主治歌诀

风门主治易感风，风寒痰嗽吐血红。
兼治一切鼻中病，艾火多加嚏自通。

1分钟学会保健按摩

用手指指腹端按、揉压。

力度	按摩方法	时长	功效
适度	按压法	1~3分钟	适用于支气管炎、肺炎、哮喘、百日咳、破伤风、背部痈疽、胸膜炎、感冒、荨麻疹、肩背软组织疾患、遗尿等病症

1分钟学会艾灸

采用温和灸，将艾条点燃的一端对准穴位，距离皮肤3~5厘米施灸，以患者感到温热而无灼痛感为宜。灸10~15分钟，至皮肤出现红晕为度，每日1次或隔日1次。

艾灸方法	距离	时长	功效
温和灸	3~5厘米	10~15分钟	宣肺解表

穴位配伍治病

风寒感冒　风门 + 大椎（P335）+ 列缺（P36）

百日咳　风门 + 天柱（P157）+ 水突（P58）+ 气舍（P69）+ 商丘（P106）+ 肺俞（P160）

肺俞　治疗肺部诸疾病

功效 ➡ **解表清热**　**宣肺理气**

肺，指肺脏；俞，输。肺脏的湿热水气由本穴外输膀胱经，故名肺俞。

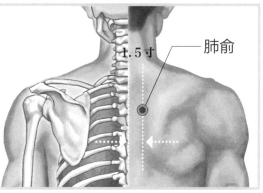

定位

位于背部，当第三胸椎棘突下，旁开1.5寸。

快速取穴

先确定第七颈椎，再往下数3个突起的骨性标志，即为第三胸椎棘突。在其棘突下，旁开1.5寸处，即为肺俞穴。

主治： 支气管炎、支气管哮喘、肺炎、百日咳、肺气肿、肺结核、颈淋巴结结核、胸膜炎、感冒、心内膜炎、肾炎、风湿性关节炎、腰背痛等病症。

主治歌诀

肺俞内伤嗽吐红，兼灸肺痿与肺痛。
小儿龟背亦堪灸，肺气舒通背自平。

1分钟学会保健按摩

用手指指腹端按、揉压。

力度	按摩方法	时长	功效
适度	按揉法	1~3分钟	适用于支气管炎、支气管哮喘、肺炎、百日咳、肺气肿、肺结核、颈淋巴结结核、胸膜炎、感冒、心内膜炎、肾炎、风湿性关节炎、腰背痛等病症

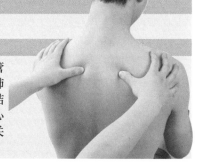

1分钟学会艾灸

把新鲜的姜切成厚约0.3厘米的薄片，用针在姜片上扎数个小孔。把姜片放到肺俞穴上，把中艾炷放置在姜片的中央，点燃艾炷施灸，当有灼痛感或艾炷将要燃尽时应立即更换艾炷，以免烫伤皮肤。每次灸10~15分钟，每日1次。

艾灸方法	时长	功效
艾炷隔姜灸	10~15分钟	解表清热，宣肺理气

穴位配伍治病

肺炎　肺俞＋定喘（P382）＋合谷（P44）＋少商（P39）＋尺泽（P34）

气管炎、支气管炎　肺俞＋鱼际（P38）＋尺泽（P34）＋孔最（P35）＋曲池（P50）

厥阴俞

辅助治疗心脏病

肺经
大肠经
胃经
脾经
心经
小肠经
膀胱经
肾经
心包经
三焦经
胆经
肝经
督脉
任脉
经外奇穴

功效 → **养心止痛** **宽胸理气**

厥，通阙，阙乃古代宫殿、陵墓等的卫外建筑，用于厥阴经之名，指厥阴经气血为心血的气化之气。心室外卫心包中的干热之气由本穴外输膀胱经，故名厥阴俞。

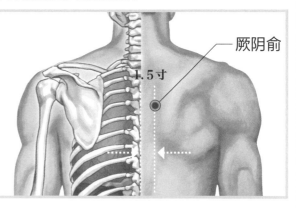

定位

位于背部，当第四胸椎棘突下，旁开1.5寸。

快速取穴

先确定第七颈椎，再往下数4个突起的骨性标志，即为第四胸椎棘突。在其棘突下，旁开1.5寸处，即为厥阴俞穴。

厥阴俞

1.5寸

主治： 心绞痛、心肌炎、风湿性心脏病、心外膜炎、神经衰弱、肋间神经痛、胃炎、尺神经痛等病症。

主治歌诀
厥阴俞乃心包俞，活血止痛心气舒。 心痛心悸胸烦闷，牙痛咳嗽吐血出。

1分钟学会保健按摩

用手指指腹端按、揉压。

力度	按摩方法	时长	功效
适度	按揉法	1~3分钟	适用于心绞痛、心肌炎、风湿性心脏病、心外膜炎、神经衰弱、肋间神经痛、胃炎、尺神经痛等病症

1分钟学会艾灸

采用温和灸，将艾条点燃的一端对准穴位，距离皮肤3~5厘米施灸，以患者感到温热而无灼痛感为宜。灸10~15分钟，至皮肤出现红晕为度，每日1次或隔日1次。

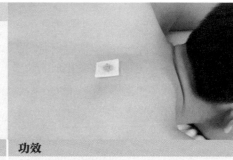

艾灸方法	距离	时长	功效
温和灸	3~5厘米	10~15分钟	养心止痛，宽胸理气

穴位配伍治病
心绞痛 厥阴俞 + 心俞（P162）+ 内关（P241）+ 膻中（P368）

心俞　养心安神治胸闷

功效 ➡ **养心安神**　**通络止痛**

心，心室；俞，输。心室中的高温湿热之气由本穴外输膀胱经，故名心俞。

定位

位于背部，当第五胸椎棘突下，旁开1.5寸。

快速取穴

先确定第七颈椎，再往下数5个突起的骨性标志，即为第五胸椎棘突。在其棘突下，旁开1.5寸处，即为心俞穴。

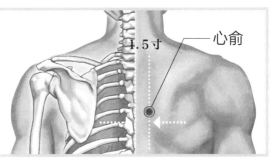

1.5寸　　心俞

主治： 冠心病、心绞痛、风湿性心脏病、心房纤颤、心动过速、失眠、神经衰弱、肋间神经痛、精神分裂症、癫痫、癔病、胃出血、食管狭窄、背部软组织损伤等病症。

主治歌诀

心俞养心可安神，心痛心悸胸烦闷。
癫狂吐血咳盗汗，梦遗健忘睡不深。

1分钟学会保健按摩

用手指指腹端按、揉压。

力度	按摩方法	时长	功效
适度	按压法	1~3分钟	适用于冠心病、心绞痛、风湿性心脏病、心房纤颤、心动过速、失眠、神经衰弱、肋间神经痛、精神分裂症、癫痫、癔病、胃出血、食管狭窄、背部软组织损伤等病症

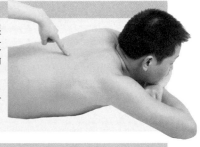

1分钟学会艾灸

采用温和灸，将艾条点燃的一端对准穴位，距离皮肤3~5厘米施灸，以患者感到温热而无灼痛感为宜。灸10~15分钟，至皮肤出现红晕为度，每日1次或隔日1次。

艾灸方法	距离	时长	功效
温和灸	3~5厘米	10~15分钟	养心安神，通络止痛

穴位配伍治病

风湿性关节炎　心俞＋肾俞（P170）＋漏谷（P108）＋血海（P111）＋阴陵泉（P110）＋阳辅（P299）

心慌、心悸　心俞＋郄门（P239）＋神门（P128）＋巨阙（P365）

心绞痛　心俞（P162）＋厥阴俞（P161）＋内关（P241）＋膻中（P368）

督俞

强心通络找督俞

功效 → 理气止痛　强心通络

督，督脉，阳气；俞，输。本穴为膀胱经接受督脉阳气之处，故名督俞。

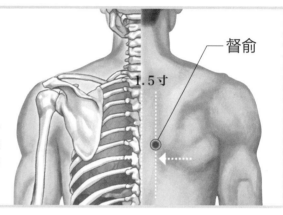

定位

位于背部，当第六胸椎棘突下，旁开1.5寸。

快速取穴

先确定第七颈椎，再往下数6个突起的骨性标志，即为第六胸椎棘突。在其棘突下，旁开1.5寸处，即为督俞穴。

主治： 冠心病、心绞痛、心动过速、心内外膜炎、胃炎、呃逆、乳腺炎、皮肤瘙痒、银屑病等病症。

1分钟学会保健按摩

用手指指腹端按、揉压。

力度	按摩方法	时长	功效
适度	按压法	1~3分钟	适用于冠心病、心绞痛、心动过速、心内外膜炎、胃炎、呃逆、乳腺炎、皮肤瘙痒、银屑病等病症

1分钟学会艾灸

把新鲜的姜切成厚约0.3厘米的薄片，用针在姜片上扎数个小孔。把姜片放到督俞穴上，把中艾炷放置在姜片的中央，点燃艾炷施灸，当有灼痛感或艾炷将要燃尽时应立即更换艾炷，以免烫伤皮肤。每次灸10~15分钟，每日1次。

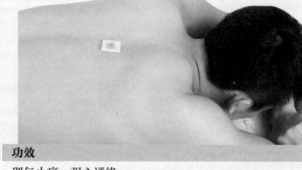

艾灸方法	时长	功效
艾炷隔姜灸	10~15分钟	理气止痛，强心通络

穴位配伍治病

胃痛	督俞＋合谷（P44）＋足三里（P90）

肺经
大肠经
胃经
脾经
心经
小肠经
膀胱经
肾经
心包经
三焦经
胆经
肝经
督脉
任脉
经外奇穴

膈俞

理气宽胸治呃逆

功效 ➡ **理气宽胸** **活血通脉**

膈，心之下、脾之上，膈膜；俞，输。本穴物质来自心之下、脾之上的膈膜之中，故名膈俞。

定位
位于背部，当第七胸椎棘突下，旁开1.5寸。

快速取穴
暴露背部，双手下垂，找到第七胸椎（两侧肩胛骨下缘的连线，与脊柱相交处）。在其棘突下，旁开1.5寸处，即为膈俞穴。

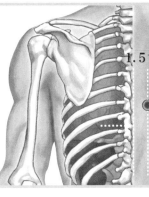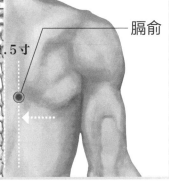

膈俞　1.5寸

主治: 神经性呕吐、胃炎、胃溃疡、肝炎、肠炎、心动过速、心脏肥大、心内外膜炎、食管狭窄、胸膜炎、哮喘、支气管炎、湿疹、贫血、小儿营养不良等病症。

主治歌诀
膈俞主治胸胁痛，兼灸痰疟痃瘕攻。 更治一切失血证，多加艾灼总收功。

1分钟学会保健按摩
用手指指腹端按、揉压。

力度	按摩方法	时长	功效
适度	按压法	1~3分钟	适用于神经性呕吐、胃炎、胃溃疡、肝炎、肠炎、心动过速、心脏肥大、心内外膜炎、食管狭窄、胸膜炎、哮喘、支气管炎、湿疹、贫血、小儿营养不良等病症

1分钟学会艾灸
采用温和灸，将艾条点燃的一端对准穴位，距离皮肤3~5厘米施灸，以患者感到温热而无灼痛感为宜。灸10~15分钟，至皮肤出现红晕为度，每日1次或隔日1次。

艾灸方法	距离	时长	功效
温和灸	3~5厘米	10~15分钟	理气宽胸，活血通脉

穴位配伍治病	
呃逆	膈俞＋内关（P241）

肝俞

疏肝利胆治胃炎

功效 ➡ 疏肝利胆　理气明目

肝，肝脏；俞，输。肝脏的水湿风气由本穴外输膀胱经，故名肝俞。

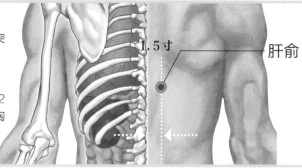

定位

位于背部，当第九胸椎棘突下，旁开1.5寸。

快速取穴

先确定第七胸椎，再往下数2个突起的骨性标志，此处为第九胸椎。在其棘突下，旁开1.5寸处，即为肝俞穴。

1.5寸　肝俞

主治： 急慢性肝炎、胆囊炎、慢性胃炎、胃溃疡、黄疸、结膜炎、青光眼、夜盲偏头痛、神经衰弱、肋间神经痛、胃出血、胆结石、月经不调等病症。

主治歌诀

肝俞主灸积聚痛，兼灸气短语声轻。
更同命门一并灸，能使瞽目复重明。

1分钟学会保健按摩

用手指指腹端按、揉压。

力度	按摩方法	时长	功效
适度	按压法	1~3分钟	适用于急慢性肝炎、胆囊炎、慢性胃炎、胃溃疡、黄疸、结膜炎、青光眼、夜盲症、偏头痛、神经衰弱、肋间神经痛、胃出血、胆结石、月经不调等病症

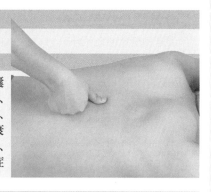

1分钟学会艾灸

采用温和灸，将艾条点燃的一端对准穴位，距离皮肤3~5厘米施灸，以患者感到温热而无灼痛感为宜。灸10~15分钟，至皮肤出现红晕为度，每日1次或隔日1次。

艾灸方法	距离	时长	功效
温和灸	3~5厘米	10~15分钟	疏肝利胆，理气明目

穴位配伍治病

腰椎间盘突出　肝俞 + 承山（P198）

慢性胃炎　肝俞 + 膈俞（P164）+ 胆俞（P166）+ 脾俞（P167）+ 胃俞（P168）

更年期综合征　肝俞 + 三焦俞（P169）

胆俞　调养各种胆疾病

功效 → **疏肝利胆**　**清热化湿**

胆，胆腑。俞，输。胆腑的阳热风气由本穴外输膀胱经，故名胆俞。

定位

位于背部，当第十胸椎棘突下，旁开1.5寸。

快速取穴

先确定第七胸椎，再往下数3个突起的骨性标志，此处为第十胸椎。在其棘突下，旁开1.5寸处，即为胆俞穴。

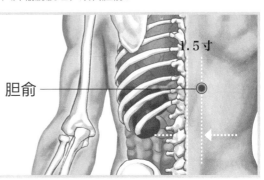

胆俞　1.5寸

主治：胆囊炎、肝炎、胃炎、溃疡病、呕吐、食管狭窄、肋间神经痛、失眠、癔病、胆结石、胆道蛔虫症、胸膜炎、高血压等病症。

主治歌诀

胆俞主灸胁满呕，惊悸卧睡不能安。
兼灸酒疸目黄色，面发赤斑灸自瘥。

1分钟学会保健按摩

用手指指腹端按、揉压。

力度	按摩方法	时长	功效
适度	按压法	1~3分钟	适用于胆囊炎、肝炎、胃炎、溃疡病、呕吐、食管狭窄、肋间神经痛、失眠、癔病、胆结石、胆道蛔虫症、胸膜炎、高血压等病症。

1分钟学会艾灸

采用温和灸，将艾条点燃的一端对准穴位，距离皮肤3~5厘米施灸，以患者感到温热而无灼痛感为宜。灸10~15分钟，至皮肤出现红晕为度，每日1次或隔日1次。

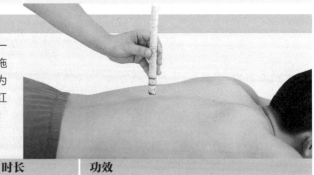

艾灸方法	距离	时长	功效
温和灸	3~5厘米	10~15分钟	疏肝利胆，清热化湿

穴位配伍治病

胁肋疼痛　胆俞＋日月（P286）

黄疸　胆俞＋公孙（P105）＋至阳（P330）＋委中（P185）＋神门（P128）＋小肠俞（P174）

脾俞

健脾化湿助消化

肺经
大肠经
胃经
脾经
心经
小肠经
膀胱经
肾经
心包经
三焦经
胆经
肝经
督脉
任脉
经外奇穴

功效 → 健脾化湿　升清降浊

脾，脾脏；俞，输。脾脏的湿热之气由本穴外输膀胱经，故名脾俞。

定位

位于背部，当第十一胸椎棘突下，旁开1.5寸。

快速取穴

先确定第七胸椎，再往下数4个突起的骨性标志，此处为第十一胸椎。在其棘突下，旁开1.5寸处，即为脾俞穴。

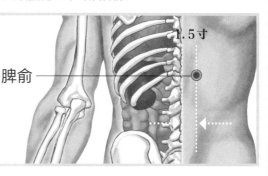

脾俞　　　1.5寸

主治：胃溃疡、胃炎、胃下垂、胃痉挛、胃出血、神经性呕吐、消化不良、肠炎、痢疾、肝炎、贫血、肝脾肿大、慢性出血性疾病、肾下垂、月经不调、糖尿病、肾炎、小儿夜盲、荨麻疹等病症。

主治歌诀

脾俞主灸伤脾胃，吐泻疟痢疳瘕癥。
喘急吐血诸般症，更治婴儿慢脾风。

1分钟学会保健按摩

用手指指腹端按、揉压。

力度	按摩方法	时长	功效
适度	按压法	1~3分钟	适用于胃溃疡、胃炎、胃下垂、胃痉挛、胃扩张、胃出血、神经性呕吐、消化不良、肠炎、痢疾、肝炎、贫血、进行性肌营养不良、肝脾肿大、慢性出血性疾病、肾下垂、月经不调、糖尿病、肾炎、小儿夜盲、荨麻疹等病症

1分钟学会艾灸

把新鲜的姜切成厚约0.3厘米的薄片，用针在姜片上扎数个小孔。把姜片放到脾俞穴上，把中艾炷放置在姜片的中央，点燃艾炷施灸，当有灼痛感或艾炷将要燃尽时应立即更换艾炷，以免烫伤皮肤。每次灸10~15分钟，每日1次。

艾灸方法	时长	功效
艾炷隔姜灸	10~15分钟	健脾化湿，升清降浊

穴位配伍治病

消化不良　脾俞 + 中脘（P363）+ 足三里（P90）

胃溃疡、十二指肠溃疡　脾俞 + 梁丘（P88）+ 足三里（P90）+ 公孙（P105）+ 胃俞（P168）+ 内关（P241）

眩晕　脾俞 + 百会（P341）+ 胃俞（P168）+ 足三里（P90）

胃俞

和胃降逆治黄疸

功效 ➡ 和胃降逆　理气止痛

胃，胃腑；俞，输。胃腑的湿热水气由此外输膀胱经，故名胃俞。

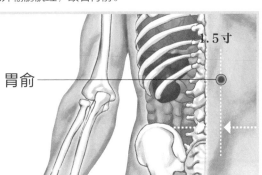

定位

位于背部，当第十二胸椎棘突下，旁开1.5寸。

1.5寸

胃俞

快速取穴

先确定第七胸椎，再往下数5个突起的骨性标志，此处为第十二胸椎。在其棘突下，旁开1.5寸处，即为胃俞穴。

主治：胃炎、胃溃疡、胃扩张、胃下垂、胃痉挛、肝炎、腮腺炎、肠炎、痢疾、糖尿病、失眠等病症。

主治歌诀

胃俞主治黄疸病，食毕头目即晕眩。
疟疾善饥不能食，艾火多加自可痊。

1分钟学会保健按摩

用手指指腹端按、揉压。

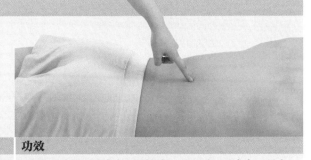

力度	按摩方法	时长	功效
适度	按压法	1~3分钟	适用于胃炎、胃溃疡、胃扩张、胃下垂、胃痉挛、肝炎、腮腺炎、肠炎、痢疾、糖尿病、失眠等病症

1分钟学会艾灸

采用温和灸，将艾条点燃的一端对准穴位，距离皮肤3~5厘米施灸，以患者感到温热而无灼痛感为宜。灸10~15分钟，至皮肤出现红晕为度，每日1次或隔日1次。

艾灸方法	距离	时长	功效
温和灸	3~5厘米	10~15分钟	和胃降逆，理气止痛

穴位配伍治病

胃痛、呕吐　胃俞＋中脘（P363）

泄泻　胃俞＋上巨虚（P91）

三焦俞

疏调三焦通脏腑

功效 ➡ 疏调三焦　利水强腰

三焦，三焦腑；俞，输。三焦腑的水湿之气由本穴外输膀胱经，故名三焦俞。

定位

位于腰部，当第一腰椎棘突下，旁开1.5寸。

快速取穴

先确定第七胸椎，再往下找到第十二胸椎。第十二胸椎再往下数1个突起的骨性标志，便为第一腰椎。在其棘突下，旁开1.5寸处，即为三焦俞穴。

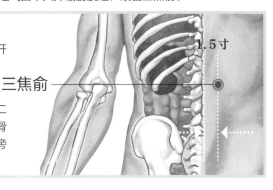

三焦俞　1.5寸

主治： 胃炎、胃痉挛、消化不良、肠炎、肾炎、尿潴留、遗精、腹水、神经衰弱、腰肌劳损等病症。

主治歌诀

三焦俞治胀满疼，积块坚硬痛不宁。
更治赤白休息痢，刺灸此穴自然轻。

1分钟学会保健按摩

用手指指腹端按、揉压。

力度	按摩方法	时长	功效
适度	按压法	1~3分钟	适用于胃炎、胃痉挛、消化不良、肠炎、肾炎、尿潴留、遗精、腹水、神经衰弱、腰肌劳损等病症

1分钟学会艾灸

采用温和灸，将艾条点燃的一端对准穴位，距离皮肤3~5厘米施灸，以患者感到温热而无灼痛感为宜。灸10~15分钟，至皮肤出现红晕为度，每日1次或隔日1次。

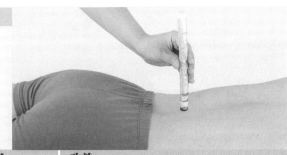

艾灸方法	距离	时长	功效
温和灸	3~5厘米	10~15分钟	疏调三焦，利水强腰

穴位配伍治病

神经衰弱　三焦俞 + 天柱（P157）+ 百会（P341）

更年期综合征　三焦俞 + 肝俞（P165）

肠炎　三焦俞 + 天枢（P80）+ 阴陵泉（P110）+ 上巨虚（P91）+ 公孙（P105）

肾俞

益肾助阳又强腰

功效 ➡ **益肾助阳** **利尿强腰**

肾，肾脏；俞，输。肾脏的寒湿水气由本穴外输膀胱经，故名肾俞。

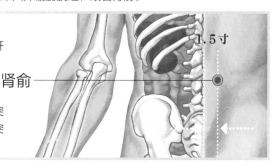

定位

位于腰部，当第二腰椎棘突下，旁开1.5 寸。

快速取穴

先确定第十二胸椎，再往下数 2 个突起的骨性标志，便为第二腰椎。在其棘突下，旁开 1.5 寸处，即为肾俞穴。

肾俞

1.5 寸

主治：肾炎、遗尿、泌尿系感染、阳痿、早泄、遗精、精液缺乏、肾下垂、月经不调、腰痛、哮喘、耳聋、贫血、脑血管病后遗症等病症。

主治歌诀

肾俞主灸下元虚，令人有子效多奇。
兼灸吐血聋腰痛，女疸妇带不能遗。

1 分钟学会保健按摩

用手指指腹端按、揉压。

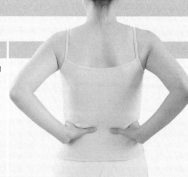

力度	按摩方法	时长	功效
适度	按压法	1~3 分钟	适用于肾炎、遗尿、泌尿系感染、阳痿、早泄、遗精、精液缺乏、肾下垂、月经不调、腰痛、哮喘、耳聋、贫血、脑血管病后遗症等病症

1 分钟学会艾灸

把新鲜的姜切成厚约 0.3 厘米的薄片，用针在姜片上扎数个小孔。把姜片放到肾俞穴上，把中艾炷放置在姜片的中央，点燃艾炷施灸，当有灼痛感或艾炷将要燃尽时应立即更换艾炷，以免烫伤皮肤。每次灸 10~15 分钟，每日 1 次。

艾灸方法	时长	功效
艾炷隔姜灸	10~15 分钟	益肾助阳，利尿强腰

穴位配伍治病

哮喘	肾俞＋肺俞（P160）＋天突（P372）＋尺泽（P34）
颈椎病	肾俞＋后溪（P134）＋风池（P283）＋昆仑（P201）＋京骨（P205）＋夹脊（P382）

气海俞

益肾调经止疼痛

功效 ➡ **益肾补气** **调经止痛**

气海，脐下的气海穴；俞，输。本穴物质为来自于腰腹内部的湿热水气，所对应的部位为脐下的气海穴，故名气海俞。

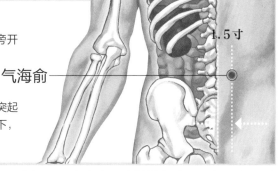

定位

位于腰部，当第三腰椎棘突下，旁开1.5寸。

快速取穴

先确定第十二胸椎，再往下数3个突起的骨性标志，便为第三腰椎。在其棘突下，旁开1.5寸处，即为气海俞穴。

1.5寸

气海俞

主治： 腰骶神经根炎、坐骨神经痛、痛经、下肢瘫痪、末梢神经炎、月经不调、功能性子宫出血、遗精、阳痿、腰肌劳损、痔疮等病症。

1分钟学会保健按摩

用手指指腹端按、揉压。

力度	按摩方法	时长	功效
适度	按压法	1~3分钟	适用于腰骶神经根炎、坐骨神经痛、痛经、下肢瘫痪、末梢神经炎、月经不调、功能性子宫出血、遗精、阳痿、腰肌劳损、痔疮等病症

1分钟学会艾灸

采用温和灸，将艾条点燃的一端对准穴位，距离皮肤3~5厘米施灸，以患者感到温热而无灼痛感为宜。灸10~15分钟，至皮肤出现红晕为度，每日1次或隔日1次。

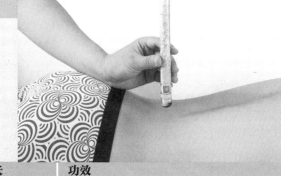

艾灸方法	距离	时长	功效
温和灸	3~5厘米	10~15分钟	益肾补气，调经止痛

穴位配伍治病

经乱	气海俞 + 关元（P355）+ 三阴交（P107）
腰痛	气海俞 + 殷门（P183）+ 昆仑（P201）

大肠俞　　理气降逆治便秘

功效 ➤ 理气降逆　调和大肠

大肠，大肠腑；俞，输。大肠腑中的水湿之气由此外输膀胱经，故名大肠俞。

定位

位于腰部，当第四腰椎棘突下，旁开1.5寸。

快速取穴

暴露腰部，先找到两边的髂嵴，即从腹部两边向大腿方向触摸，所触及的突起的弧形标志。两边髂嵴连线脊柱相交处，即为第四腰椎。在其棘突下，旁开1.5寸处，即为大肠俞穴。

大肠俞 —— 1.5寸

主治： 腰痛、骶髂关节炎、骶棘肌痉挛、肠炎、痢疾、便秘、小儿消化不良、肠出血、坐骨神经痛、遗尿、肾炎等病症。

主治歌诀

大肠俞治腰脊疼，大小便难此可通。
兼治泄泻痢疾病，先补后泻要分明。

1分钟学会保健按摩

用手指指腹端按、揉压。

力度	按摩方法	时长	功效
适度	按压法	1~3分钟	适用于腰痛、骶髂关节炎、骶棘肌痉挛、肠炎、痢疾、便秘、小儿消化不良、肠出血、坐骨神经痛、遗尿、肾炎等病症

1分钟学会艾灸

采用温和灸，将艾条点燃的一端对准穴位，距离皮肤3~5厘米施灸，以患者感到温热而无灼痛感为宜。灸10~15分钟，至皮肤出现红晕为度，每日1次或隔日1次。

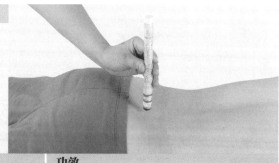

艾灸方法	距离	时长	功效
温和灸	3~5厘米	10~15分钟	理气降逆，调和大肠

穴位配伍治病

便秘	大肠俞＋天枢（P80）＋支沟（P251）＋上巨虚（P91）

关元俞　培补元气调下焦

功效 ➡ 培补元气　调理下焦

关元，脐下关元穴；俞，输。关元俞名意指小腹内部的湿热水气由此外输膀胱经。本穴物质为来自小腹内部的湿热水气，所对应的部位为脐下的关元穴，故名关元俞。

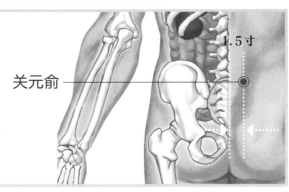

定位

位于腰部，当第五腰椎棘突下，旁开1.5寸。

快速取穴

先确定第四腰椎，再向下数1个突起的骨性标志，此处即为第五腰椎。在其棘突下，旁开1.5寸处，即为关元俞穴。

主治： 慢性肠炎、痢疾、膀胱炎、阳痿、尿潴留、慢性盆腔炎、痛经、腰部软组织损伤等病症。

1分钟学会保健按摩

用手指指腹端按、揉压。

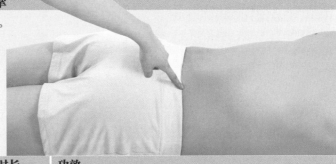

力度	按摩方法	时长	功效
适度	按压法	1~3分钟	适用于慢性肠炎、痢疾、膀胱炎、阳痿、尿潴留、慢性盆腔炎、痛经、腰部软组织损伤等病症

1分钟学会艾灸

采用温和灸，将艾条点燃的一端对准穴位，距离皮肤3~5厘米施灸，以患者感到温热而无灼痛感为宜。灸10~15分钟，至皮肤出现红晕为度，每日1次或隔日1次。

艾灸方法	距离	时长	功效
温和灸	3~5厘米	10~15分钟	培补元气，调理下焦

穴位配伍治病

腰痛	关元俞 + 膀胱俞（P175）

小肠俞 清热利湿通二便

功效 → 通调二便　清热利湿

小肠，小肠腑；俞，输。小肠腑的湿热之气由本穴外输膀胱经，故名小肠俞。

定位
位于骶部，在骶正中嵴旁1.5寸，平第一骶后孔。

快速取穴
先确定第五腰椎，再向下数1个突起的骨性标志，此处即为第一骶椎。在其棘突下，旁开1.5寸处，即为小肠俞穴。

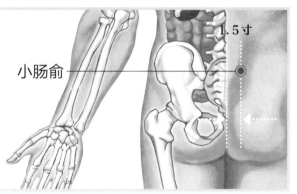

小肠俞　1.5寸

主治： 肠炎、痢疾、便秘、遗尿、遗精、盆腔炎、子宫内膜炎、骶髂关节炎等病症。

主治歌诀

小肠俞主便脓血，遗精淋浊膝痛绝。

1分钟学会保健按摩

用手指指腹端按、揉压。

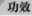

力度	按摩方法	时长	功效
适度	按压法	1~3分钟	适用于肠炎、痢疾、便秘、遗尿、遗精、盆腔炎、子宫内膜炎、骶髂关节炎等病症

1分钟学会艾灸

采用温和灸，将艾条点燃的一端对准穴位，距离皮肤3~5厘米施灸，以患者感到温热而无灼痛感为宜。灸10~15分钟，至皮肤出现红晕为度，每日1次或隔日1次。

艾灸方法	距离	时长	功效
温和灸	3~5厘米	10~15分钟	通调二便，清热利湿

穴位配伍治病

遗尿	小肠俞 + 肾俞（P170）+ 关元（P355）+ 中极（P354）+ 三阴交（P107）
带下	小肠俞 + 关元（P355）+ 肾俞（P170）+ 带脉（P288）+ 太溪（P212）

膀胱俞

艾灸可治小便难

功效 ➡ 通经活络　清热利湿

膀胱，膀胱腑；俞，输。膀胱腑中的寒湿水气由本穴外输膀胱经，故名膀胱俞。

定位

位于骶部，在骶正中嵴旁1.5寸，平第二骶后孔。

快速取穴

先确定第五腰椎，再向下数2个突起的骨性标志，此处即为第二骶椎。在其棘突下，旁开1.5寸处，即为膀胱俞穴。

膀胱俞　1.5寸

主治： 肠炎、痢疾、腰骶神经痛、坐骨神经痛、遗尿、糖尿病、子宫内膜炎等病症。

主治歌诀

膀胱俞治小便难，少腹胀痛不能安。
更治腰脊强直痛，艾火多添疾自痊。

1分钟学会保健按摩

用手指指腹端按、揉压。

力度	按摩方法	时长	功效
适度	按压法	1~3分钟	适用于肠炎、痢疾、腰骶神经痛、坐骨神经痛、遗尿、糖尿病、子宫内膜炎等病症

1分钟学会艾灸

采用温和灸，将艾条点燃的一端对准穴位，距离皮肤3~5厘米施灸。以患者感到温热而无灼痛感为宜。灸10~15分钟，至皮肤出现红晕为度，每日1次或隔日1次。

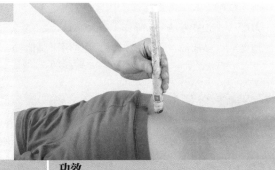

艾灸方法	距离	时长	功效
温和灸	3~5厘米	10~15分钟	通经活络，清热利湿

穴位配伍治病

小便不利	膀胱俞＋中极（P354）＋阴陵泉（P110）＋三阴交（P107）＋行间（P309）
腹痛泄泻	膀胱俞＋阴陵泉（P110）＋下巨虚（P93）＋天枢（P80）

中膂俞　　益肾温阳调下焦

功效 ➡ **益肾温阳** **调理下焦**

中，与外、与旁相对，指体内；膂，脊骨；俞，输。本穴位在脊背下部，脊骨为肾之所主，内藏水液，水液气化后由此外输膀胱经，故名中膂俞。

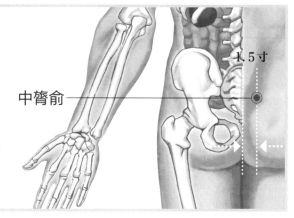

定位
位于骶部，在骶正中嵴旁1.5寸，平第三骶后孔。

快速取穴
两侧髂后上嵴连线与脊柱交点，往下推1个椎体，旁开量1.5寸处即是中膂俞。

中膂俞 —

1.5寸

主治： 腰骶痛、坐骨神经痛、腹膜炎、肠炎、脚气、糖尿病、肠疝气等病症。

1分钟学会保健按摩
用手指指腹端按、揉压。

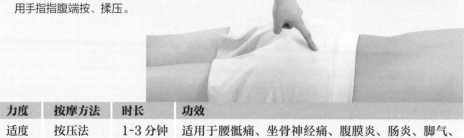

力度	按摩方法	时长	功效
适度	按压法	1~3分钟	适用于腰骶痛、坐骨神经痛、腹膜炎、肠炎、脚气、糖尿病、肠疝气等病症

1分钟学会艾灸
采用温和灸，将艾条点燃的一端对准穴位，距离皮肤3~5厘米施灸，以患者感到温热而无灼痛感为宜。灸10~15分钟，至皮肤出现红晕为度，每日1次或隔日1次。

艾灸方法	距离	时长	功效
温和灸	3~5厘米	10~15分钟	益肾温阳，调理下焦

穴位配伍治病

腰骶疼痛 中膂俞＋委中（P185）
痢疾 中膂俞＋合谷（P44）＋足三里（P90）

白环俞 益肾固精调经带

功效 → 益肾固精 调理经带

　　白，肺之色；环，古指环状且中间有孔的玉器，此指穴内气血为肺金之性的凉湿之气；俞，输。臀部肌肉层中的气化之气由本穴外输膀胱经，故名白环俞。

定位
　　位于骶部，在骶正中嵴旁1.5寸，平第四骶后孔。

快速取穴
　　两髂后上嵴连线与脊柱交点处为第二骶椎。再向下数到第四骶椎，旁开1.5寸处，即为白环俞穴。

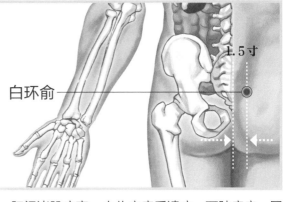

白环俞　　　1.5寸

主治： 坐骨神经痛、子宫内膜炎、肛门诸肌痉挛、小儿麻痹后遗症、下肢瘫痪、尿潴留等病症。

1分钟学会保健按摩
用手指指腹端按、揉压。

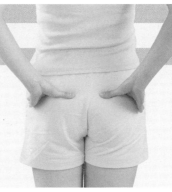

力度	按摩方法	时长		功效
适度	按压法	1~3分钟		适用于坐骨神经痛、子宫内膜炎、肛门诸肌痉挛、小儿麻痹后遗症、下肢瘫痪、尿潴留等病症

1分钟学会艾灸
　　采用温和灸，将艾条点燃的一端对准穴位，距离皮肤3~5厘米施灸，以患者感到温热而无灼痛感为宜。灸10~15分钟，至皮肤出现红晕为度，每日1次或隔日1次。

艾灸方法	距离	时长	功效
温和灸	3~5厘米	10~15分钟	益肾固精，调理经带

穴位配伍治病

二便不利　白环俞 + 承扶（P182）+ 大肠俞（P172）

腰背痛　白环俞 + 委中（P185）

上髎　通经活络调下焦

功效 ➡ 调理下焦　通经活络

　　上，指本穴相对于次髎、中髎、下髎三穴而言为上；髎，孔隙。膀胱经的地部经水至本穴后，由本穴的地部孔隙从地之天部流入地之地部，故名上髎。

定位

　　位于骶部，在髂后上棘与后正中线之间，适对第一骶后孔处。

快速取穴

　　先确定第五腰椎，再向下数1个突起的骨性标志，找到第一骶椎，在其棘突下做水平线，设为X轴；再找到髂后上棘（顺着髂前上棘向后，触摸到后腰处即是），在后正中线和髂后上棘之间连线的中点处做垂直线，设为Y轴，两轴相交处即为上髎穴。

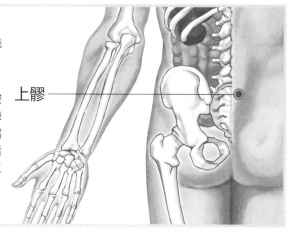

上髎

主治： 月经不调、子宫脱垂、子宫内膜炎、盆腔炎、卵巢炎、腰痛、腰骶关节炎、膝关节炎、坐骨神经痛、下肢瘫痪、小儿麻痹后遗症、外阴湿疹、痔疮、睾丸炎、便秘、尿潴留等病症。

1分钟学会保健按摩

　　用手指指腹端按、揉压。

力度	按摩方法	时长	功效
适度	按压法	1~3分钟	适用于月经不调、子宫脱垂、子宫内膜炎、盆腔炎、卵巢炎、腰痛、腰骶关节炎、膝关节炎、坐骨神经痛、下肢瘫痪、小儿麻痹后遗症、外阴湿疹、痔疮、睾丸炎、便秘、尿潴留等病症

1分钟学会艾灸

　　采用温和灸，将艾条点燃的一端对准穴位，距离皮肤3~5厘米施灸，以患者感到温热而无灼痛感为宜。灸10~15分钟，至皮肤出现红晕为度，每日1次或隔日1次。

艾灸方法	距离	时长	功效
温和灸	3~5厘米	10~15分钟	调理下焦，通经活络

穴位配伍治病

盆腔炎	上髎＋次髎（P179）＋中髎（P180）＋下髎（P180）

次髎

强腰利湿益下焦

功效 ➡ 补益下焦　强腰利湿

次，与上髎穴相对为次；髎，孔隙。膀胱经的地部经水至本穴后，由本穴的地部孔隙从地之天部流入地之地部，故名次髎。

定位

位于骶部，在髂后上棘内下方，适对第二骶后孔处。

快速取穴

先确定第五腰椎，再向下数 2 个突起的骨性标志，找到第二骶椎，在其棘突下做水平线，设为 X 轴；再找到髂后上棘做垂直线，设为 Y 轴，两轴相交处即为次髎穴。

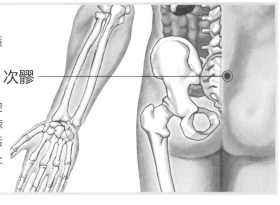

次髎

主治： 月经不调、子宫脱垂、子宫内膜炎、盆腔炎、卵巢炎、腰痛、腰骶关节炎、坐骨神经痛、下肢瘫痪、小儿麻痹后遗症、外阴湿疹、痔疮、睾丸炎、便秘等病症。

主治歌诀

次髎调经固肾经，遗精阳痿女痛经。
尿闭尿涩痛淋漓，疼痛痿痹腰足胫。

1 分钟学会保健按摩

用手指指腹端按、揉压。

力度	按摩方法	时长	功效
适度	按压法	1~3 分钟	适用于月经不调、子宫脱垂、子宫内膜炎、盆腔炎、卵巢炎、腰痛、腰骶关节炎、坐骨神经痛、下肢瘫痪、小儿麻痹后遗症、外阴湿疹、痔疮、睾丸炎、便秘等病症

1 分钟学会艾灸

采用温和灸，将艾条点燃的一端对准穴位，距离皮肤 3~5 厘米施灸，以患者感到温热而无灼痛感为宜。灸 10~15 分钟，至皮肤出现红晕为度，每日 1 次或隔日 1 次。

艾灸方法	距离	时长	功效
温和灸	3~5 厘米	10~15 分钟	补益下焦，强腰利湿

穴位配伍治病

月经不调、痛经　次髎 + 三阴交（P107）

腰骶疼痛　次髎 + 委中（P185）

中髎　补益下焦又强腰

功效 ➡ 补益下焦　强腰利湿

中，与其余三髎穴相对位处中部；髎，孔隙。膀胱经的地部经水至本穴后，由本穴的地部孔隙从地之天部流入地之地部，故名中髎。

主治：月经不调、子宫内膜炎、盆腔炎、卵巢炎、腰痛、腰骶关节炎、膝关节炎、坐骨神经痛、下肢瘫痪、小儿麻痹后遗症、外阴湿疹、痔疮、睾丸炎、便秘等病症。

1分钟学会保健按摩

用手指指腹端按压。

力度	按摩方法	时长	功效
适度	按压法	1~3分钟	适用于月经不调、子宫内膜炎、盆腔炎、卵巢炎、腰痛、腰骶关节炎、膝关节炎、坐骨神经痛、下肢瘫痪、小儿麻痹后遗症、外阴湿疹、痔疮、睾丸炎、便秘等病症

中髎定位
位于骶部，在次髎穴下内方，适对第三骶后孔处。

下髎定位
位于骶部，在中髎穴下内方，适对第四骶后孔处。

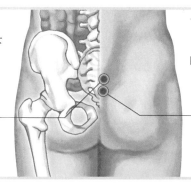

中髎　　　　下髎

下髎　利湿强腰益下焦

功效 ➡ 补益下焦　强腰利湿

下，与上三髎穴相对所处为下；髎，孔隙。膀胱经的地部经水由本穴从体表流入体内，故名下髎。

主治：月经不调、子宫内膜炎、盆腔炎、卵巢炎、腰痛、腰骶关节炎、膝关节炎、坐骨神经痛、下肢瘫痪、小儿麻痹后遗症、外阴湿疹、痔疮、睾丸炎、便秘等病症。

1分钟学会保健按摩

用手指指腹端按压。

力度	按摩方法	时长	功效
适度	按压法	1~3分钟	适用于月经不调、子宫内膜炎、盆腔炎、卵巢炎、腰痛、腰骶关节炎、膝关节炎、坐骨神经痛、下肢瘫痪、小儿麻痹后遗症、外阴湿疹、痔疮、睾丸炎、便秘等病症

会阳

益肾固摄又消炎

功效 ➡ 清热利湿　益肾固摄

会，会合、交会；阳，阳气。地部剩余经水至本穴后吸热气化为天部之气，此气与督脉外传的阳气会合后循膀胱经散热下行，穴内气血的变化特点是天部的阳气相会，故名会阳。

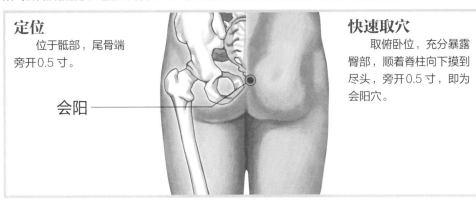

定位
位于骶部，尾骨端旁开0.5寸。

会阳

快速取穴
取俯卧位，充分暴露臀部，顺着脊柱向下摸到尽头，旁开0.5寸，即为会阳穴。

主治： 前列腺炎、阳痿、外阴湿疹、阴部瘙痒、经期腰痛、肠炎、肠出血、痔疮等病症。

1分钟学会保健按摩
用手指指腹端按、揉压。

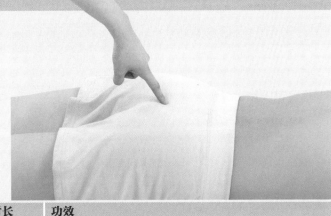

力度	按摩方法	时长	功效
适度	按压法	1~3分钟	适用于前列腺炎、阳痿、外阴湿疹、阴部瘙痒、经期腰痛、肠炎、肠出血、痔疮等病症

1分钟学会艾灸
采用温和灸，将艾条点燃的一端对准穴位，距离皮肤3~5厘米施灸，以患者感到温热而无灼痛感为宜。灸10~15分钟，至皮肤出现红晕为度，每日1次或隔日1次。

艾灸方法	距离	时长	功效
温和灸	3~5厘米	10~15分钟	清热利湿，益肾固摄

承扶　通便消痔舒筋络

功效 ➡ 通便消痔　舒筋活络

承，承担、承托；扶，扶助。膀胱经经水至本穴后气血物质实已变为经水与脾土微粒的混合物。气血物质在本穴吸热气化，水湿气化上行于天部，脾土微粒则固化于穴周，能很好地承托并阻止随膀胱经经水流失的脾土，故名承扶。

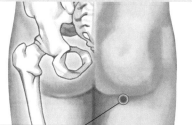

定位

位于大腿后面，臀下横纹的中点。

承扶

快速取穴

取俯卧位，暴露臀部与大腿，臀部与大腿交界处有一横纹，在横纹的中点处，即为承扶穴。

主治： 坐骨神经痛、腰骶神经根炎、下肢瘫痪、小儿麻痹后遗症、便秘、痔疮、臀部炎症等病症。

主治歌诀

承扶主通下肢疼，热结痔疮便难行。

1分钟学会保健按摩

用手指指腹端按、揉压。

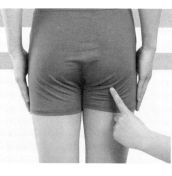

力度	按摩方法	时长	功效
适度	按压法	1~3分钟	适用于坐骨神经痛、腰骶神经根炎、下肢瘫痪、小儿麻痹后遗症、便秘、痔疮、臀部炎症等病症

1分钟学会艾灸

采用温和灸，将艾条点燃的一端对准穴位，距离皮肤3~5厘米施灸，以患者感到温热而无灼痛感为宜。灸10~15分钟，至皮肤出现红晕为度，每日1次或隔日1次。

艾灸方法	距离	时长	功效
温和灸	3~5厘米	10~15分钟	通便消痔，舒筋活络

穴位配伍治病

坐骨神经痛　承扶 + 殷门（P183）+ 浮郄（P183）+ 委中（P185）

痔疮　承扶 + 飞扬（P199）+ 委中（P185）

殷门 舒筋通络强腰膝

功效 ➡️ 强腰膝 舒筋通络

殷，盛大、众多、富足；门，出入的门户。膀胱经的地部水湿至本穴后，水湿分散于穴周各部并大量气化，气血物质如充盛之状，故名殷门。

主治： 坐骨神经痛、下肢麻痹、小儿麻痹后遗症、腰背痛、股部炎症等病症。

1分钟学会保健按摩

用手指指腹端按压。

力度	按摩方法	时长	功效
适度	按压法	1~3分钟	适用于坐骨神经痛、下肢麻痹、小儿麻痹后遗症、腰背痛、股部炎症等病症

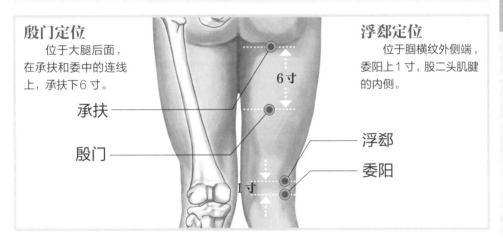

殷门定位

位于大腿后面，在承扶和委中的连线上，承扶下6寸。

6寸

承扶

殷门

浮郄定位

位于腘横纹外侧端，委阳上1寸，股二头肌腱的内侧。

浮郄

委阳

1寸

浮郄 缓解肠炎和腹痛

功效 ➡️ 宽筋活络 通络止痛

浮，阳、气；郄，孔隙。水湿之气至本穴后因吸热而上至天之天部，但因膀胱经气血性本寒湿，即使吸热其所上行天之天部的气态物也少，如从孔隙中上行一般，故名浮郄。

主治： 急性胃肠炎、便秘、膀胱炎、尿潴留、髌骨软化症、腓肠肌痉挛等病症。

1分钟学会保健按摩

用手指指腹端按压。

力度	按摩方法	时长	功效
适度	按压法	1~3分钟	适用于急性胃肠炎、便秘、膀胱炎、尿潴留、髌骨软化症、腓肠肌痉挛等病症

委阳

舒筋活络又利尿

功效 → 舒筋活络　通利水湿

委，堆积；阳，阳气。水湿之气至本穴后因吸热而化为天部阳气，阳气在本穴为聚集之状，故名委阳。

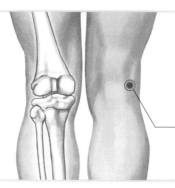

定位

位于腘横纹外侧端，在股二头肌腱的内侧。

快速取穴

在膝盖后面凹陷中央找到腘横纹，在腘横纹外侧端，股二头肌腱内侧，即为委阳穴。

委阳

主治： 腰背肌痉挛、腰背痛、膝肿痛、腓肠肌痉挛、肾炎、膀胱炎、下腹部痉挛、癫痫、热病等病症。

主治歌诀
委阳理气利水道，小便不化痛在脚。

1分钟学会保健按摩

用手指指腹端按、揉压。

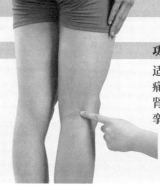

力度	按摩方法	时长	功效
适度	按压法	1~3分钟	适用于腰背肌痉挛、腰背痛、膝肿痛、腓肠肌痉挛、肾炎、膀胱炎、下腹部痉挛、癫痫、热病等病症

1分钟学会艾灸

采用温和灸，将艾条点燃的一端对准穴位，距离皮肤3~5厘米施灸，以患者感到温热而无灼痛感为宜。灸10~15分钟，至皮肤出现红晕为度，每日1次或隔日1次。

艾灸方法	距离	时长	功效
温和灸	3~5厘米	10~15分钟	舒筋活络，通利水湿

穴位配伍治病

腰痛　委阳 + 殷门（P183）+ 阴陵泉（P110）+ 行间（P309）

小便淋沥　委阳 + 中极（P354）+ 三阴交（P107）+ 中髎（P180）

委中

擅治腰背诸疼痛

功效 → 舒筋活络　清热泻火

　　委，堆积；中，指穴内气血所在为天人地三部的中部。本穴物质为膀胱经膝下部各穴上行的水湿之气，为吸热后的上行之气，在本穴为聚集之状，故名委中。

肺经
大肠经
胃经
脾经
心经
小肠经
膀胱经
肾经
心包经
三焦经
胆经
肝经
督脉
任脉
经外奇穴

定位
　　位于腘横纹中点，在股二头肌腱与半腱肌的中间。

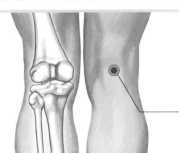

委中

快速取穴
　　在膝盖后面凹陷中央找到腘横纹，其中点处即为委中穴。

主治： 急性胃肠炎、腹痛、泌尿生殖系统疾病、遗尿、尿潴留、坐骨神经痛、脑血管病后遗症、湿疹、风疹、荨麻疹、牛皮癣、腰背痛、风湿性膝关节炎、腓肠肌痉挛、中暑、疟疾、鼻出血等病症。

主治歌诀
环跳主治中风湿，股膝筋挛腰痛疼，委中刺血医前证，开通经络最相应。

1分钟学会保健按摩
用手指指腹端按、揉压。

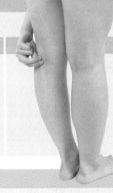

力度	按摩方法	时长	功效
适度	按压法	1~3分钟	适用于急性胃肠炎、腹痛、泌尿生殖系统疾病、遗尿、尿潴留、坐骨神经痛、脑血管病后遗症、湿疹、风疹、荨麻疹、牛皮癣、腰背痛、风湿性膝关节炎、腓肠肌痉挛、中暑、疟疾、鼻出血等病症

1分钟学会艾灸
　　采用温和灸，将艾条点燃的一端对准穴位，距离皮肤3~5厘米施灸，以患者感到温热而无灼痛感为宜。灸10~15分钟，至皮肤出现红晕为度，每日1次或隔日1次。

艾灸方法	距离	时长	功效
温和灸	3~5厘米	10~15分钟	舒筋活络，清热泻火

穴位配伍治病

腰痛	委中＋肾俞（P170）＋腰眼（P384）
膝痛	委中＋鹤顶（P390）＋阴市（P87）＋髀关（P86）＋悬钟（P300）
坐骨神经痛	委中＋昆仑（P201）＋环跳（P292）＋秩边（P195）＋承山（P198）

附分 舒筋活络护颈椎

功效 ➡ 舒筋活络　疏风散邪

附，随带、附带；分，分开、分出。膀胱经的气血物质在本穴形成一条经脉的附属分支，故名附分。

主治：颈椎病、颈部肌肉痉挛、肋间神经痛、副神经麻痹、肺炎、感冒等病症。

1分钟学会保健按摩

用手指指腹端按压。

力度	按摩方法	时长	功效
适度	按压法	1~3分钟	适用于颈椎病、颈部肌肉痉挛、肋间神经痛、副神经麻痹、肺炎、感冒等病症

附分定位

位于背部，在第二胸椎棘突下，旁开3寸。

魂户定位

位于背部，在第三胸椎棘突下，旁开3寸。

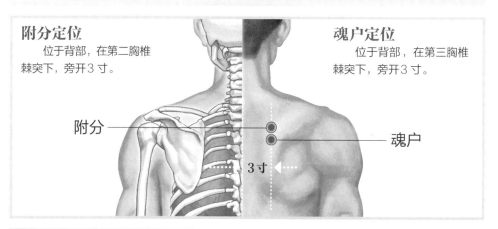

附分　魂户　3寸

魄户 理气降逆治感冒

功效 ➡ 舒筋活络　理气降逆

魄，肺之精，气；户，出入的门户。本穴出入的气血为来自肺脏的阳热之气，属于肺之精气，故名魄户。

主治：感冒、支气管炎、哮喘、肺结核、胸膜炎、肋间神经痛、肩背上臂部疼痛或麻木等病症。

1分钟学会保健按摩

用手指指腹端按压。

力度	按摩方法	时长	功效
适度	按压法	1~3分钟	适用于感冒、支气管炎、哮喘、肺结核、胸膜炎、肋间神经痛、肩背上臂部疼痛或麻木等病症

人体经络穴位使用速查全书

膏肓

艾灸可补虚益损

功效 ➡ 补虚益损　调理肺气

　　膏，膏脂、油脂；肓，心脏与膈膜之间。穴外输膀胱经的气血物质为心脏与膈膜之间的膏脂（此膏脂由五谷精微所化），故名膏肓。

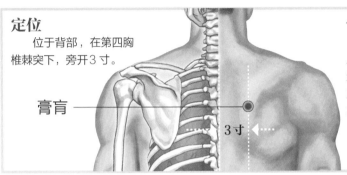

定位

　　位于背部，在第四胸椎棘突下，旁开3寸。

膏肓

3寸

快速取穴

　　先确定第七颈椎。从第七颈椎向下数4个突起的骨性标志，即为第四胸椎，在其棘突下，旁开3寸处，便是膏肓穴。

主治： 肺结核、支气管炎、哮喘、肩胛痛、阳痿、遗精、慢性胃炎、胃出血、神经衰弱、胸膜炎、乳腺炎等病症。

主治歌诀

膏肓一穴灸劳作，百损诸虚无不良。
此穴禁针惟宜艾，千金百壮效非常。

1分钟学会保健按摩

用手指指腹端按、揉压。

力度	按摩方法	时长	功效
适度	按压法	1~3分钟	适用于肺结核、支气管炎、哮喘、阳痿、遗精、慢性胃炎、胃出血、神经衰弱、胸膜炎、乳腺炎等病症

1分钟学会艾灸

　　采用温和灸，将艾条点燃的一端对准穴位，距离皮肤3~5厘米施灸，以患者感到温热而无灼痛感为宜。灸10~15分钟，至皮肤出现红晕为度，每日1次或隔日1次。

艾灸方法	距离	时长	功效
温和灸	3~5厘米	10~15分钟	补虚益损，调理肺气

穴位配伍治病

久咳　膏肓 + 肺俞（P160）

肩背痛　膏肓 + 肩井（P284）

虚劳　膏肓 + 颈百劳（P381）

神堂

宁心安神治哮喘

功效 ➡ **宽胸理气** **宁心安神**

神，心神，心气；堂，古指宫室的前面部分，前为堂、后为室，堂为阳、室为阴。心室的阳热之气由此穴外输膀胱经，故名神堂。

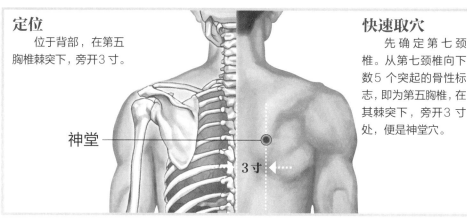

定位
位于背部，在第五胸椎棘突下，旁开3寸。

神堂

3寸

快速取穴
先确定第七颈椎。从第七颈椎向下数5个突起的骨性标志，即为第五胸椎，在其棘突下，旁开3寸处，便是神堂穴。

主治： 支气管炎、哮喘、背肌痉挛、肩臂疼痛、心绞痛、肋间神经痛等病症。

1分钟学会保健按摩

用手指指腹端按、揉压。

力度	按摩方法	时长	功效
适度	按压法	1~3分钟	适用于支气管炎、哮喘、背肌痉挛、肩臂疼痛、心绞痛、肋间神经痛等病症

1分钟学会艾灸

采用温和灸，将艾条点燃的一端对准穴位，距离皮肤3~5厘米施灸，以患者感到温热而无灼痛感为宜。灸10~15分钟，至皮肤出现红晕为度，每日1次或隔日1次。

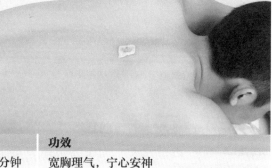

艾灸方法	距离	时长	功效
温和灸	3~5厘米	10~15分钟	宽胸理气，宁心安神

穴位配伍治病

心痛	神堂＋内关（P241）
咳喘	神堂＋中府（P30）＋天突（P372）

譩譆　主治肋腋神经痛

功效 ➡ 宣肺理气　通络止痛

譩譆者，压按本穴病者呼出之声，故名，并无他意。

主治： 肋间神经痛、腋神经痛、感冒、心包炎、哮喘、疟疾、腰背肌痉挛、呃逆等病症。

1分钟学会保健按摩

用手指指腹端按、揉压。

力度	按摩方法	时长	功效
适度	按压法	1~3分钟	适用于肋间神经痛、腋神经痛、感冒、心包炎、哮喘、疟疾、腰背肌痉挛、呃逆等病症

譩譆定位

位于背部，在第六胸椎棘突下，旁开3寸。

膈关定位

位于背部，在第七胸椎棘突下，旁开3寸。

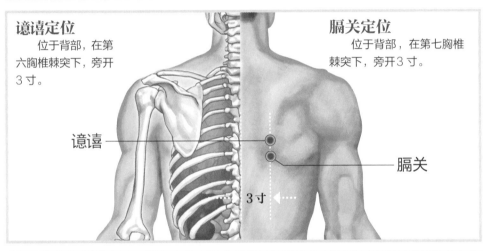

譩譆

膈关

3寸

膈关　宽胸理气通肠胃

功效 ➡ 宽胸理气　和胃降逆

膈，心之下、脾之上；关，关卡。膈膜中的阳气由此穴上输膀胱经，故名膈关。

主治： 肋间神经痛、呃逆、胃出血、肠炎等病症。

1分钟学会保健按摩

用手指指腹端按、揉压。

力度	按摩方法	时长	功效
适度	按压法	1~3分钟	适用于肋间神经痛、呃逆、胃出血、肠炎等病症

魂门 疏肝理气助消化

功效 → **疏肝理气**　**和胃降逆**

魂，肝之神，阳热风气；门，出入的门户。肝脏的阳热风气由本穴外输膀胱经，故名魂门。

主治： 肝炎、胆囊炎、胃炎、胃痉挛、食管狭窄、消化不良、肋间神经痛、神经症、癔病、心内膜炎、胸膜炎、风湿性多肌痛等病症。

1分钟学会保健按摩

用手指指腹端按、揉压。

力度	按摩方法	时长	功效
适度	按压法	1~3分钟	适用于肝炎、胆囊炎、胃炎、胃痉挛、食管狭窄、消化不良、肋间神经痛、神经症、癔病、心内膜炎、胸膜炎、风湿性多肌痛等病症

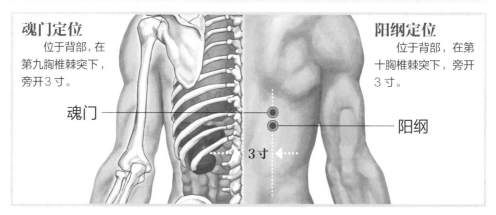

魂门定位

位于背部，在第九胸椎棘突下，旁开3寸。

魂门

3寸

阳纲定位

位于背部，在第十胸椎棘突下，旁开3寸。

阳纲

阳纲 疏肝利胆治胃炎

功效 → **疏肝利胆**　**健脾和中**

阳，阳气；纲，网上之总绳。本穴气血物质皆来自胆腑，胆腑气血处半表半里，而本穴又在背外之侧，穴内物质为胆腑外输的阳热风气，此阳热风气即是脏腑外输的阳气汇聚而成，有对体内外输的阳气抓总提纲作用，故名阳纲。

主治： 胃炎、糖尿病、消化不良、胃痉挛、肝炎、胆囊炎等病症。

1分钟学会保健按摩

用手指指腹端按、揉压。

力度	按摩方法	时长	功效
适度	按压法	1~3分钟	适用于胃炎、糖尿病、消化不良、胃痉挛、肝炎、胆囊炎等病症

人体经络穴位使用速查全书

意舍

健脾和胃助消化

功效 ➡ 升清化湿　健脾和胃

意，脾之神，脾气；舍，来源。脾脏的热燥阳气由此外输膀胱经，故名意舍。

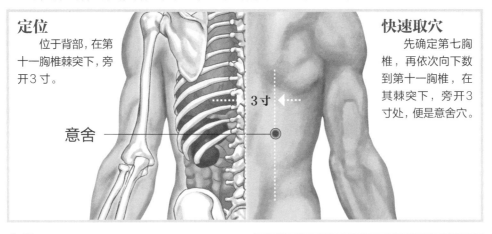

定位
位于背部，在第十一胸椎棘突下，旁开3寸。

意舍

3寸

快速取穴
先确定第七胸椎，再依次向下数到第十一胸椎，在其棘突下，旁开3寸处，便是意舍穴。

主治： 消化不良、肠炎、胃扩张、胸膜炎、糖尿病等病症。

主治歌诀
意舍主治胁满痛，兼疗呕吐立时宁。

1分钟学会保健按摩

用手指指腹端按、揉压。

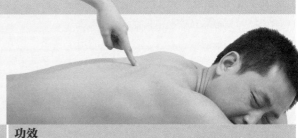

力度	按摩方法	时长	功效
适度	按压法	1~3分钟	适用于消化不良、肠炎、胃扩张、胸膜炎、糖尿病等病症。

1分钟学会艾灸

采用温和灸，将艾条点燃的一端对准穴位，距离皮肤3~5厘米施灸，以患者感到温热而无灼痛感为宜。灸10~15分钟，至皮肤出现红晕为度，每日1次或隔日1次。

艾灸方法	距离	时长	功效
温和灸	3~5厘米	10~15分钟	升清化湿，健脾和胃

穴位配伍治病

黄疸　意舍 + 期门（P319）+ 阳陵泉（P296）

胃仓

消食导滞健脾胃

功效 ➡️ **消食导滞** **健脾和胃**

胃，胃腑；仓，存贮聚散之所。湿热阳气至本穴后，因受人体重力场的作用，湿重而热的阳气既不能上行又不能下行，湿热阳气屯留于本穴之中，故名胃仓。

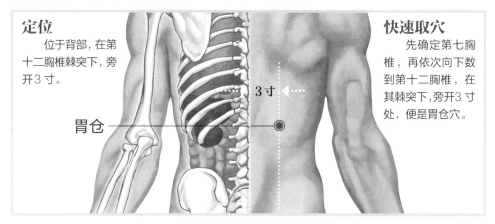

定位

位于背部，在第十二胸椎棘突下，旁开3寸。

胃仓

3寸

快速取穴

先确定第七胸椎，再依次向下数到第十二胸椎，在其棘突下，旁开3寸处，便是胃仓穴。

主治： 胃炎、胃痉挛、胃溃疡、肠炎、习惯性便秘、腰背部软组织疾患等病症。

1分钟学会保健按摩

用手指指腹端按、揉压。

力度	按摩方法	时长	功效
适度	按压法	1~3分钟	适用于胃炎、胃痉挛、胃溃疡、肠炎、习惯性便秘、腰背部软组织疾患等病症

1分钟学会艾灸

采用温和灸，将艾条点燃的一端对准穴位，距离皮肤3~5厘米施灸，以患者感到温热而无灼痛感为宜。灸10~15分钟，至皮肤出现红晕为度，每日1次或隔日1次。

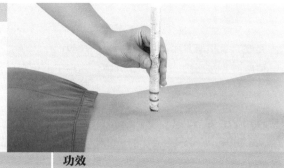

艾灸方法	距离	时长	功效
温和灸	3~5厘米	10~15分钟	消食导滞，健脾和胃

穴位配伍治病

腹胀、痞积 胃仓＋脾俞（P167）＋四缝（P388）

泄泻 胃仓＋足三里（P90）＋中脘（P363）

肓门   理气和胃治便秘

功效 ➡ 清热消肿   理气和胃

　　肓，心下膈膜，指穴内调节的物质对象为膏肓穴外传的膏脂之物。门，出入的门户。本穴与膏肓穴相对应，膏肓穴为膏脂之物的输出之处，而本穴则为膏脂之物的回落之处，故名肓门。

主治： 胃痉挛、胃炎、便秘、乳腺炎、腰肌劳损等病症。

1分钟学会保健按摩

用手指指腹端按、揉压。

力度	按摩方法	时长	功效
适度	按压法	1~3分钟	适用于胃痉挛、胃炎、便秘、乳腺炎、腰肌劳损等病症。

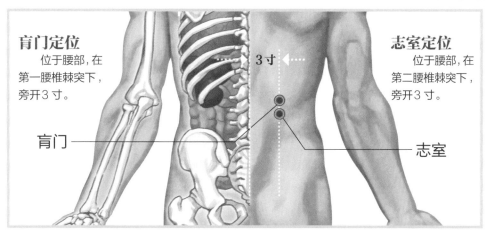

肓门定位
　　位于腰部，在第一腰椎棘突下，旁开3寸。

志室定位
　　位于腰部，在第二腰椎棘突下，旁开3寸。

3寸

肓门　　志室

志室   益肾固精壮腰膝

功效 ➡ 益肾固精   清热利湿   强壮腰膝

　　志，肾之精，肾气；室，房屋之内间，与堂相对，堂在前、室在后，亦指穴内气血为肾脏外输寒湿水气。肾脏的寒湿水气由此外输膀胱经，故名志室。

主治： 遗精、阳痿、前列腺炎、肾炎、膀胱炎、尿道炎、下肢瘫痪、腰肌劳损、阴囊湿疹、消化不良等病症。

1分钟学会保健按摩

用手指指腹端按、揉压。

力度	按摩方法	时长	功效
适度	按压法	1~3分钟	适用于遗精、阳痿、前列腺炎、肾炎、膀胱炎、尿道炎、下肢瘫痪、腰肌劳损、阴囊湿疹、消化不良等病症

胞肓　　　补肾强腰利二便

胞，包裹胎儿的膜质囊；肓，心下膈膜。本穴物质为来自胞宫中的膏脂之物，它与心下膈膜中外输的膏脂之物同性，故名胞肓。

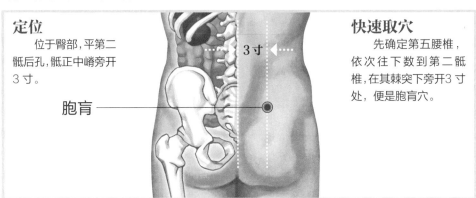

定位

位于臀部，平第二骶后孔，骶正中嵴旁开3寸。

3寸

胞肓

快速取穴

先确定第五腰椎，依次往下数到第二骶椎，在其棘突下旁开3寸处，便是胞肓穴。

主治： 膀胱炎、尿道炎、尿潴留、睾丸炎、肠炎、便秘、坐骨神经痛、腰背部软组织疾患等病症。

1分钟学会保健按摩

用手指指腹端按、揉压。

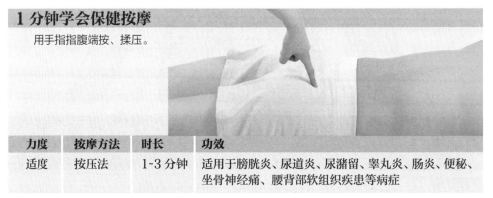

力度	按摩方法	时长	功效
适度	按压法	1~3分钟	适用于膀胱炎、尿道炎、尿潴留、睾丸炎、肠炎、便秘、坐骨神经痛、腰背部软组织疾患等病症

1分钟学会艾灸

采用温和灸，将艾条点燃的一端对准穴位，距离皮肤3~5厘米施灸，以患者感到温热而无灼痛感为宜。灸10~15分钟，至皮肤出现红晕为度，每日1次或隔日1次。

艾灸方法	距离	时长	功效
温和灸	3~5厘米	10~15分钟	补肾强腰，通利二便

穴位配伍治病

腰骶疼痛	胞肓 + 殷门（P183）
小便不利	胞肓 + 关元（P355）+ 中极（P354）+ 曲骨（P353）

秩边

调理下焦止疼痛

功效 ➡ 舒筋活络　强壮腰膝　调理下焦

秩，古指官吏的俸禄，此指穴内物质为肺金之气，本穴所在为膀胱经，五行之水当值为官，其俸禄者金气；边，旁，侧。水湿之气至本穴后散热冷缩并循膀胱经而行，冷降之气补充了膀胱经的地部经水，故名秩边。

定位

位于臀部，平第四骶后孔，骶正中嵴旁开3寸。

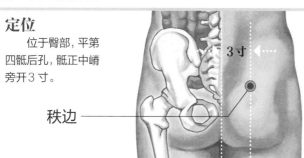

3寸

秩边

快速取穴

先确定第五腰椎，依次往下数到第四骶椎，在其棘突下旁开3寸处，便是秩边穴。

主治： 急性腰扭伤、下肢瘫痪、坐骨神经痛、脑血管病后遗症、生殖器疾病、痔疮等病症。

主治歌诀
秩边利水治阴肿，下肢瘫痪腰骶痛。 大小不利及痔疮，长针刺之经络通。

1分钟学会保健按摩

用手指指腹端按、揉压。

力度	按摩方法	时长	功效
适度	按压法	1~3分钟	适用于急性腰扭伤、下肢瘫痪、坐骨神经痛、脑血管病后遗症、生殖器疾病、痔疮等病症

1分钟学会艾灸

把新鲜的姜切成厚约0.3厘米的薄片，用针在姜片上扎数个小孔。把姜片放到秩边穴上，把中艾炷放置在姜片的中央，点燃艾炷施灸，当有灼痛感或艾炷将要燃尽时应立即更换艾炷，以免烫伤皮肤。每次灸10~15分钟，每日1次。

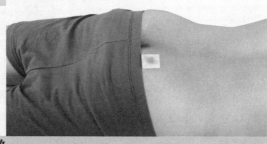

艾灸方法	时长	功效
艾炷隔姜灸	10~15分钟	舒筋活络，调理下焦

穴位配伍治病

坐骨神经痛	秩边 + 昆仑（P201）+ 环跳（P292）+ 委中（P185）+ 承山（P198）

合阳

功效 ➡ 舒筋通络　调经止带　强健腰膝

合，会合、会集；阳，阳热之气。本穴物质为膀胱经膝下部各穴上行的阳气聚集而成，故名合阳。

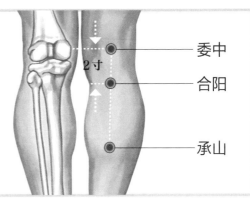

定位

位于小腿后面，在委中与承山的连线上，委中下2寸。

快速取穴

俯卧或正坐垂足，委中直下2寸，便是合阳穴。

委中
2寸
合阳
承山

主治： 功能性子宫出血、月经不调、子宫内膜炎、睾丸炎、前列腺炎、脑血管病后遗症、肠出血、疝气、腓肠肌痉挛等病症。

1分钟学会保健按摩

用手指指腹端按、揉压。

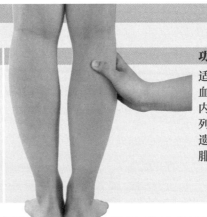

力度	按摩方法	时长	功效
适度	按压法	1~3分钟	适用于功能性子宫出血、月经不调、子宫内膜炎、睾丸炎、前列腺炎、脑血管病后遗症、肠出血、疝气、腓肠肌痉挛等病症

1分钟学会艾灸

采用温和灸，将艾条点燃的一端对准穴位，距离皮肤3~5厘米施灸，以患者感到温热而无灼痛感为宜。灸10~15分钟，至皮肤出现红晕为度，每日1次或隔日1次。

艾灸方法	距离	时长	功效
温和灸	3~5厘米	10~15分钟	舒筋通络，强健腰膝

穴位配伍治病

下肢痿痹　合阳＋环跳（P292）＋阳陵泉（P296）

承筋

舒筋活络健腰膝

功效 ➡ 舒筋活络　强健腰膝　清肠热

承，承受；筋，肝所主的风。本穴物质为膀胱经足下部各穴上行的阳热之气，至本穴后为风行之状，故名承筋。

定位

位于小腿后面，在委中与承山的连线上，腓肠肌肌腹中央，委中下5寸。

快速取穴

俯卧位，于腓肠肌之中央，当合阳与承山之间。

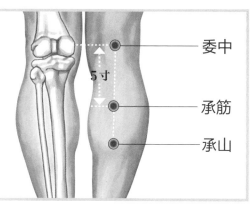

5寸 —— 委中
—— 承筋
—— 承山

主治： 急性腰扭伤、腓肠肌痉挛或麻痹、脱肛、痔疮、便秘等病症。

主治歌诀
承筋痔疮与霍乱，小腿麻木朋肌挛。

1分钟学会保健按摩

用手指指腹按压。

力度	按摩方法	时长		功效
适度	按压法	1~3分钟		适用于急性腰扭伤、腓肠肌痉挛或麻痹、脱肛、痔疮、便秘等病症

1分钟学会艾灸

采用温和灸，将艾条点燃的一端对准穴位，距离皮肤3~5厘米施灸，以患者感到温热而无灼痛感为宜。灸10~15分钟，至皮肤出现红晕为度，每日1次或隔日1次。

艾灸方法	距离	时长	功效
温和灸	3~5厘米	10~15分钟	舒筋活络，清肠热

穴位配伍治病

痔疮　承筋＋承扶（P182）＋委中（P185）＋阳谷（P136）

小腿挛急　承筋＋阳陵泉（P296）

承山　舒筋活络治痔疮

功效 ➡ **理气止痛　舒筋活络**

承，承受、承托；山，土石之大堆，此指穴内物质为脾土。本穴物质为随膀胱经经水上行而来的脾土与水液的混合物，行至本穴后，水液气化而干燥的脾土微粒则沉降穴周，沉降的脾土堆积如大山之状，故名承山。

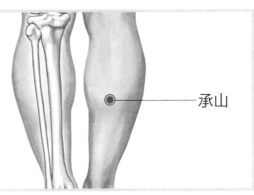

定位

位于小腿后面正中，委中与昆仑之间，当伸直小腿或足跟上提时，腓肠肌肌腹下出现尖角凹陷处。

快速取穴

直立，两手上举按墙，足尖着地，腓肠肌下部出现人字纹，"人"字尖端即是承山穴。

承山

主治： 腰肌劳损、腓肠肌痉挛、下肢瘫痪、痔疮、脱肛、坐骨神经痛、小儿惊风、痛经等病症。

主治歌诀

承山主针诸痔漏，亦治寒冷转筋灵。

1分钟学会保健按摩

用手指指腹按压。

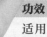

力度	按摩方法	时长	功效
适度	按压法	1~3分钟	适用于腰肌劳损、腓肠肌痉挛、下肢瘫痪、痔疮、脱肛、坐骨神经痛、小儿惊风、痛经等病症

1分钟学会艾灸

采用温和灸，将艾条点燃的一端对准穴位，距离皮肤3~5厘米施灸，以患者感到温热而无灼痛感为宜。灸10~15分钟，至皮肤出现红晕为度，每日1次或隔日1次。

艾灸方法	距离	时长	功效
温和灸	3~5厘米	10~15分钟	理气止痛，舒筋活络

穴位配伍治病

下肢痿痹　承山＋环跳（P292）＋阳陵泉（P296）

痔疮　承山＋长强（P322）＋百会（P341）＋二白（P385）

飞扬

通利关节祛风湿

功效 → **清热安神**　**舒筋活络**

飞，指穴内物质为天部之气；扬，指穴内物质扬而上行。本穴物质为膀胱经跗阳至阴各穴吸热上行的水湿之气，在本穴的变化为进一步的吸热蒸升，故名飞扬。

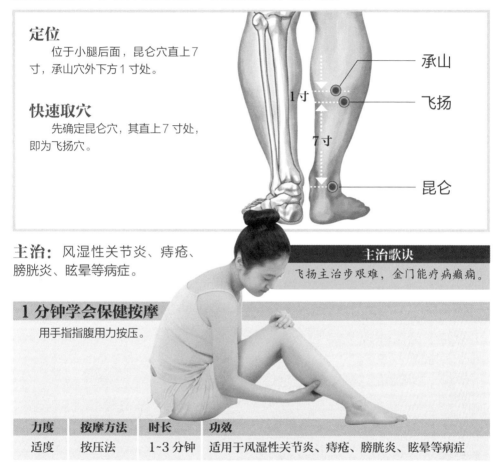

定位

位于小腿后面，昆仑穴直上7寸，承山穴外下方1寸处。

快速取穴

先确定昆仑穴，其直上7寸处，即为飞扬穴。

承山
飞扬
1寸
7寸
昆仑

主治： 风湿性关节炎、痔疮、膀胱炎、眩晕等病症。

主治歌诀

飞扬主治步艰难，金门能疗病癫痫。

1分钟学会保健按摩

用手指指腹用力按压。

力度	按摩方法	时长	功效
适度	按压法	1~3分钟	适用于风湿性关节炎、痔疮、膀胱炎、眩晕等病症

1分钟学会艾灸

采用温和灸，将艾条点燃的一端对准穴位，距离皮肤3~5厘米施灸，以患者感到温热而无灼痛感为宜。灸10~15分钟，至皮肤出现红晕为度，每日1次或隔日1次。

艾灸方法	距离	时长	功效
温和灸	3~5厘米	10~15分钟	清热安神，舒筋活络

穴位配伍治病

头痛目眩	飞扬 + 风池（P283）+ 上星（P344）+ 头维（P66）+ 合谷（P44）

肺经
大肠经
胃经
脾经
心经
小肠经
膀胱经
肾经
心包经
三焦经
胆经
肝经
督脉
任脉
经外奇穴

跗阳　　舒筋活络治瘫痪

功效 ➡ 理气止痛　舒筋活络

跗，脚背；阳，阳气。膀胱经足部上行的阳气至本穴后散热而化为湿冷的水气，由于有足少阳、足阳明二经上行的阳气为其补充热量，足太阳膀胱经的水湿之气才得以继续上行。本穴水湿之气的上行是依靠足背上行的阳气才得以上行的，故名跗阳。

定位
位于小腿后面，昆仑穴直上3寸。

快速取穴
俯卧位，昆仑直上3寸，小腿后外侧处，即是跗阳穴。

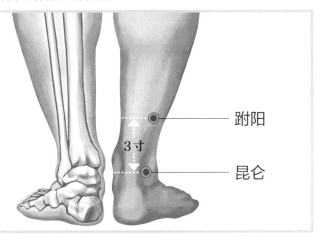

跗阳

3寸

昆仑

主治： 急性腰扭伤、下肢瘫痪、腓肠肌痉挛、面神经麻痹、三叉神经痛、头痛等病症。

主治歌诀
跗阳头重癫痫久，外踝红肿腰腿痉。

1分钟学会保健按摩
用手指指腹用力按压。

力度	按摩方法	时长	功效
用力	按压法	1~3分钟	适用于急性腰扭伤、下肢瘫痪、腓肠肌痉挛、面神经麻痹、三叉神经痛、头痛等病症

1分钟学会艾灸
采用温和灸，将艾条点燃的一端对准穴位，距离皮肤3~5厘米施灸，以患者感到温热而无灼痛感为宜。灸10~15分钟，至皮肤出现红晕为度，每日1次或隔日1次。

艾灸方法	距离	时长	功效
温和灸	3~5厘米	10~15分钟	疏风散热，舒筋活络

穴位配伍治病

下肢痿痹　跗阳＋环跳（P292）＋委中（P185）

头痛　跗阳＋风池（P283）

昆仑

足腿红肿昆仑主

功效 → **疏散风热** **舒筋活络**

昆仑，广漠无垠；本穴物质为膀胱经经水的气化之气，性寒湿，由于足少阳、足阳明二经的外散之热作用，寒湿水气吸热后亦上行并充斥于天之天部，穴内的各个层次都有气血物存在，如广漠无垠之状，故名昆仑。

定位
位于足部外踝后方，在外踝尖与跟腱之间的凹陷处。

快速取穴
正坐垂足或俯卧，外踝尖与跟腱水平连线的中点处即是昆仑穴。

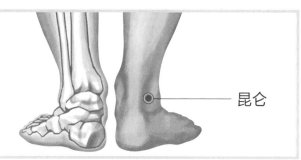

昆仑

主治： 后头痛、项痛、坐骨神经痛、神经性头痛、眩晕、下肢瘫痪、膝关节炎、膝关节周围软组织疾病、甲状腺肿大、脚气、鼻出血、胎盘滞留、痔疮等病症。

主治歌诀
足腿红肿昆仑主，兼治齿痛亦能安。

1分钟学会保健按摩
用手指指腹端按揉。

力度	按摩方法	时长	功效
适度	按揉法	1~3分钟	适用于坐骨神经痛、神经性头痛、眩晕、下肢瘫痪、膝关节炎、膝关节周围软组织疾病、甲状腺肿大、脚气、鼻出血、胎盘滞留、痔疮等病症

1分钟学会艾灸
采用温和灸，将艾条点燃的一端对准穴位，距离皮肤3~5厘米施灸，以患者感到温热而无灼痛感为宜。灸10~15分钟，至皮肤出现红晕为度，每日1次或隔日1次。

艾灸方法	距离	时长	功效
温和灸	3~5厘米	10~15分钟	疏散风热，舒筋活络

穴位配伍治病

项强 昆仑 + 风池（P283）+ 天柱（P157）+ 肩中俞（P144）+ 后溪（P134）

足跟痛 昆仑 + 太溪（P212）+ 丘墟（P301）+ 三阴交（P107）

仆参

舒筋活络治癫痫

功效 ➜ 强壮腰膝 舒筋活络

仆参者，奴仆参拜。仆参名意指膀胱经的水湿之气在此有少部分吸热上行，火热之气相对于本穴的寒湿水气来说就如奴仆一般，故名仆参。

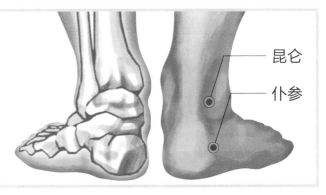

定位

位于足外侧部，外踝后下方，昆仑穴直下，跟骨外侧，赤白肉际处。

快速取穴

垂足着地或俯卧位，于昆仑直下，当跟部之赤白肉际凹陷处，便是仆参穴。

主治： 足跟痛、膝关节炎、下肢瘫痪、尿道炎、癫痫、鼻出血等病症。

主治歌诀
仆参主治胫痿弱，癫痫脚气筋痉错。

1分钟学会保健按摩

用手指指腹按压。

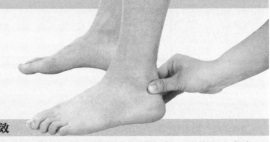

力度	按摩方法	时长	功效
适度	按压法	1~3分钟	适用于足跟痛、膝关节炎、下肢瘫痪、尿道炎、癫痫、鼻出血等病症

1分钟学会艾灸

采用温和灸，将艾条点燃的一端对准穴位，距离皮肤3~5厘米施灸。以患者感到温热而无灼痛感为宜。灸10~15分钟，至皮肤出现红晕为度，每日1次或隔日1次。

艾灸方法	距离	时长	功效
温和灸	3-5厘米	10~15分钟	舒筋活络，强壮腰膝

穴位配伍治病

癫痫 仆参＋水沟（P348）＋十宣（P388）

足跟痛 仆参＋昆仑（P201）＋太溪（P212）

申脉

安神通络利腰膝

功效 ▶ 安神通络 利腰膝

申，八卦中属金，此指穴内物质为肺金特性的凉湿之气；脉，脉气。本穴物质为来自膀胱经金门以下各穴上行的天部之气，其性偏热，与肺经气血同性，故名申脉。

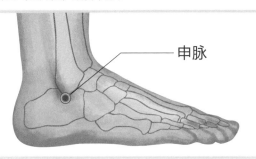

定位

位于足外侧部，外踝直下的凹陷中即是。

快速取穴

先找到外踝，外踝直下的凹陷中即是申脉穴。

申脉

主治：头痛、眩晕、失眠、癫痫、精神分裂症、脑血管病后遗症、腰肌劳损、下肢瘫痪、关节炎、踝关节扭伤等病症。

主治歌诀

昼发痓证治若何，金针申脉起沉疴。
上牙疼兮下足肿，亦针此穴自平和。

1分钟学会保健按摩

用手指指腹按压。

力度	按摩方法	时长	功效
适度	按压法	1~3分钟	适用于头痛、眩晕、失眠、癫痫、精神分裂症、脑血管病后遗症、腰肌劳损、下肢瘫痪、关节炎、踝关节扭伤等病症

1分钟学会艾灸

采用温和灸，将艾条点燃的一端对准穴位，距离皮肤3~5厘米施灸，以患者感到温热而无灼痛感为宜。灸10~15分钟，至皮肤出现红晕为度，每日1次或隔日1次。

艾灸方法	距离	时长	功效
温和灸	3~5厘米	10~15分钟	安神通络

穴位配伍治病

癫痫	申脉 + 涌泉（P210）+ 水沟（P348）

金门

通经活络治扭伤

金，肺性之气；门，出入的门户。本穴物质为膀胱经下部经脉上行的阳气，性温热，与肺金之气同性，故名金门。

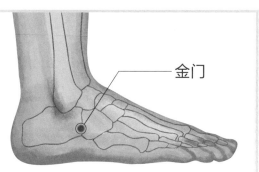

定位

位于足外侧，在外踝前缘直下，骰骨下缘处。

快速取穴

先确定外踝，再找到外踝关节的前缘，从前缘直下，直到足部外侧皮肤深浅交界处即是金门穴。

金门

主治： 癫痫、小儿惊风、头痛、耳聋、膝关节炎、踝扭伤、足跟痛、疝气等病症。

主治歌诀

仆参主治胫痿弱，癫痫脚气筋挛错。

1分钟学会保健按摩

用手指指腹按压。

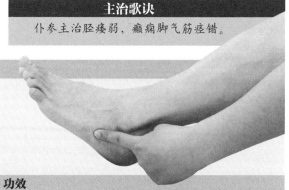

力度	按摩方法	时长	功效
适度	按压法	1~3分钟	适用于癫痫、小儿惊风、头痛、膝关节炎、踝扭伤、足跟痛、疝气等病症

1分钟学会艾灸

采用温和灸，将艾条点燃的一端对准穴位，距离皮肤3~5厘米施灸，以患者感到温热而无灼痛感为宜。灸10~15分钟，至皮肤出现红晕为度，每日1次或隔日1次。

艾灸方法	距离	时长	功效
温和灸	3~5厘米	10~15分钟	安神开窍，通经活络

穴位配伍治病

头痛 金门 + 申脉（P203）

耳聋 金门 + 足临泣（P302）+ 外关（P250）

癫痫、惊风 金门 + 水沟（P348）+ 中冲（P243）

京骨　清热镇痉止疼痛

功效 → 清热止痉　明目舒筋

京，古指人工筑起的高丘或园形的大谷仓；骨，属水。本穴物质为膀胱经吸热蒸升的水湿之气，性寒凉，在本穴为聚集之状，如同储存谷物的大仓，故名京骨。

定位
位于足外侧，第五跖骨粗隆前下方，赤白肉际处。

快速取穴
垂足着地或仰卧位，第五跖骨粗隆之前下缘赤白肉际处。

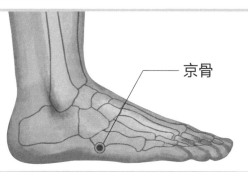

京骨

主治： 癫痫、腰痛、肩背痛、结膜炎、小儿惊风、头痛等病症。

主治歌诀
京骨镇痉止疼痛，太阳膀胱经不通。
心痛目眩又鼻衄，癫痫发热及足肿。

1分钟学会保健按摩
用手指指腹按压。

力度	按摩方法	时长	功效
适度	按压法	1~3分钟	适用于癫痫、腰痛、肩背痛、结膜炎、小儿惊风、头痛等病症

1分钟学会艾灸
采用温和灸，将艾条点燃的一端对准穴位，距离皮肤3~5厘米施灸，以患者感到温热而无灼痛感为宜。灸10~15分钟，至皮肤出现红晕为度，每日1次或隔日1次。

艾灸方法	距离	时长	功效
温和灸	3~5厘米	10~15分钟	清热止痉，明目舒筋

穴位配伍治病

颈椎病	京骨 + 后溪（P134）+ 风池（P283）+ 昆仑（P201）+ 夹脊（P382）

肺经
大肠经
胃经
脾经
心经
小肠经
膀胱经
肾经
心包经
三焦经
胆经
肝经
督脉
任脉
经外奇穴

束骨

束骨止痛效果著

功效 ➡ 舒筋活络　清热明目

束，捆、束缚；骨，属水。本穴物质为膀胱经上部经脉下行的寒湿水气和下部经脉上行的阳气，二气交会后聚集穴内既不能升亦不能降，如被束缚一般，故名束骨。

定位

位于足外侧，第五跖趾关节的后方，赤白肉际处。

快速取穴

垂足地或仰卧位，第五跖趾关节后缘赤白肉际处，便是束骨穴。

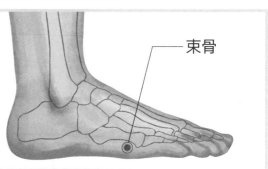

束骨

主治： 神经性头痛、头晕、癫痫、精神疾病、腰腿痛、耳聋、结膜炎、泪管狭窄、高血压、腓肠肌痉挛、肛门手术后疼痛等病症。

主治歌诀
束骨止痛效最著，头痛项强不能顾。 癫狂肛门术后痛，内眦赤烂及痔疮。

1分钟学会保健按摩

用手指指腹按压。

力度	按摩方法	时长	功效
适度	按压法	1~3分钟	适用于神经性头痛、头晕、癫痫、精神疾病、耳聋、结膜炎、泪管狭窄、高血压、腓肠肌痉挛、肛门手术后疼痛等病症

1分钟学会艾灸

采用温和灸，将艾条点燃的一端对准穴位，距离皮肤3~5厘米施灸，以患者感到温热而无灼痛感为宜。灸10~15分钟，至皮肤出现红晕为度，每日1次或隔日1次。

艾灸方法	距离	时长	功效
温和灸	3~5厘米	10~15分钟	舒经活络，清热明目

穴位配伍治病

头痛　束骨＋风池（P283）＋百会（P341）＋印堂（P346）＋太冲（P310）

腰腿痛　束骨＋大肠俞（P172）＋腰阳关（P324）＋委中（P185）＋昆仑（P201）

项强　束骨＋风池（P283）＋天柱（P157）＋后溪（P134）

足通谷

治疗头痛止哮喘

功效 ➡ 清热安神　清头明目

通，通道、通行；谷，肉之大会，两山中间的空旷之处。本穴物质一为膀胱经上部经脉下行的寒湿水气，二为至阴穴上传于此的天部湿热水气，二气交会后的运行变化主要是散热缩合冷降，冷降之水循膀胱经回流至阴穴，故名足通谷。

主治：头痛、哮喘、精神疾病、癫痫、颈椎病、慢性胃炎、功能性子宫出血等病症。

1分钟学会保健按摩

用手指指腹按压。

力度	按摩方法	时长	功效
适度	按压法	1~3分钟	适用于头痛、哮喘、精神疾病、癫痫、颈椎病、慢性胃炎、功能性子宫出血等病症

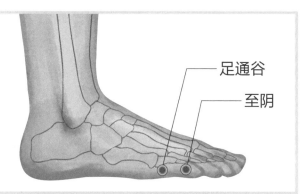

足通谷定位

位于足外侧，第五跖趾关节的前方，赤白肉际处。

至阴定位

位于足小趾末节外侧，距趾甲角0.1寸。

足通谷
至阴

至阴

至阴能矫胎不正

功效 ➡ 理气活血　清头明目

至，极；阴，寒，水。本穴物质为来自体内膀胱经的寒湿水气，它位于人体的最下部，是人体寒湿水气到达的极寒之地，故名至阴。

主治：胎位不正、难产、胎盘滞留、神经性头痛、脑血管病后遗症、尿潴留、遗精、结膜充血、鼻塞等病症。

1分钟学会保健按摩

用手指指腹按压、拿捏。

力度	按摩方法	时长	功效
适度	拿捏法	1~3分钟	适用于胎位不正、难产、胎盘滞留、神经性头痛、脑血管病后遗症、尿潴留、遗精、结膜充血、鼻塞等病症

肺经
大肠经
胃经
脾经
心经
小肠经
膀胱经
肾经
心包经
三焦经
胆经
肝经
督脉
任脉
经外奇穴

足少阴肾经

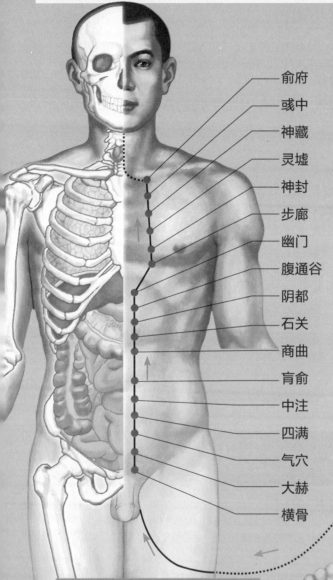

俞府
彧中
神藏
灵墟
神封
步廊
幽门
腹通谷
阴都
石关
商曲
肓俞
中注
四满
气穴
大赫
横骨

循行歌

足肾经脉属少阴，小趾斜趋涌泉心，
然骨之下内踝后，别入跟中腨内侵，
出腘内廉上股内，贯脊属肾膀胱临，
直者属肾贯肝膈，入肺循喉舌本寻。
支者从肺络心内，仍至胸中部分深。

穴位速记歌

足少阴肾二十七，涌泉然谷出太溪，
大钟水泉连照海，复溜交信筑宾立，
阴谷横骨趋大赫，气穴四满中注得，
肓俞商曲石关蹲，阴都通谷幽门值，
步廊神封出灵墟，神藏彧中俞府毕。

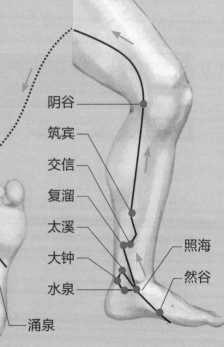

阴谷
筑宾
交信
复溜
太溪
大钟
水泉
涌泉
照海
然谷

主治病症速记歌

此经多气而少血，是动病饥不欲食，
喘嗽唾血喉中鸣，坐而欲起面如垢，
目视䀮䀮气不足，心悬如饥常惕惕；
所生病者为舌干，口热咽痛气贲逼，
股内后廉并脊疼，心肠烦痛疸而澼，
痿厥嗜卧体怠惰，足下热痛皆肾厥。

经脉循行

从足小趾下边开始，斜向足心，出于舟骨粗隆下，沿内踝之后，分支进入足跟中。上向小腿内，出腘窝内侧，上大腿内后侧，通过脊柱，属于肾，络于膀胱。

直行的主干从肾向上，通过肝、横膈，进入肺中，沿着喉咙，夹舌根旁。其支脉从肺出来，络于心，流注于胸中，接手厥阴心包经。

主治病症

月经不调、痛经、不孕、遗精、阳痿、二便不利等泌尿生殖系统疾病；咳喘、胸肋胀满、腹痛、吐泻、便秘等肠胃道疾病；目眩、耳鸣耳聋、咽喉肿痛、头痛等五官疾病；经脉循行所过处其他不适。

经络养生：腹部肾经要常推

"腹部肾经要常推，脚上肾经有宝贝，涌泉照海和太溪，生命之水'肾'上来。"肾经是阴经，走腹部，"腹部肾经要常推"就是说腹部的这段肾经应该经常推揉，以保持它的循行畅通、气血旺盛，腹部的肾经是距离腹中线任脉最近一条经络，用手掌或手握空拳，沿着正中线从心口至小腹上下推揉，推到的自然就是肾经。而脚上的肾经重点在于三个穴位，涌泉、照海和太溪，在自身保健中，应该以按揉穴位或者再加上艾灸等为主要的刺激方法。

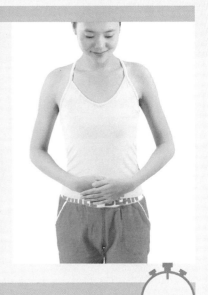

最佳经络养生时间：酉时肾经旺盛

酉时（17:00~19:00），此时肾经最旺。

肾对身体具有非常重要的作用，主要的功效就是藏精、繁衍以及调节情绪。酉时是一天中最好的阳气收藏时辰，并且这个时间点已经到了晚上，一天的工作学习已经完成，所以可以进行休息，在这个时辰千万不能够太过于劳累，不要伤筋动骨。

涌泉 苏厥开窍急救穴

功效 ➡ 苏厥开窍　益肾滋阴　平肝息风

涌，外涌而出；泉，泉水。本穴为肾经经脉的第一穴，它连通肾经的体内体表经脉，肾经体内经脉中的高温高压的水液由此外涌而出体表，故名涌泉。

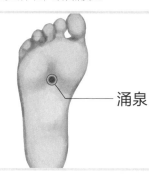

定位
位于足底部，卷足时足前部凹陷处，约在足底第二、第三跖趾缝纹头端与足跟连线的前1/3与后2/3交点上。

快速取穴
在仰卧位，足趾弯曲，足掌心前部正中凹陷处，约当足底前、中1/3交界，第2、第3跖趾关节稍后方即是涌泉穴。

涌泉

主治： 休克、晕车、脑出血、失眠、癔病、癫痫、精神疾病、小儿惊风、神经性头痛、舌骨肌麻痹、咽喉炎、急性扁桃体炎、胃痉挛、黄疸、遗尿、尿潴留、足底痛、下肢肌肉痉挛、子宫下垂、支气管炎、心肌炎、风疹等病症。

主治歌诀
涌泉主刺足心热，兼刺奔豚疝气痛。
血淋气痛疼难忍，金针泻动自安宁。

1分钟学会保健按摩
用手指指端按压。

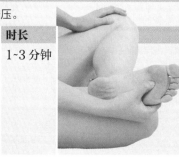

力度	按摩方法	时长	功效
适度	按压法	1~3分钟	适用于休克、晕车、脑出血、失眠、癔病、癫痫、精神疾病、小儿惊风、神经性头痛、舌骨肌麻痹、咽喉炎、急性扁桃体炎、胃痉挛、黄疸、遗尿、尿潴留、足底痛、下肢肌肉痉挛、子宫下垂、支气管炎、心肌炎、风疹等病症

1分钟学会艾灸
采用艾炷直接灸，施灸时，在穴位皮肤上先涂上一层凡士林，然后把艾炷放置在穴位上，使艾炷黏附在皮肤上，用火柴点燃，让其自燃。当艾炷燃近皮肤或有灼痛感时，用镊子移去未燃尽的艾炷，继续施第二壮。每次5~7壮，每日1~2次。

艾灸方法	数量	次数	功效
艾炷直接灸	5~7壮	每日1~2次	益肾滋阴，平肝息风

穴位配伍治病

癫痫	涌泉 + 百会（P341）+ 照海（P215）+ 申脉（P203）+ 水沟（人中）（P348）

然谷

固肾利尿又消炎

功效 ➡ **益肾补阳** **清热利湿**

然，燃；谷，两山所夹空隙。地部经水至本穴后水液大量气化水湿，经水如同被燃烧蒸发一般，故名然谷。

定位

位于足内侧缘，足舟骨粗隆下方，赤白肉际。

快速取穴

在脚的内侧缘，足舟骨隆起下方，皮肤颜色深浅交界处，即为然谷穴。

然谷

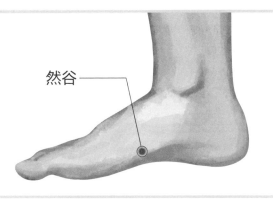

主治： 膀胱炎、尿道炎、睾丸炎、精液缺乏、遗尿、咽喉炎、扁桃体炎、月经不调、不孕症、心肌炎、阴部瘙痒、糖尿病等病症。

主治歌诀

然谷主治喉痹风，咯血足心热遗精。疝气温疟多渴热，兼治初生儿脐风。

1分钟学会保健按摩

用手指指腹端按压、揉。

力度	按摩方法	时长	功效
适度	按揉法	1~3分钟	适用于膀胱炎、尿道炎、睾丸炎、精液缺乏、遗尿、咽喉炎、扁桃体炎、月经不调、不孕症、心肌炎、阴部瘙痒、糖尿病等病症

1分钟学会艾灸

采用温和灸，将艾条点燃的一端对准穴位，距离皮肤3~5厘米施灸，以患者感到温热而无灼痛感为宜。灸10~15分钟，至皮肤出现红晕为度，每日1次或隔日1次。

艾灸方法	距离	时长	功效
温和灸	3~5厘米	10~15分钟	益肾补阳，清热利湿

穴位配伍治病

月经不调 然谷＋肾俞（P170）＋太溪（P212）＋关元（P355）＋三阴交（P107）

遗精 然谷＋肾俞（P170）＋志室（P193）

太溪　　益肾壮阳治消渴

功效 ➡ **滋阴益肾**　**壮阳强腰**

太，大；溪，溪流。肾经水液至本穴后，冷降水液形成了较为宽大的浅溪，故名太溪。

定位

位于足内侧，内踝后方，在内踝尖与跟腱之间的凹陷处。

快速取穴

内踝隆起的最高点即为内踝尖。从脚后跟向上，在足踝后部摸到粗大的肌腱，即为跟腱。内踝尖与跟腱之间，其凹陷处即是。

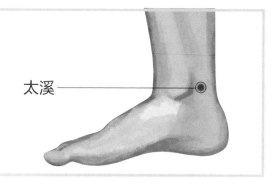

太溪

主治： 肾炎、膀胱炎、遗精、遗尿、肺气肿、支气管炎、哮喘、慢性喉炎、口腔炎、耳鸣、下肢瘫痪、足跟痛、腰肌劳损、心内膜炎、神经衰弱、呃逆等病症。

1分钟学会保健按摩

用手指指腹端按压、揉。

力度	按摩方法	时长	功效
适度	按揉法	1~3分钟	适用于肾炎、膀胱炎、遗精、遗尿、肺气肿、支气管炎、哮喘、慢性喉炎、口腔炎、耳鸣、下肢瘫痪、足跟痛、腰肌劳损、心内膜炎、神经衰弱、呃逆等病症

1分钟学会艾灸

采用温和灸，将艾条点燃的一端对准穴位，距离皮肤3~5厘米施灸，以患者感到温热而无灼痛感为宜。灸10~15分钟，至皮肤出现红晕为度，每日1次或隔日1次。

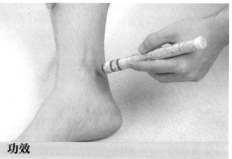

艾灸方法	距离	时长	功效
温和灸	3~5厘米	10~15分钟	滋阴益肾，壮阳强腰

穴位配伍治病

足跟痛	太溪 + 昆仑（P201）
高血压	太溪 + 百会（P341）+ 曲池（P50）+ 太冲（P310）

大钟

益肾平喘通二便

功效 ➡ 益肾平喘　调理二便

　　大，巨大；钟，古指编钟，为一种乐器，其声浑厚洪亮。地部经水在本穴的运行为从高处流落低处，如瀑布落下一般，声如洪钟，故名大钟。

定位
　　位于足内侧，内踝后下方，跟腱附着部的内侧前方凹陷处。

快速取穴
　　先找到太溪穴，在太溪穴的后下方，从太溪向下摸到足后跟的骨头，其内侧前方凹陷处，即为大钟穴。

大钟 ——

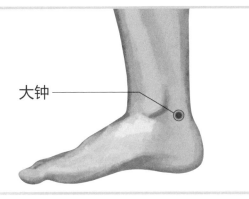

主治： 神经衰弱、精神疾病、痴呆、癫病、尿潴留、哮喘、咯血、咽痛、月经不调、足跟痛、便秘等病症。

主治歌诀
大钟益肾通二便，二便不利经延迟。
痴呆嗜卧心烦闷，气喘腰痛是真言。

1分钟学会保健按摩
用手指指腹按压。

力度	按摩方法	时长	功效
适度	按压法	1~3分钟	适用于神经衰弱、精神疾病、痴呆、癫病、尿潴留、哮喘、咽痛、足跟痛、便秘等病症

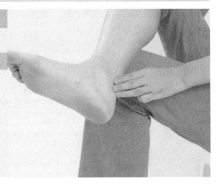

1分钟学会艾灸
　　采用温和灸，将艾条点燃的一端对准穴位，距离皮肤3~5厘米施灸，以患者感到温热而无灼痛感为宜。灸10~15分钟，至皮肤出现红晕为度，每日1次或隔日1次。

艾灸方法	距离	时长	功效
温和灸	3~5厘米	10~15分钟	益肾平喘，调理二便

穴位配伍治病

咯血　大钟＋孔最（P35）＋尺泽（P34）＋鱼际（P38）

月经不调　大钟＋肾俞（P170）＋关元（P355）＋三阴交（P107）

水泉　　清热益肾善调经

水，水液；泉，水潭。本穴物质为大钟穴传来的地部经水，在本穴聚集后如同水潭，故名水泉。

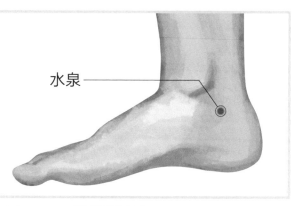

定位
位于足内侧，内踝后下方，在太溪穴直下1寸（指寸），跟骨结节的内侧凹陷处。

快速取穴
找到太溪穴，在太溪穴直下1寸即是水泉穴。

主治： 月经不调、闭经、月经过少、子宫脱垂、足跟痛、不孕症、近视等病症。

主治歌诀
水泉清热善通经，目昏经闭尿不行。

1分钟学会保健按摩

用手指指腹按压。

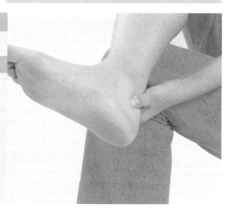

力度	按摩方法	时长	功效
适度	按压法	1~3分钟	适用于月经不调、闭经、月经过少、子宫脱垂、足跟痛、不孕症、近视等病症

1分钟学会艾灸

采用温和灸，将艾条点燃的一端对准穴位，距离皮肤3~5厘米施灸，以患者感到温热而无灼痛感为宜。灸10~15分钟，至皮肤出现红晕为度，每日1次或隔日1次。

艾灸方法	距离	时长	功效
温和灸	3~5厘米	10~15分钟	清热益肾，通经活络

穴位配伍治病
月经不调　水泉 + 三阴交（P107） + 关元（P355）

照海

滋阴清热调月经

功效 → 滋阴清热　调经止痛

照，照射；海，大水。地部经水至本穴后形成为一个较大水域，水域平静如镜，较多地接收受天部照射的热能而大量蒸发水液，故名照海。

定位
位于足内侧，内踝尖下方凹陷处。

快速取穴
在足内侧，在内踝尖下方凹陷处便是照海穴。

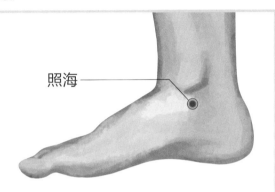

照海

主治： 急性扁桃体炎、慢性咽喉炎、神经衰弱、癔病、癫痫、失眠、子宫脱垂、月经不调等病症。

主治歌诀

照海穴治夜发痓，兼疗消渴便不通。

1分钟学会保健按摩

用手指指腹按压。

力度	按摩方法	时长	功效
适度	按压法	1~3分钟	适用于急性扁桃体炎、慢性咽喉炎、神经衰弱、癔病、癫痫、失眠、子宫脱垂、月经不调等病症

1分钟学会艾灸

采用温和灸，将艾条点燃的一端对准穴位，距离皮肤3~5厘米施灸，以患者感到温热而无灼痛感为宜。灸10~15分钟，至皮肤出现红晕为度，每日1次或隔日1次。

艾灸方法	距离	时长	功效
温和灸	3-5厘米	10~15分钟	滋阴清热，调经止痛

穴位配伍治病

咽炎	照海＋内庭（P98）＋少商（P39）＋鱼际（P38）
癫痫	照海＋百会（P341）＋涌泉（P210）＋申脉（P203）＋水沟（人中）（P348）

肺经
大肠经
胃经
脾经
心经
小肠经
膀胱经
肾经
心包经
三焦经
胆经
肝经
督脉
任脉
经外奇穴

复溜　补肾利水调汗液

功效 → **补肾益气**　**温阳利水**

复，再；溜，悄悄地散失。肾经的水湿之气上行至本穴后因其此再次吸收天部之热而蒸升，气血的散失如溜走一般，故名复溜。

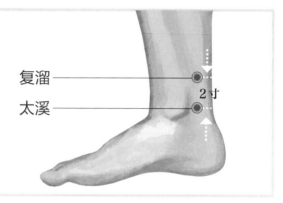

定位

位于小腿内侧，太溪穴直上2寸，跟腱的前方。

快速取穴

找到太溪穴，其直上2寸，跟腱的前方即为复溜穴。

复溜
太溪
2寸

主治： 肾炎、睾丸炎、泌尿系感染、小儿麻痹后遗症、脊髓炎、功能性子宫出血、腹膜炎、痔疮、腰肌劳损等病症。

> **主治歌诀**
> 复溜利水调汗液，汗出不止阳虚越。
> 足痿脚气腰脊痛，水肿口干腹鸣泄。

1分钟学会保健按摩

用手指指端按压、揉。

力度	按摩方法	时长	功效
适度	按压法	1~3分钟	适用于肾炎、睾丸炎、泌尿系感染、小儿麻痹后遗症、脊髓炎、功能性子宫出血、腹膜炎、痔疮、腰肌劳损等病症

1分钟学会艾灸

采用温和灸，将艾条点燃的一端对准穴位，距离皮肤3~5厘米施灸，以患者感到温热而无灼痛感为宜。灸10~15分钟，至皮肤出现红晕为度，每日1次或隔日1次。

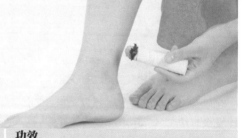

艾灸方法	距离	时长	功效
温和灸	3~5厘米	10~15分钟	补肾益气，温阳利水

穴位配伍治病

盗汗	复溜＋合谷（P44）

交信

益肾调经通二便

功效 ➡ **益肾调经** **升清降浊**

交，交流、交换；信，信息。本穴物质为复溜穴传来的水湿之气，因其吸热扬散而质轻，因此从本穴外走脾经气血所在的天部层次，故名交信。

主治: 月经不调、功能性子宫出血、子宫收缩不全、尿潴留、泌尿系感染、睾丸炎、便秘、痢疾、肠炎、脊髓炎、下肢内侧痛等病症。

1分钟学会保健按摩

用手指指腹端轻轻按压。

力度	按摩方法	时长	功效
适度	按揉法	1~3分钟	适用于月经不调、功能性子宫出血、子宫收缩不全、尿潴留、泌尿系感染、睾丸炎、便秘、痢疾、肠炎、脊髓炎、下肢内侧痛等病症

交信定位

位于小腿内侧，在太溪穴直上2寸，复溜穴前0.5寸，胫骨内侧缘的后方。

筑宾定位

位于小腿内侧，在太溪穴与阴谷穴的连线上，太溪穴上5寸，腓肠肌肌腹的内下方。

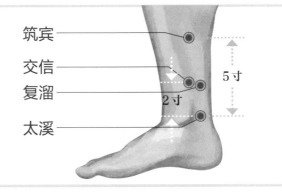

筑宾　交信　复溜　太溪　5寸　2寸

筑宾

泄热解毒调下焦

功效 ➡ **调理下焦** **泄热解毒**

筑，通祝，为庆祝之意；宾，宾客。本穴物质为三阴交穴传来的凉湿水气，性同肺金之气，由此传入肾经后为肾经所喜庆，本穴受此气血如待宾客，故名筑宾。

主治： 精神疾病、癫痫、泌尿系感染、肾炎、膀胱炎、睾丸炎、神经性呕吐、小儿胎毒、腓肠肌痉挛等病症。

1分钟学会保健按摩

用手指指端按压、揉。

力度	按摩方法	时长	功效
适度	按揉法	1~3分钟	适用于精神疾病、癫痫、泌尿系感染、肾炎、膀胱炎、睾丸炎、神经性呕吐、小儿胎毒、腓肠肌痉挛等病症

阴谷

益肾调经止病痛

功效 ➤ **益肾调经** **理气止痛**

阴，阴性水湿；谷，肉之大会，两山所夹空隙。本穴物质为筑宾穴传来的水湿之气，行至本穴后聚集为水湿云气，水湿云气性寒冷，故名阴谷。

定位

位于腘窝内侧，屈膝时，在半腱肌肌腱与半膜肌肌腱之间。

快速取穴

屈膝，膝盖后面的横纹为腘横纹。在腘横纹内侧端，屈膝时可以摸到腘窝处的一条明显的肌腱，在肌腱内侧部，即为阴谷穴。

阴谷 —

主治： 泌尿系感染、阳痿、遗精、阴茎痛、阴道炎、外阴炎、功能性子宫出血、胃炎、肠炎、癫痫等病症。

主治歌诀

阴谷舌纵口流涎，腹胀烦满小便难。
疝痛阴痿及痹病，妇人漏下亦能痊。

1分钟学会保健按摩

用手指指腹端按压。

力度	按摩方法	时长	功效
适度	按压法	1~3分钟	适用于泌尿系感染、阳痿、遗精、阴茎痛、阴道炎、外阴炎、功能性子宫出血、胃炎、肠炎、癫痫等病症

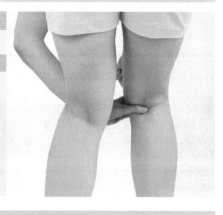

1分钟学会艾灸

采用温和灸，将艾条点燃的一端对准穴位，距离皮肤3~5厘米施灸，以患者感到温热而无灼痛感为宜。灸10~15分钟，至皮肤出现红晕为度，每日1次或隔日1次。

艾灸方法	距离	时长	功效
温和灸	3~5厘米	10~15分钟	益肾调经，理气止痛

穴位配伍治病

盗汗	阴谷 + 肾俞（P170）

横骨

益肾消炎治早泄

功效 → 益肾　调理下焦

横骨为耻骨之古称，此穴在横骨上缘，故名横骨。

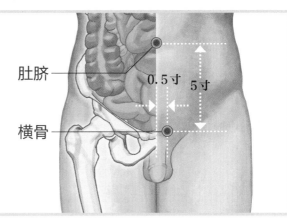

定位

位于下腹部，在脐中下5寸，前正中线旁开0.5寸。

快速取穴

取平卧位，充分暴露下腹部，肚脐中央为脐中。脐中下5寸，旁开0.5寸，即为横骨穴。

肚脐

横骨

0.5寸　5寸

主治： 尿道炎、尿潴留、遗尿、遗精、阳痿、睾丸炎、盆腔炎、附件炎、闭经、月经不调、角膜炎等病症。

1分钟学会保健按摩

用手指指腹端按压。

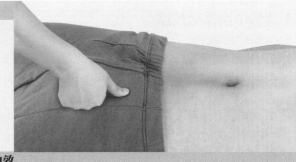

力度	按摩方法	时长	功效
适度	按压法	1~3分钟	适用于尿道炎、尿潴留、遗尿、遗精、阳痿、睾丸炎、盆腔炎、附件炎、闭经、月经不调、角膜炎等病症

1分钟学会艾灸

采用温和灸，将艾条点燃的一端对准穴位，距离皮肤3~5厘米施灸，以患者感到温热而无灼痛感为宜。灸10~15分钟，至皮肤出现红晕为度，每日1次或隔日1次。

艾灸方法	距离	时长	功效
温和灸	3-5厘米	10-15分钟	调理下焦

穴位配伍治病

早泄	横骨 + 三阴交（P107）+ 关元（P355）

大赫 益肾助阳治遗精

功效 ➡️ 益肾 调经止带

　　大，盛；赫，红如火烧十分显耀。本穴物质为体内冲脉外出的高温高压水湿之气，因其高温而如火烧一般显耀，因其高压而气强劲盛大，故名大赫。

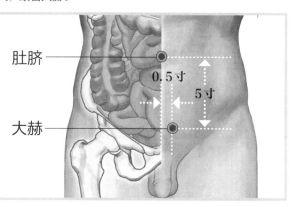

定位
　　位于下腹部，在脐中下4寸，前正中线旁开0.5寸。

肚脐

0.5寸

5寸

快速取穴
　　取横骨穴，往上1寸即为大赫穴。

大赫

主治：遗精、早泄、阳痿、睾丸炎、月经不调、盆腔炎等病症。

主治歌诀
呕吐吞酸灸日月，大赫专治病遗精。

1分钟学会保健按摩
用手指指腹端按压。

力度	按摩方法	时长	功效
适度	按压法	1~3分钟	适用于遗精、早泄、阳痿、睾丸炎、月经不调、盆腔炎等病症

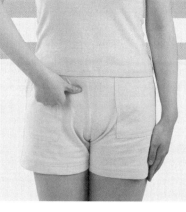

1分钟学会艾灸
　　采用温和灸，将艾条点燃的一端对准穴位，距离皮肤3~5厘米施灸，以患者感到温热而无灼痛感为宜。灸10~15分钟，至皮肤出现红晕为度，每日1次或隔日1次。

艾灸方法	距离	时长	功效
温和灸	3~5厘米	10~15分钟	调经止带

穴位配伍治病

月经不调	大赫＋中脘（P363）＋气海（P171）＋大巨（P82）

气穴

补益冲任暖宫胞

功效 ➡ **补益冲任** **益肾暖胞**

本穴物质为大赫穴传来的高温高压水气，至本穴后，快速强劲的高温高压水气势弱缓行并扩散为温热之性的气态物，故名气穴。

主治： 泌尿系感染、遗精、阳痿、肾炎、月经不调、不孕症、腹泻、角膜炎等病症。

1分钟学会保健按摩

用手指指腹端按压。

力度	按摩方法	时长	功效
适度	按压法	1~3分钟	适用于泌尿系感染、遗精、阳痿、肾炎、月经不调、不孕症、腹泻、角膜炎等病症

气血定位

位于下腹部，在脐中下3寸，前正中线旁开0.5寸。

四满定位

位于下腹部，在脐中下2寸，前正中线旁开0.5寸。

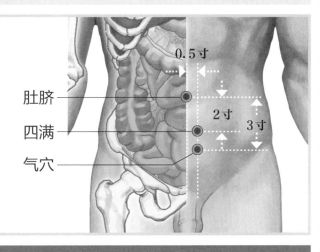

肚脐
四满
气穴
0.5寸
2寸
3寸

四满

调经理气利水肿

功效 ➡ **理气调经** **利水消肿**

四，四面八方；满，充斥、充满。本穴物质为气穴穴传来的热性水气，水气上行至此后热散冷凝化为雾状水滴并充满穴周，故名四满。

主治： 妇产科疾病如痛经、月经不调以及遗精、疝气、肠炎、痢疾等病症。

1分钟学会保健按摩

用手指指腹端按压。

力度	按摩方法	时长	功效
适度	按压法	1~3分钟	适用于妇产科疾病如痛经、月经不调以及遗精、疝气、肠炎、痢疾等病症

中注　健脾利湿调月经

功效 → 调经止带　健脾利湿

中，与外相对，指里部；注，注入。本穴物质为四满穴传来水津湿气，至本穴后则散热冷降为地部经水并由本穴的地部孔隙注入体内，故名中注。

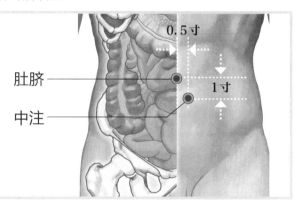

定位

位于下腹部，在脐中下1寸，前正中线旁开0.5寸。

快速取穴

从肚脐直下量1寸，再从前正中线向旁边量0.5寸，即为中注穴。

主治： 月经不调、卵巢炎、输卵管炎、睾丸炎、肠炎、腹痛、便秘、腰痛、结膜炎等病症。

1分钟学会保健按摩

用手指指腹端按压。

力度	按摩方法	时长	功效
适度	按压法	1~3分钟	适用于月经不调、卵巢炎、输卵管炎、睾丸炎、肠炎、腹痛、便秘、腰痛、结膜炎等病症

1分钟学会艾灸

采用温和灸，将艾条点燃的一端对准穴位，距离皮肤3~5厘米施灸，以患者感到温热而无灼痛感为宜。灸10~15分钟，至皮肤出现红晕为度，每日1次或隔日1次。

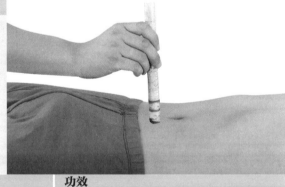

艾灸方法	距离	时长	功效
温和灸	3~5厘米	10~15分钟	调经止带，健脾利湿

穴位配伍治病
月经不调　中注＋三阴交（P107）＋次髎（P179）

肓俞

润肠通便又消炎

功效 → 理气止痛　润肠通便

肓，心下膈膜，此指穴内物质为膏脂之类；俞，输。本穴物质为来自胞宫中的膏脂之物，膏脂之物由本穴的地部孔隙外输体表，故名肓俞。

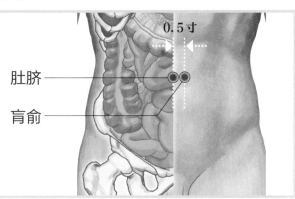

定位

位于腹中部，在脐中旁开0.5寸。

快速取穴

找到脐中，脐中旁开0.5寸即为肓俞穴。

图中标注：0.5寸　肚脐　肓俞

主治：胃痉挛、肠炎、痢疾、习惯性便秘、肠麻痹、尿道炎、膀胱炎、角膜炎等病症。

1分钟学会保健按摩

用手指指端垂直按压。

力度	按摩方法	时长	功效
适度	按压法	1~3分钟	适用于胃痉挛、肠炎、痢疾、习惯性便秘、肠麻痹、尿道炎、膀胱炎、角膜炎等病症

1分钟学会艾灸

采用温和灸，将艾条点燃的一端对准穴位，距离皮肤3~5厘米施灸，以患者感到温热而无灼痛感为宜。灸10~15分钟，至皮肤出现红晕为度，每日1次或隔日1次。

艾灸方法	距离	时长	功效
温和灸	3-5厘米	10~15分钟	理气止痛，润肠通便

穴位配伍治病

便秘、泄泻	肓俞 + 天枢（P80）+ 足三里（P90）

商曲　　健脾和胃治痉挛

功效 ➡ **健脾和胃　消积止痛**

商，漏刻；曲，隐秘。本穴物质为肓俞以下各穴上行的水湿之气，至本穴后散热冷缩，少部分水气吸热后特经上行，如从漏刻中传出不易被人觉察，故名商曲。

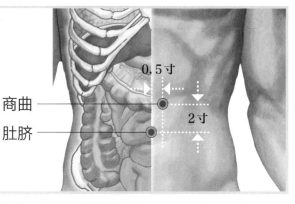

定位

位于上腹部，在脐中上2寸，前正中线旁开0.5寸。

快速取穴

充分暴露腹部，在脐中上2寸，前正中线旁开0.5寸处，便是商曲穴。

0.5寸
2寸

商曲
肚脐

主治： 胃炎、胃痉挛、胃下垂、肠炎、痢疾、便秘等病症。

1分钟学会保健按摩

用手指指腹端按压。

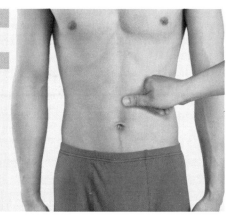

力度	按摩方法	时长	功效
适度	按压法	1~3分钟	适用于胃炎、胃痉挛、胃下垂、肠炎、痢疾、便秘等病症

1分钟学会艾灸

采用温和灸，将艾条点燃的一端对准穴位，距离皮肤3~5厘米施灸，以患者感到温热而无灼痛感为宜。灸10~15分钟，至皮肤出现红晕为度，每日1次或隔日1次。

艾灸方法	距离	时长	功效
温和灸	3~5厘米	10~15分钟	健脾和胃，消积止痛

穴位配伍治病

胃痛、腹痛	商曲＋中脘（P363）＋足三里（P90）
便秘	商曲＋支沟（P251）

石关

攻坚消满通便秘

功效 → **攻坚消满　升清降浊**

石，肾所主的水；关，关卡。本穴物质为商曲穴传来的水湿之气，至本穴后散热冷降为地部水液，地部水液不能循肾经上行，故名石关。

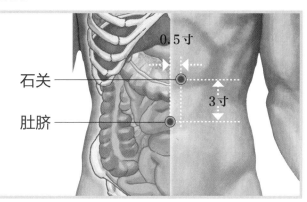

定位
位于上腹部，在脐中上3寸，前正中线旁开0.5寸。

快速取穴
取商曲穴，其直上1寸处便是石关穴。

石关

肚脐

0.5寸

3寸

主治： 胃痉挛、便秘、肠炎、食管痉挛、盆腔炎、不孕症、痛经、结膜充血、泌尿系感染等病症。

1分钟学会保健按摩

用手指指端按压。

力度	按摩方法	时长	功效
适度	按压法	1~3分钟	适用于胃痉挛、便秘、肠炎、食管痉挛、盆腔炎、不孕症、痛经、结膜充血、泌尿系感染等病症

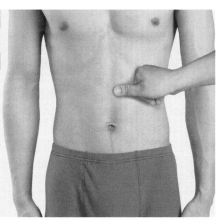

1分钟学会艾灸

采用温和灸，将艾条点燃的一端对准穴位，距离皮肤3~5厘米施灸，以患者感到温热而无灼痛感为宜。灸10~15分钟，至皮肤出现红晕为度，每日1次或隔日1次。

艾灸方法	距离	时长	功效
温和灸	3~5厘米	10~15分钟	攻坚消满，升清降浊

穴位配伍治病

胃痛、腹痛	石关 + 内关（P241）+ 足三里（P90）

阴都

功效	➡	调理肠胃	宽胸降逆

阴，阴凉水湿；都，都市。本穴物质为石关穴吸热上行的水湿之气，至本穴后为云集之状，穴外气血不断地聚集本穴同时又不断地向外疏散，本穴如有都市的聚散作用，故名阴都。

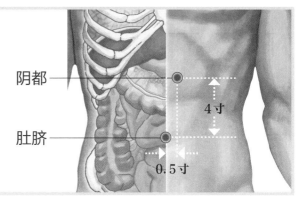

定位

位于上腹部，在脐中上4寸，前正中线旁开0.5寸。

快速取穴

取石关穴，其直上1寸处便是阴都穴。

主治： 急慢性胃炎、肠炎、便秘、不孕症等病症。

1分钟学会保健按摩

用手指指端按压。

力度	按摩方法	时长	功效
适度	按压法	1~3分钟	适用于急慢性胃炎、肠炎、便秘、不孕症等病症

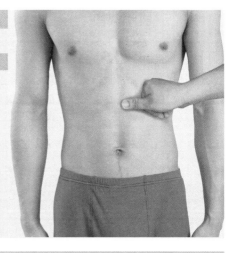

1分钟学会艾灸

采用温和灸，将艾条点燃的一端对准穴位，距离皮肤3~5厘米施灸，以患者感到温热而无灼痛感为宜。灸10~15分钟，至皮肤出现红晕为度，每日1次或隔日1次。

艾灸方法	距离	时长	功效
温和灸	3~5厘米	10~15分钟	调理肠胃，宽胸降逆

穴位配伍治病	
腹胀、腹痛	阴都＋建里（P362）＋足三里（P90）

腹通谷

健脾和胃助消化

功效 ➡ 健脾和胃　宽胸养心

腹，指本穴位于腹部；通，通道、通孔；谷，两山间的凹陷处。本穴物质为阴都穴传来的水湿之气，至本穴后散热冷降而成为地部经水，经水由本穴的地部孔隙注入地之地部，故名腹通谷。

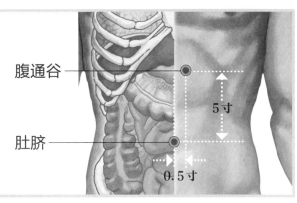

定位
位于上腹部，在脐中上5寸，前正中线旁开0.5寸。

快速取穴
取阴都穴，其直上1寸处便是腹通谷穴。

腹通谷

肚脐

5寸

0.5寸

主治： 急慢性胃炎、消化不良、胃扩张、神经性呕吐、肋间神经痛、肺气肿、哮喘、心悸、心绞痛、结膜充血等病症。

1分钟学会保健按摩

用手指指端按压。

力度	按摩方法	时长	功效
适度	按压法	1~3分钟	适用于急慢性胃炎、消化不良、胃扩张、神经性呕吐、肋间神经痛、肺气肿、哮喘、心悸、心绞痛、结膜充血等病症

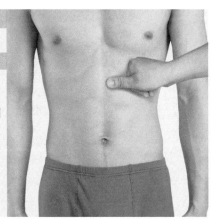

1分钟学会艾灸

采用温和灸，将艾条点燃的一端对准穴位，距离皮肤3~5厘米施灸，以患者感到温热而无灼痛感为宜。灸10~15分钟，至皮肤出现红晕为度，每日1次或隔日1次。

艾灸方法	距离	时长	功效
温和灸	3~5厘米	10~15分钟	健脾和胃，宽胸养心

穴位配伍治病

胃痛	腹通谷＋天枢（P80）＋足三里（P90）

幽门

健脾和胃止呕吐

功效 → **健脾和胃** **降逆止呕**

幽，深长、隐秘或阴暗的通道；门，出入的门户。本穴物质为腹通谷穴传来的寒湿水气，因其性寒湿滞重，至本穴后，在外部传入之热的作用下只有极少部分水湿循经上行，肾经冲脉气血从此由寒湿之性转而变温热之性，故名幽门。

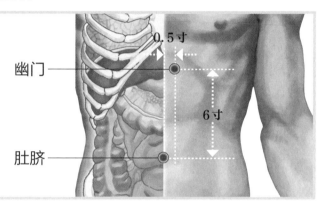

定位

位于上腹部，在脐中上6寸，前正中线旁开0.5寸。

幽门

0.5寸

6寸

快速取穴

取腹通谷穴，其直上1寸处便是幽门穴。

肚脐

主治： 慢性胃炎、胃溃疡、神经性呕吐、乳腺炎、乳汁缺乏、妊娠呕吐等病症。

1分钟学会保健按摩

用手指指端按压。

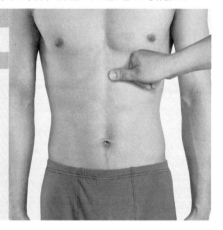

力度	按摩方法	时长	功效
适度	按压法	1~3分钟	适用于慢性胃炎、胃溃疡、神经性呕吐、乳腺炎、乳汁缺乏、妊娠呕吐等病症

1分钟学会艾灸

采用温和灸，将艾条点燃的一端对准穴位，距离皮肤3~5厘米施灸，以患者感到温热而无灼痛感为宜。灸10~15分钟，至皮肤出现红晕为度，每日1次或隔日1次。

艾灸方法	距离	时长	功效
温和灸	3~5厘米	10~15分钟	健脾和胃，降逆止呕

穴位配伍治病

胃痛	幽门＋内关（P241）

步廊

宽胸理气止咳喘

功效 ➡ **宽胸理气**　**止咳平喘**

步，步行；廊，走廊。本穴物质为幽门穴传来的寒湿水气，至本穴后，水气吸热胀散化风而行，风气吹刮地部的脾土微粒滚动向上，如人在走廊中行走一般，故名步廊。

定位

位于胸部，在第五肋间隙，前正中线旁开2寸。

快速取穴

先找到第五肋间隙，将第五肋间隙设为X 轴；再于前正中线旁开2 寸处做垂直线，设为Y 轴，两轴相交处便是步廊穴。

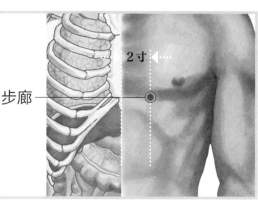

步廊　2寸

主治： 支气管炎、哮喘、肋间神经痛、嗅觉减退、鼻炎、胃炎等病症。

1分钟学会保健按摩

用手指指端按压。

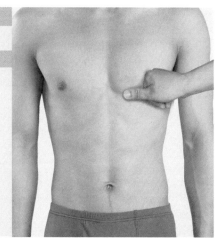

力度	按摩方法	时长	功效
适度	按压法	1~3分钟	适用于支气管炎、哮喘、肋间神经痛、嗅觉减退、鼻炎、胃炎等病症

1分钟学会艾灸

采用温和灸，将艾条点燃的一端对准穴位，距离皮肤3~5厘米施灸，以患者感到温热而无灼痛感为宜。灸10~15分钟，至皮肤出现红晕为度，每日1次或隔日1次。

艾灸方法	距离	时长	功效
温和灸	3~5厘米	10~15分钟	宽胸理气

穴位配伍治病

胃痛	步廊＋中脘（P363）

神封 宽胸理肺治肺炎

功效 ➡ **宽胸理肺** **降逆止呕**

神，与鬼相对，指穴内的物质为天部之气；封，封堵。本穴物质为步廊穴传来的水湿风气，至本穴后，水湿风气势弱缓行并散热冷缩，大部分冷缩之气不能循经上行，如被封堵一般，故名神封。

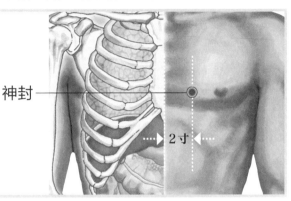

定位

位于胸部，在第四肋间隙，前正中线旁开2寸。

快速取穴

先找到第四肋间隙，当前正中线旁开2寸处即是神封穴。

神封 —— ◀▶ 2寸 ◀

主治： 肺炎、支气管炎、哮喘、胸膜炎、心动过速、乳腺炎等病症。

1分钟学会保健按摩

用手指指端按压。

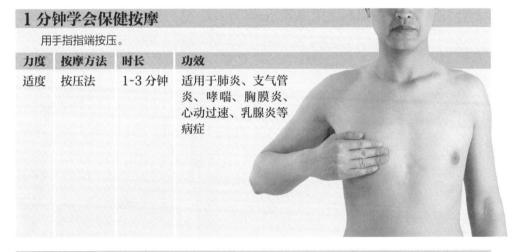

力度	按摩方法	时长	功效
适度	按压法	1~3分钟	适用于肺炎、支气管炎、哮喘、胸膜炎、心动过速、乳腺炎等病症

1分钟学会艾灸

采用温和灸，将艾条点燃的一端对准穴位，距离皮肤3~5厘米施灸，以患者感到温热而无灼痛感为宜。灸10~15分钟，至皮肤出现红晕为度，每日1次或隔日1次。

艾灸方法	距离	时长	功效
温和灸	3~5厘米	10~15分钟	宽胸理肺，降逆止呕

穴位配伍治病

胸肋疼痛	神封＋内关（P241）

灵墟

疏肝宽胸平哮喘

功效 ➡ **疏肝宽胸** **肃降肺气**

灵，神灵，与鬼相对，所指为天部之气；墟，土丘或故城遗址，指穴内物质空虚荒芜。水气至本穴后因受热而蒸升于上，穴内气血如同废墟一般，故名灵墟。

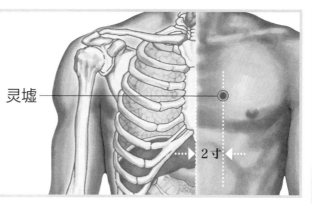

定位

位于胸部，在第三肋间隙，前正中线旁开2寸。

快速取穴

先找到第三肋间隙，当前正中线旁开2寸处即是灵墟穴。

灵墟

2寸

主治： 支气管炎、哮喘、肋间神经痛、嗅觉减退、鼻炎、食欲不振、胸膜炎、乳腺炎等病症。

1分钟学会保健按摩

用手指指端按压。

力度	按摩方法	时长	功效
适度	按压法	1~3分钟	适用于支气管炎、哮喘、肋间神经痛、嗅觉减退、鼻炎、食欲不振、胸膜炎、乳腺炎等病症

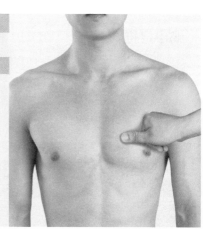

1分钟学会艾灸

采用温和灸，将艾条点燃的一端对准穴位，距离皮肤3~5厘米施灸，以患者感到温热而无灼痛感为宜。灸10~15分钟，至皮肤出现红晕为度，每日1次或隔日1次。

艾灸方法	距离	时长	功效
温和灸	3~5厘米	10~15分钟	疏肝宽胸，肃降肺气

穴位配伍治病

乳痈	灵墟＋膻中（P368）

神藏 降逆平喘治感冒

功效 ➡ **宽胸理气** **降逆平喘**

神，与鬼相对，所指为天部之气；藏，收藏，指气血物质由穴外汇入穴内。由于肾经部经脉无物传至本穴，经穴之外天部的冷缩水气因之汇入穴内，本穴如同神气的收藏之地，故名神藏。

主治：感冒、支气管炎、支气管哮喘、肋间神经痛、呃逆、胸膜炎、消化不良等病症。

1分钟学会保健按摩

用手指指端按压。

力度	按摩方法	时长	功效
适度	按压法	1~3分钟	适用于感冒、支气管炎、支气管哮喘、肋间神经痛、呃逆、胸膜炎、消化不良等病症

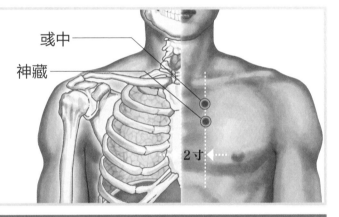

神藏定位
位于胸部，在第二肋间隙，前正中线旁开2寸。

或中定位
位于胸部，在第一肋间隙，前正中线旁开2寸。

或中

神藏

2寸

或中 宽胸理气止咳痰

功效 ➡ **宽胸理气** **止咳化痰**

或，茂盛的样子；中，与外相对，指穴之内部。本穴物质为神藏穴上传的水气，至本穴后，水气吸热而化为充盛于穴内的阳气，肾经气血在此重又恢复其茂盛之状，故名或中。

主治：支气管炎、肋间神经痛、呃逆、胸膜炎、食欲不振等病症。

1分钟学会保健按摩

用手指指端按压。

力度	按摩方法	时长	功效
适度	按压法	1~3分钟	适用于支气管炎、肋间神经痛、呃逆、胸膜炎、食欲不振等病症

人体经络穴位使用速查全书

俞府

和胃降逆治咽炎

功效 ➡ 和胃降逆　止咳平喘

　　俞，输；府，体内脏腑。本穴是肾经体内经脉与体表经脉在人体上部的交会点，或中穴传来的湿热水气在本穴散热冷凝归降地部后由本穴的地部孔隙注入肾经的体内经脉，气血的流注方向是体内脏腑，故名俞府。

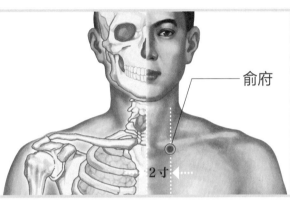

定位

　　位于胸部，在锁骨下缘，前正中线旁开2寸。

快速取穴

　　取平卧位，充分暴露胸部，当锁骨下缘，前正中线旁开2寸处，即为俞府穴。

俞府

2寸

主治：支气管炎、哮喘、呼吸困难、神经性呕吐、食欲不振、胸膜炎等病症。

1分钟学会保健按摩

用手指指端按压。

力度	按摩方法	时长		功效
适度	按压法	1~3分钟		适用于支气管炎、哮喘、呼吸困难、神经性呕吐、食欲不振、胸膜炎等病症

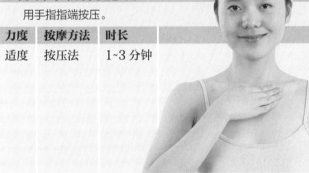

1分钟学会艾灸

　　采用温和灸，将艾条点燃的一端对准穴位，距离皮肤3~5厘米施灸，以患者感到温热而无灼痛感为宜。灸10~15分钟，至皮肤出现红晕为度，每日1次或隔日1次。

艾灸方法	距离	时长	功效
温和灸	3~5厘米	10~15分钟	和胃降逆，止咳平喘

穴位配伍治病

慢性咽炎　俞府＋天突（P372）

咳嗽　俞府＋不容（P75）＋尺泽（P34）

肺经
大肠经
胃经
脾经
心经
小肠经
膀胱经
肾经
心包经
三焦经
胆经
肝经
督脉
任脉
经外奇穴

第九章 足少阴肾经

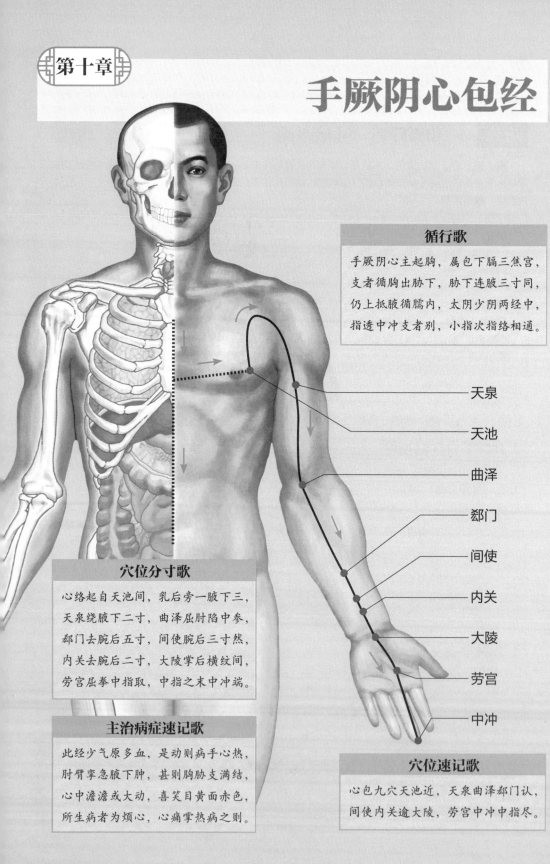

第十章

手厥阴心包经

循行歌

手厥阴心主起胸，属包下膈三焦宫，
支者循胸出胁下，胁下连腋三寸同，
仍上抵腋循臑内，太阴少阴两经中，
指透中冲支者别，小指次指络相通。

天泉

天池

曲泽

郄门

间使

内关

大陵

劳宫

中冲

穴位分寸歌

心络起自天池间，乳后旁一腋下三，
天泉绕腋下二寸，曲泽屈肘陷中参，
郄门去腕后五寸，间使腕后三寸然，
内关去腕后二寸，大陵掌后横纹间，
劳宫屈拳中指取，中指之末中冲端。

主治病症速记歌

此经少气原多血，是动则病手心热，
肘臂挛急腋下肿，甚则胸胁支满结，
心中澹澹或大动，喜笑目黄面赤色，
所生病者为烦心，心痛掌热病之则。

穴位速记歌

心包九穴天池近，天泉曲泽郄门认，
间使内关逾大陵，劳宫中冲中指尽。

经脉循行

手厥阴经脉从胸中开始，浅出属心包，通过膈肌，经过胸部、上腹和下腹，依次联络三焦。

其支脉沿胸内出肋部，当腋下3寸处，向上到腋下，沿上臂内侧中线，行于手太阴与手少阴之间，进入肘中，下向前臂，走两筋，进入掌中，沿中指出于末端。掌中支脉从掌中分出后，沿无名指尺侧到指端，与少阳三焦经相接。

主治病症

心胸烦闷、心痛、掌心发热等脏腑病及经脉病。

经络养生：按摩心包经，预防心脏病

按摩心包经的方法比较简单，手臂略前伸，掌心向前，另一只手握空拳或用掌侧从胸部侧上方沿着手臂一直敲到中指处。每侧手臂各敲100下。

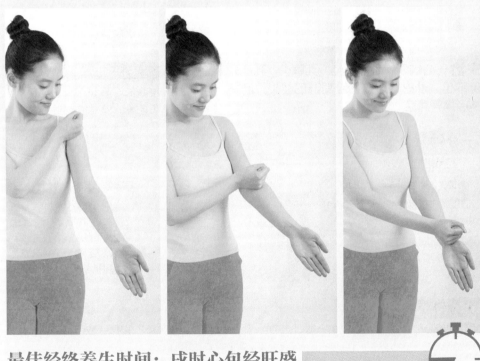

最佳经络养生时间：戌时心包经旺盛

戌时（19:00~21:00），此时心包经最旺。

心包是心的保护组织，又是气血的通道。手厥阴心包经戌时兴旺，可清除心脏周围的外邪，使心脏处于完好的状态。此时最宜步行，可以增强心脏功能。此时一定要保持心情舒畅，放松心情，释放压力。

天池　　　活血化瘀降血脂

功效 → **活血化瘀　宽胸理气**

天，天部；池，储液之池。本穴位于乳头外侧，而乳头为人体体表的高地势处，亦是本穴位于高地势处，即天部，穴内物质又为心包经募穴膻中穴传来的高温水气，至本穴后散热冷降为地部经水，本穴气血既处高位又为经水，故名天池。

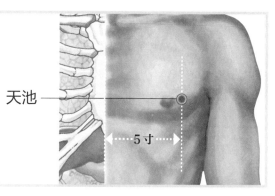

定位

位于胸部，在第四肋间隙，乳头外1寸，前正中线旁开5寸。

快速取穴

取端坐位或直立位，充分暴露胸部。男性乳头水平，正对第四肋间隙，女性则为锁骨向下，数至第四肋间隙，再于前正中线旁开5寸处即是。

天池

← 5寸 →

主治： 心绞痛、心外膜炎、乳腺炎、乳汁分泌不足、淋巴结结核、腋窝淋巴结炎、肋间神经痛等病症。

主治歌诀

天池宽胸增乳液，胸闷心烦痛胸胁。
乳汁不通及乳痛，咳喘瘰疬肿在腋。

1分钟学会保健按摩

用手指指端按压。

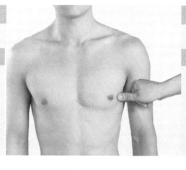

力度	按摩方法	时长
适度	按揉法	1~3分钟

功效

适用于心绞痛、心外膜炎、乳腺炎、乳汁分泌不足、淋巴结结核、腋窝淋巴结炎、肋间神经痛等病症

1分钟学会艾灸

采用温和灸，将艾条点燃的一端对准穴位，距离皮肤3~5厘米施灸，以患者感到温热而无灼痛感为宜。灸10~15分钟，至皮肤出现红晕为度，每日1次或隔日1次。

艾灸方法	距离	时长	功效
温和灸	3~5厘米	10~15分钟	活血化瘀，宽胸理气

穴位配伍治病

乳痛、乳少　天池 + 膻中（P368）+ 乳根（P74）+ 少泽（P132）

腋窝淋巴腺炎　天池 + 委阳（P184）+ 极泉（P122）

天泉

活血通脉益心脏

功效 ➡ **宽胸理气** **活血通脉**

天，天部；泉，泉水。本穴物质为天池穴传来的地部温热经水，由天池穴上部传至本穴时是从高处落下，气血物质如同由天而降，故名天泉。

定位

位于臂内侧，在腋前纹头下2寸，肱二头肌的长、短头之间。

快速取穴

取端坐位或直立位，充分暴露上臂，在臂内侧肱二头肌的长、短头之间，在腋前纹头下2寸处，即为天泉穴。

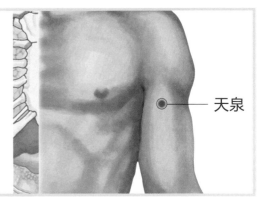

天泉

主治： 心绞痛、心动过速、心内膜炎、肋间神经痛、呃逆、支气管炎、上臂内侧痛、视力减退等病症。

1分钟学会保健按摩

用手指指端按压。

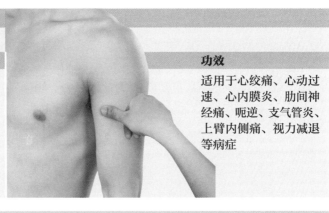

力度	按摩方法	时长	功效
适度	按压法	1~3分钟	适用于心绞痛、心动过速、心内膜炎、肋间神经痛、呃逆、支气管炎、上臂内侧痛、视力减退等病症

1分钟学会艾灸

采用温和灸，将艾条点燃的一端对准穴位，距离皮肤3~5厘米施灸，以患者感到温热而无灼痛感为宜。灸10~15分钟，至皮肤出现红晕为度，每日1次或隔日1次。

艾灸方法	距离	时长	功效
温和灸	3~5厘米	10~15分钟	宽胸理气，活血通脉

穴位配伍治病

肩臂疼痛	天泉 + 曲池（P50）
胸胁胀满	天泉 + 期门（P319）

曲泽　　心脏救护特效穴

功效 ➡ **清暑泄热**　**和胃降逆**　**清热解毒**

曲，隐秘；泽，沼泽。本穴为心包经之穴，所处为南方之地，虽然心包经上、下二部经脉的经气在此汇合并散热冷降，表现出水的润下特征，但天泉穴下传本穴的经水仍大量气化水湿，本穴如同热带沼泽一般生发气血，故名曲泽。

定位

位于肘横纹中，在肱二头肌腱的尺侧缘。

快速取穴

取平卧位，暴露上臂，在肘横纹中央，有一明显肌腱，为肱二头肌腱。以肘横纹为x轴，肱二头肌腱的内侧缘为y轴，两轴相交处即是曲泽穴。

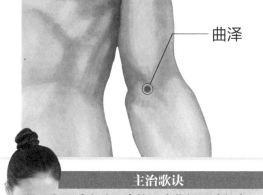

曲泽

主治： 心绞痛、风湿性心脏病、心肌炎、胃痛、呕吐、急性胃肠炎、支气管炎、中暑等病症。

主治歌诀

曲泽主治心痛惊，身热烦渴肘掣疼。
兼治伤寒呕吐逆，针灸同施立刻宁。

1分钟学会保健按摩

用手指指腹端按压。

力度	按摩方法	时长	功效
适度	按揉法	1~3分钟	适用于心绞痛、风湿性心脏病、心肌炎、急性胃肠炎、支气管炎、中暑等病症

1分钟学会艾灸

采用温和灸，将艾条点燃的一端对准穴位，距离皮肤3~5厘米施灸，以患者感到温热而无灼痛感为宜。灸10~15分钟，至皮肤出现红晕为度，每日1次或隔日1次。

艾灸方法	距离	时长	功效
温和灸	3~5厘米	10~15分钟	清暑泄热，和胃降逆

穴位配伍治病

呕吐、胃痛	曲泽＋内关（P241）＋中脘（P363）
中暑	曲泽＋委中（P185）＋曲池（P50）

郄门

止血安神利心脏

功效 ➡️ 宁心安神　镇痛止血

郄，孔隙；门，出入的门户。本穴物质为曲泽穴传来的温热经水，行至本穴后由本穴的地部孔隙回流心包经的体内经脉，故名郄门。

定位
位于前臂掌侧，在曲泽与大陵的连线上，腕横纹上5寸。

快速取穴
先找到曲泽穴和大陵穴，在曲泽穴与大陵穴的连线上，腕横纹上5寸处即是郄门穴。

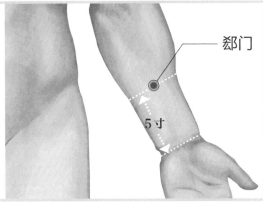

郄门

5寸

主治： 心绞痛、心肌炎、风湿性心脏病、心悸、呃逆、癔病、精神疾病、乳腺炎、胸膜炎、胃出血等病症。

主治歌诀
郄门清心止出血，心痛癫疾疗疮绝。

1分钟学会保健按摩
用手指指腹端按压，并按摩周围的肌肤。

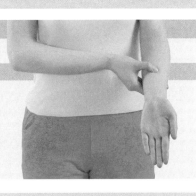

力度	按摩方法	时长	功效
适度	按压法	1~3分钟	适用于心绞痛、心肌炎、风湿性心脏病、心悸、呃逆、癔病、精神疾病、乳腺炎、胸膜炎、胃出血等病症

1分钟学会艾灸
采用温和灸，将艾条点燃的一端对准穴位，距离皮肤3~5厘米施灸，以患者感到温热而无灼痛感为宜。灸10~15分钟，至皮肤出现红晕为度，每日1次或隔日1次。

艾灸方法	距离	时长	功效
温和灸	3~5厘米	10~15分钟	宁心安神

穴位配伍治病

心悸　郄门＋神门（P128）＋心俞（P162）

阴虚火旺之失眠　郄门＋神门（P128）

间使　和胃安神治脾寒

功效 → **宽胸和胃**　**清心安神**

间，间接；使，指使、派遣。本穴物质为郄门穴传来的地部经水，行至本穴后，经水逐步降温，生发出心火所克的肺金特性的凉性水气，如被它物间接地指使一般，故名间使。

定位

位于前臂掌侧，在曲泽与大陵的连线上，腕横纹上3寸，掌长肌腱与桡侧腕屈肌腱之间。

快速取穴

在曲泽穴和大陵穴的连线上，腕横纹上3寸处做一水平线，设为x轴；握拳稍向手掌侧屈曲，手臂掌侧会出现两条明显的肌腱，两肌腱之间做一垂直线，设为y轴，两轴相交处即是间使穴。

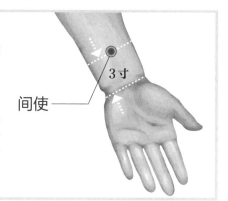

3寸

间使

主治： 风湿性心脏病、心绞痛、心肌炎、癫痫、精神分裂症、手麻木、感冒、咽喉炎、胃炎、荨麻疹、子宫内膜炎等病症。

主治歌诀
间使主治脾寒证，九种心疼疟渴生。 兼治瘰疬生项下，左右针灸自然平。

1分钟学会保健按摩

用手指指腹端按压，并按摩周围的肌肤。

力度	按摩方法	时长	功效
适度	按揉法	1~3分钟	适用于风湿性心脏病、心绞痛、心肌炎、癫痫、精神分裂症、手麻木、感冒、咽喉炎、胃炎、荨麻疹、子宫内膜炎等病症

1分钟学会艾灸

采用温和灸，将艾条点燃的一端对准穴位，距离皮肤3~5厘米施灸，以患者感到温热而无灼痛感为宜。灸10~15分钟，至皮肤出现红晕为度，每日1次或隔日1次。

艾灸方法	距离	时长	功效
温和灸	3~5厘米	10~15分钟	宽胸和胃，清心安神

穴位配伍治病

心悸	间使 + 心俞（P162）
癫狂	间使 + 后溪（P134）+ 合谷（P44）

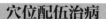

内关

心脏保健第一穴

功效 → 宁心安神　和胃和逆　理气镇痛

内，内部；关，关卡。本穴物质为间使穴传来的地部经水，流至本穴后由本穴的地部孔隙从地之表部注入心包经的体内经脉，心包经体内经脉经水的气化之气无法从本穴的地部孔隙外出体表，如被关卡阻挡一般，故名内关。

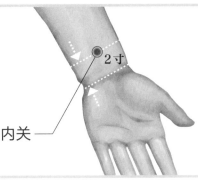

定位

位于前臂掌侧，在曲泽与大陵的连线上，腕横纹上2寸，掌长肌腱与桡侧腕屈肌腱之间。

2寸

内关

快速取穴

在曲泽穴和大陵穴的连线上，腕横纹上2寸处做一水平线，设为x轴；再如上法，在掌长肌腱与桡侧腕屈肌腱之间做一垂直线，设为y轴，两轴相交处即为内关穴。

主治： 风湿性心脏病、心绞痛、心肌炎、心动过速、心动过缓、心律不齐、高血压、失眠、头痛、咳嗽、哮喘等病症。

主治歌诀

内关主刺气块攻，兼灸心胸胁疼痛。
劳热症疾审补泻，金针抽动立时宁。

1分钟学会保健按摩

用手指指腹按压、拿捏。

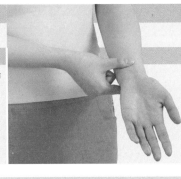

力度	按摩方法	时长	功效
适度	拿捏法	1~3分钟	适用于风湿性心脏病、心绞痛、心肌炎、心动过速、心动过缓、心律不齐、高血压、失眠、头痛、咳嗽、哮喘等病症

1分钟学会艾灸

采用温和灸，将艾条点燃的一端对准穴位，距离皮肤3~5厘米施灸，以患者感到温热而无灼痛感为宜。灸10~15分钟，至皮肤出现红晕为度，每日1次或隔日1次。

艾灸方法	距离	时长	功效
温和灸	3~5厘米	10~15分钟	理气镇痛，宁心安神

穴位配伍治病

失眠多梦 内关＋神门（P128）
高血压 内关＋曲池（P50）

大陵 宁心安神止呕血

功效 ➡ 宁心安神 和营通络

大，与小相对；陵，丘陵、土堆。本穴物质为内关穴下传的经水与脾土的混合物，至本穴后，脾土物质堆积如山，如丘陵一般，故名大陵。

主治： 心肌炎、心动过速、神经衰弱、失眠、癫痫、精神分裂症、胃炎、胃出血、腕关节及周围软组织疾患、足跟痛、咽炎、腋淋巴结炎、疮疡等病症。

1分钟学会保健按摩

用手指指端按压。

力度	按摩方法	时长	功效
适度	按压法	1~3分钟	适用于心肌炎、心动过速、神经衰弱、失眠、癫痫、精神分裂症、胃炎、胃出血、腕关节及周围软组织疾患、足跟痛、咽炎、腋淋巴结炎、疮疡等病症

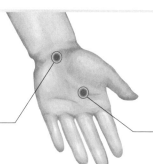

大陵定位

位于腕掌横纹的中点处，在掌长肌腱与桡侧腕屈肌腱之间。

大陵

劳宫定位

位于手掌心，在第二、第三掌骨之间偏于第三掌骨，握拳屈指时中指尖处。

劳宫

劳宫 痰火胸疼刺劳宫

功效 ➡ 清心泄热 开窍醒神

劳即劳动，宫即中央，手司劳动，劳指手，此穴在手的掌部中央，故名劳宫。

主治： 脑血管病昏迷、中暑、癔病、精神疾病、小儿惊厥、吞咽困难、黄疸、食欲不振、口腔炎、牙龈炎、手癣、手指麻木、高血压等病症。

1分钟学会保健按摩

用手指指端按压。

力度	按摩方法	时长	功效
适度	按压法	1~3分钟	适用于脑血管病昏迷、中暑、癔病、精神疾病、小儿惊厥、吞咽困难、黄疸、食欲不振、口腔炎、牙龈炎、手癣、手指麻木、高血压等病症

中冲

中暑昏迷急救穴

功效 ➡ **苏厥开窍** **清心泄热**

中，与外相对，指穴内物质来自体内心包经。冲，冲射之状。本穴物质为体内心包经的高热之气，在由体内外出体表时是冲射之状，故名中冲。

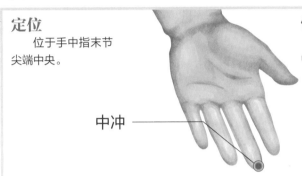

定位
位于手中指末节尖端中央。

快速取穴
中指尖距离指甲缘0.1寸即是中冲穴。

中冲

主治： 昏迷、休克、脑溢血、中暑、癔病、癫痫、小儿惊风、高血压、心绞痛、心肌炎、小儿消化不良、舌炎、结膜炎等病症。

主治歌诀
中冲苏厥泄热惊，中风晕厥惊风宁。
舌强不语心烦痛，溺水中暑夜啼轻。

1分钟学会保健按摩
用手指指端按压。

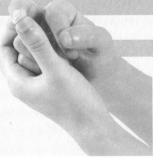

力度	按摩方法	时长	功效
适度	按压法	1~3分钟	适用于昏迷、休克、脑出血、中暑、癔病、癫痫、小儿惊风、高血压、心绞痛、心肌炎、小儿消化不良、舌炎、结膜炎等病症

1分钟学会艾灸
采用温和灸，将艾条点燃的一端对准穴位，距离皮肤3~5厘米施灸，以患者感到温热而无灼痛感为宜。灸10~15分钟，至皮肤出现红晕为度，每日1次或隔日1次。

艾灸方法	距离	时长	功效
温和灸	3~5厘米	10~15分钟	苏厥开窍，清心泄热

穴位配伍治病

中暑 中冲 + 大椎（P335）+ 曲池（P50）+ 曲泽（P238）

小儿惊风 中冲 + 大椎（P335）+ 合谷（P44）+ 外关（P250）

第十一章

手少阳三焦经

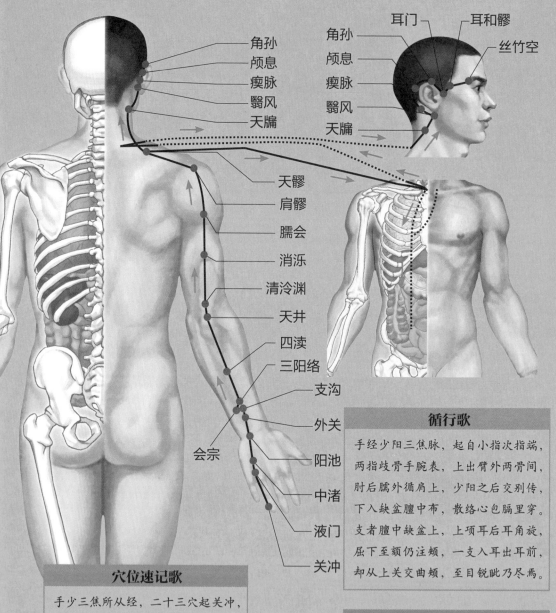

角孙
颅息
瘈脉
翳风
天牖

耳门　　耳和髎
丝竹空

角孙
颅息
瘈脉
翳风
天牖

天髎
肩髎
臑会
消泺
清泠渊
天井
四渎
三阳络
支沟
外关
会宗
阳池
中渚
液门
关冲

循行歌

手经少阳三焦脉，起自小指次指端，
两指歧骨手腕表，上出臂外两骨间，
肘后臑外循肩上，少阳之后交别传，
下入缺盆膻中布，散络心包膈里穿。
支者膻中缺盆上，上项耳后耳角旋，
屈下至颊仍注颧，一支入耳出耳前，
却从上关交曲颊，至目锐眦乃尽焉。

穴位速记歌

手少三焦所从经，二十三穴起关冲，
液门中渚阳池历，外关支沟会宗逢，
三阳络入四渎内，注于天井清泠中，
消泺臑会肩髎穴，天髎天牖经翳风，
瘈脉颅息角耳门，和髎上行丝竹空。

主治病症速记歌

此经少血还多气，是动耳鸣喉肿痹，
所生病者汗自出，耳后痛兼目锐眦，
肩臑肘臂外皆疼，小指次指亦如废。

经脉循行

　　循行部位起于无名指尺侧端，向上沿无名指尺侧至手背，出于前臂伸侧两骨之间，向上通过肘尖，沿上臂外侧，向上通过肩部，交出足少阳经的后面，进入缺盆，分布于膻中，散络于心包，通过膈肌，属于上中下三焦。

　　第一条支脉从膻中上行，出锁骨上窝，上向后项，连耳后，直上出耳上方，弯下向面颊，至眼下。第二条支脉从耳后进入耳中，出走耳前，经过上关前，交面颊，到外眼角接足少阳胆经。

主治病症

　　头痛、目赤痛、牙痛、口眼㖞斜、耳鸣耳聋、咽喉肿痛等五官病症以及失眠、昏厥等神志病，还有颈肩背痛、糖尿病等病症。

经络养生：敲打三焦经，防病又治病

　　在睡觉前敲打三焦经时，坐着或是站着，用左手从右肩膀开始，沿着胳膊的外侧三焦经的行走线路往下拍打，直到手腕。这时，需要注意的是，动作要快慢适度，略微用力，这样才可以振动里面的经络，每次约8分钟。

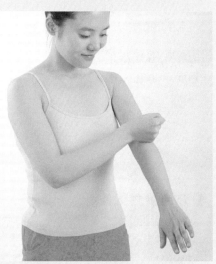

最佳经络养生时间：亥时三焦经旺盛

　　亥时（21:00~23:00），此时三焦经最旺。

　　亥时百脉通，养身养娇容。亥时三焦通百脉。人如果在亥时睡眠，百脉可休养生息，对身体十分有益。亥时是最后一个时辰，一天时间已经走完一个轮回，百脉进入休息状态，人应休息。

关冲　泄热开窍利喉舌

功效 ➡ **泄热开窍**　**清利头目**

关，关卡；冲，冲射之状。本穴物质为来自三焦经体内经脉外冲而出的温热水气，而液态物由于压力不足不能外出体表，如被关卡一般，故名关冲。

定位

位于手无名指末节尺侧，距指甲根角0.1寸处。

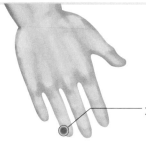

——关冲

快速取穴

环指伸直，先确定靠近小指侧的指甲角，旁开0.1寸处，即为关冲穴。

主治： 头痛、喉炎、结膜炎、角膜白斑、脑血管病、热病、中暑、小儿消化不良等病症。

主治歌诀

关冲开窍利喉舌，中风热病头痛恶。
咽痛目赤耳聋鸣，心烦口苦目翳射。

1分钟学会保健按摩

用手指指端按压。

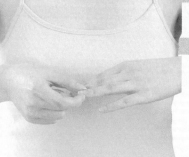

力度	按摩方法	时长	功效
适度	按压法	1~3分钟	适用于头痛、喉炎、结膜炎、角膜白斑、脑血管病、热病、小儿消化不良等病症

1分钟学会艾灸

采用温和灸，将艾条点燃的一端对准穴位，距离皮肤3~5厘米施灸，以患者感到温热而无灼痛感为宜。灸10~15分钟，至皮肤出现红晕为度，每日1次或隔日1次。

艾灸方法	距离	时长	功效
温和灸	3~5厘米	10~15分钟	泄热开窍，清利头目

穴位配伍治病

咽喉肿痛　关冲 + 少商（P39）+ 少泽（P132）

中暑　关冲 + 水沟（P348）+ 劳宫（P242）

热病无汗　关冲 + 风池（P283）+ 商阳（P42）

液门

功效 → 清头目　利三焦　通络止痛

液，液体，经水；门，出入的门户。本穴物质为关冲穴传来的凉湿水气，凉湿水气至此之后则快速散热冷却，冷却后的水湿归降地部，故名液门。

定位

位于手背部，第四、第五指间赤白肉际处。

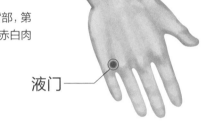

液门

快速取穴

自然握拳，找到手背第四、第五掌指关节，在两个关节中点前，皮肤颜色深浅交界处即是液门穴。

主治：头痛、咽喉炎、耳疾、齿龈炎、角膜白斑、疟疾、前臂肌痉挛或疼痛、手背痛、颈椎病、肩关节周围炎、精神疾患等病症。

主治歌诀

液门主治喉龈肿，手臂红肿出血灵。
又治耳聋难得睡，刺入三分补自宁。

1分钟学会保健按摩

用手指指端按压。

力度	按摩方法	时长	功效
适度	按压法	1~3分钟	适用于头痛、咽喉炎、耳疾、齿龈炎、角膜白斑、疟疾、前臂肌痉挛或疼痛、手背痛、颈椎病、肩关节周围炎、精神疾患等病症

1分钟学会艾灸

采用温和灸，将艾条点燃的一端对准穴位，距离皮肤3~5厘米施灸，以患者感到温热而无灼痛感为宜。灸10~15分钟，至皮肤出现红晕为度，每日1次或隔日1次。

艾灸方法	距离	时长	功效
温和灸	3~5厘米	10~15分钟	利三焦，通络止痛

穴位配伍治病

手背痛　液门 + 中渚（P248）+ 阳池（P249）

耳鸣、偏头痛　液门 + 外关（P250）+ 听宫（P147）

中渚　　清热通络治肢麻

功效 ➡ **清热通络**　**开窍益聪**

中，与外相对，指本穴内部；渚，水中的小块陆地或水边之意。本穴物质为液门穴传来的水湿之气，至本穴后，随水湿风气扬散的脾土尘埃在此冷降归地并形成了经脉水道旁边的小块陆地，故名中渚。

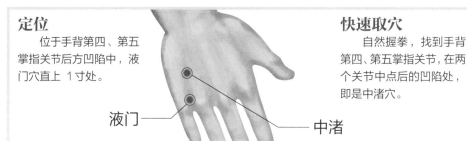

定位

位于手背第四、第五掌指关节后方凹陷中，液门穴直上 1 寸处。

快速取穴

自然握拳，找到手背第四、第五掌指关节，在两个关节中点后的凹陷处，即是中渚穴。

液门　　　　中渚

主治：神经性耳聋、聋哑症、头痛头晕、喉头炎、角膜白斑、喉痹、肩背部筋膜炎等劳损性疾病、肋间神经痛、肘腕关节炎等病症。

> **主治歌诀**
>
> 中渚主治肢木麻，战振蜷挛力不加。
> 肘臂连肩红肿痛，手背痛毒治不发。

1分钟学会保健按摩

用手指指端按压。

力度	按摩方法	时长	功效
适度	按压法	1~3分钟	适用于神经性耳聋、聋哑症、头痛头晕、喉头炎、角膜白斑、喉痹、肩背部筋膜炎等劳损性疾病、肋间神经痛、肘腕关节炎等病症

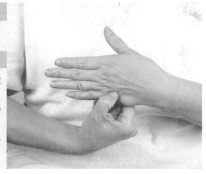

1分钟学会艾灸

采用温和灸，将艾条点燃的一端对准穴位，距离皮肤3~5厘米施灸，以患者感到温热而无灼痛感为宜。灸10~15分钟，至皮肤出现红晕为度，每日1次或隔日1次。

艾灸方法	距离	时长	功效
温和灸	3~5厘米	10~15分钟	清热通络，开窍益聪

穴位配伍治病

耳鸣、头痛	中渚＋听宫（P147）＋翳风（P260）
肩臂肘酸痛	中渚＋肩髃（P54）＋曲池（P50）＋外关（P250）

阳池 清热泻火治消渴

功效 ➡ **清热泻火** **疏通经络**

阳，天部阳气；池，屯物之器。本穴物质为中渚穴传来的弱小水湿之气，至本穴后，受外部传入之热，此水气吸热胀散而化为阳热之气，如阳气生发之池，故名阳池。

定位

位于腕背部横纹中，指伸肌腱的尺侧凹陷处。

阳池

快速取穴

手掌伸直，向手背方向用力微微弯曲，可以在腕背横纹中看到明显的指伸肌腱，在该肌腱的小指侧凹陷处，即为阳池穴。

主治： 耳聋、目红肿痛、喉痹、手腕部损伤、前臂及肘部疼痛、颈肩部疼痛、流行性感冒、风湿病、糖尿病等病症。

主治歌诀

阳池主治消渴病，口干烦闷疟热寒。
兼治折伤手腕痛，持物不得举臂难。

1 分钟学会保健按摩

用手指指端按压。

力度	按摩方法	时长	功效
适度	按压法	1~3 分钟	适用于耳聋、目红肿痛、喉痹、手腕部损伤、前臂及肘部疼痛、颈肩部疼痛、流行性感冒、风湿病、糖尿病等病症

1 分钟学会艾灸

采用温和灸，将艾条点燃的一端对准穴位，距离皮肤3~5厘米施灸，以患者感到温热而无灼痛感为宜。灸10~15分钟，至皮肤出现红晕为度，每日1次或隔日1次。

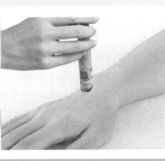

艾灸方法	距离	时长	功效
温和灸	3~5 厘米	10~15 分钟	清热泻火，疏通经络

穴位配伍治病

前臂疼痛麻木 阳池 + 外关（P250）+ 曲池（P50）

咽喉肿痛 阳池 + 少商（P39）+ 廉泉（P373）

糖尿病 阳池 + 胃脘下俞（P383）+ 脾俞（P167）+ 太溪（P212）

外关　　清热祛火消目痛

功效 ➡ **清热解表**　**通经活络**

外，外部；关，关卡。本穴物质为阳池穴传来的阳热之气，行至本穴后因吸热而进一步胀散，胀散之气由穴内出于穴外，穴外的气血物质无法入于穴内，外来之物如被关卡一般，故名外关。

定位

位于手背腕横纹上2寸，尺桡骨之间，阳池与肘尖的连线上。

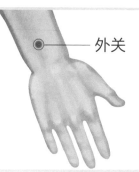
外关

快速取穴

在前臂背侧，腕背横纹上2寸处做一水平线，设为X轴；在手臂背侧可以摸到两条明显的骨头，在两骨之间做一垂直线，设为Y轴，两轴相交处即为外关穴。

主治： 目赤肿痛、耳鸣、耳聋、鼻出血、牙痛、上肢关节炎、急性腰扭伤、腹痛、便秘、感冒、高血压、偏头痛等病症。

主治歌诀
外关主治脏腑热，肘臂胁肋五指疼。瘰疬结核连胸颈，吐衄不止血妄行。

1分钟学会保健按摩

用手指指端用力按压。

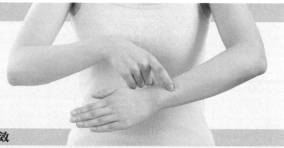

力度	按摩方法	时长	功效
用力	按压法	1~3分钟	适用于目赤肿痛、耳鸣、耳聋、鼻出血、牙痛、上肢关节炎、急性腰扭伤、腹痛、便秘、感冒、高血压、偏头痛等病症

1分钟学会艾灸

采用温和灸，将艾条点燃的一端对准穴位，距离皮肤3~5厘米施灸，以患者感到温热而无灼痛感为宜。灸10~15分钟，至皮肤出现红晕为度，每日1次或隔日1次。

艾灸方法	距离	时长	功效
温和灸	3~5厘米	10~15分钟	清热解表，通经活络

穴位配伍治病

风热感冒　外关＋大椎（P335）＋曲池（P50）＋合谷（P44）

结膜炎　外关＋阳陵泉（P296）＋风池（P283）＋侠溪（P304）

扁桃体发炎　外关＋曲池（P50）＋合谷（P44）＋肺俞（P160）＋涌泉（P210）

支沟

疏调三焦利脏腑

功效 ➡ **疏调三焦** **通腑降逆**

支，树枝的分叉；沟，沟渠。本穴物质为外关穴传来的阳热之气，水湿较少，至本穴后又因进一步的吸热而胀散为高压之气，此气按其自身的阳热特性循三焦经经脉渠道向上、向外而行，扩散之气亦如树之分叉，故名支沟。

定位

位于手背腕横纹上3寸，尺骨与桡骨之间，阳池与肘尖的连线上。

支沟

阳池

3寸

快速取穴

暴露前臂，在前臂背侧，腕背横纹上3寸，尺骨与桡骨之间，即为支沟穴。

主治： 习惯性便秘、耳聋、耳鸣、呕吐、泄泻、闭经、产后乳汁分泌不足、上肢麻痹瘫痪、肩背部软组织损伤、急性腰扭伤等病症。

主治歌诀

支沟中恶辛心痛，大便不通胁肋疼。
能泻三焦相火盛，兼治血脱晕迷生。

1分钟学会保健按摩

用手指指端用力按压。

力度	按摩方法	时长	功效
用力	按压法	1~3分钟	适用于习惯性便秘、耳聋、耳鸣、呕吐、泄泻、闭经、产后乳汁分泌不足、上肢麻痹瘫痪、肩背部软组织损伤、急性腰扭伤等病症

1分钟学会艾灸

采用温和灸，将艾条点燃的一端对准穴位，距离皮肤3~5厘米施灸，以患者感到温热而无灼痛感为宜。灸10~15分钟，至皮肤出现红晕为度，每日1次或隔日1次。

艾灸方法	距离	时长	功效
温和灸	3~5厘米	10~15分钟	疏调三焦，通腑降逆

穴位配伍治病

便秘 支沟＋天枢（P80）＋上巨虚（P91）＋大肠俞（P172）

胸膜炎 支沟＋大包（P119）＋渊腋（P285）＋侠溪（P304）＋丘墟（P301）

会宗

安神定志治耳鸣

功效 ➡ 清利三焦　安神定志　疏通经络

会，会合；宗，祖宗，为老、为尊、为长，此指穴内物质为天之天部的阳气。本穴物质为三焦经的天部阳气会合而成，所处为天之天部，如宗气之所汇，故名会宗。

定位

位于前臂背侧，当腕背横纹上3寸，支沟穴的尺侧，尺骨的桡侧缘取穴。

快速取穴

在腕背横纹上3寸，支沟穴尺侧，尺骨的桡侧缘，即为会宗穴。

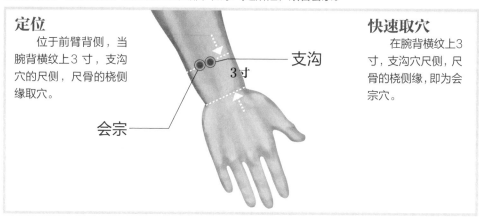

支沟

3寸

会宗

主治：耳聋、耳鸣、癫痫、上肢肌肤痛等病症。

1分钟学会保健按摩

用手指指端按压。

力度	按摩方法	时长	功效
用力	按压法	1~3分钟	适用于耳聋、耳鸣、癫痫、上肢肌肤痛等病症

1分钟学会艾灸

采用温和灸，将艾条点燃的一端对准穴位，距离皮肤3~5厘米施灸，以患者感到温热而无灼痛感为宜。灸10~15分钟，至皮肤出现红晕为度，每日1次或隔日1次。

艾灸方法	距离	时长	功效
温和灸	3~5厘米	10~15分钟	清利三焦，疏通经络

穴位配伍治病

耳鸣、耳聋　会宗＋听会（P269）＋翳风（P260）

上肢痹痛　会宗＋臂臑（P53）＋曲池（P50）

小儿癫痫　会宗＋大椎（P335）＋百会（P341）

三阳络 解表清热通经络

功效 ➡ 舒筋通络　解表清热

　　三阳，指手三阳经的气血物质；络，联络之意。本穴由于会宗穴传来的气血为由阳变阴的寒湿之气，穴内温压呈下降之状，手阳明少阳的天部阳气因而汇入穴内，本穴有联络手三阳经气血的作用，故名三阳络。

主治： 龋齿牙痛、手臂痛不能上举、恶寒发热、耳鸣、咽喉炎、无汗、内伤、脑血管病后遗症、眼病、失语等病症。

1 分钟学会保健按摩

用手指指端按压。

力度	按摩方法	时长	功效
适度	按压法	1~3分钟	适用于龋齿牙痛、手臂痛不能上举、恶寒发热、耳鸣、咽喉炎、内伤、脑血管病后遗症、眼病、失语等病症

三阳络定位

　　位于前臂背侧，手背腕横纹上4寸，尺骨与桡骨之间。

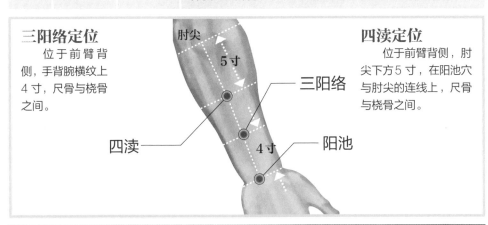

四渎定位

　　位于前臂背侧，肘尖下方5寸，在阳池穴与肘尖的连线上，尺骨与桡骨之间。

四渎 清利咽喉治头痛

功效 ➡ 开窍聪耳　清利咽喉

　　四，数量词；渎，小沟渠。本穴物质为三阳络穴传来的水湿云气，在本穴的变化为部分水湿冷降归地，降地之水形成向穴外流溢的数条小沟渠之状，故名四渎。

主治： 耳聋牙痛、咽喉痛、偏头痛、上肢麻痹瘫痪、眩晕、肾炎等病症。

1 分钟学会保健按摩

用手指指端按压。

力度	按摩方法	时长	功效
适度	按压法	1~3分钟	适用于耳聋牙痛、咽喉痛、偏头痛、上肢麻痹瘫痪、眩晕、肾炎等病症

天井 行气散结又消炎

功效 ➡ **行气散结** **安神通络**

天，天部；井，孔隙通道。本穴物质为四渎穴传来的水湿之气，至本穴后为聚集之状，其变化为散热冷缩并从天之上部降至天之下部，气血的运行变化如从天井的上部落下一般，故名天井。

定位

位于上臂外侧，屈肘时，肘尖直上1寸凹陷处。

快速取穴

以手叉腰,肘尖（尺骨鹰嘴）后上方直上1寸的凹陷中，即是天井穴。

天井 —— 肘尖

主治： 睑缘炎、扁桃体炎、外眼角红肿、咽喉疼痛、中风、抑郁症、支气管炎、颈淋巴结结核、心痛、胸痛、偏头痛、颈项痛、肘关节及上肢软组织损伤、落枕等病症。

主治歌诀

天井主泻瘰疬疹，角孙惟主目翳生。

1分钟学会保健按摩

用手指指端用力按压。

力度	按摩方法	时长	功效
适度	按压法	1~3分钟	适用于睑缘炎、扁桃体炎、外眼角红肿、咽喉疼痛、中风、抑郁症、支气管炎、颈淋巴结结核、心痛、胸痛、偏头痛、颈项痛、肘关节及上肢软组织损伤、落枕等病症

1分钟学会艾灸

采用温和灸，将艾条点燃的一端对准穴位，距离皮肤3~5厘米施灸，以患者感到温热而无灼痛感为宜。灸10~15分钟，至皮肤出现红晕为度，每日1次或隔日1次。

艾灸方法	距离	时长	功效
温和灸	3~5厘米	10~15分钟	行气散结，安神通络

穴位配伍治病

肘痛	天井＋曲池（P50）＋少海（P124）
耳聋	天井＋翳风（P260）＋耳门（P264）

清泠渊 疏散风寒止头痛

功效 ➡ 疏散风寒　通经止痛

清，清静；泠，寒冷；渊，深渊。本穴物质为天井穴传来的水湿云气，至本穴后进一步散热冷降，冷降后的水湿云气位于天之下部，如固定不变的寒冷深渊一般，故名清泠渊。

主治： 头晕头痛、目痛目赤、肩臂痛不能举、肘痛不能屈伸等病症。

1分钟学会保健按摩

用手指指端用力按压。

力度	按摩方法	时长	功效
适度	按压法	1~3分钟	适用于头晕头痛、目痛目赤、肩臂痛不能举、肘痛不能屈伸等病症

清泠渊定位

位于上臂外侧，屈肘，在肘尖直上2寸，即天井穴上1寸。

消泺定位

位于外侧，在清泠渊穴与臑会穴连线的中点处。

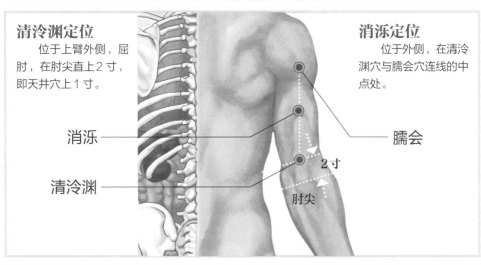

消泺

清泠渊

臑会

2寸

肘尖

消泺 缓解头颈部疼痛

功效 ➡ 清热安神　活络止痛

消，溶解、消耗；泺，水名，湖泊之意。本穴物质为清泠渊穴传来的滞重水湿云气，至本穴后，水湿云气消解并化雨降地，降地之雨在地之表部形成湖泊，故名消泺。

主治： 头晕头痛、颈项强痛、臂痛、背肿、牙痛等病症。

1分钟学会保健按摩

用手指指端用力按压。

力度	按摩方法	时长	功效
适度	按压法	1~3分钟	适用于头晕头痛、颈项强痛、臂痛、背肿、牙痛等病症

臑会

缓解头痛和牙痛

功效 ➡ 化痰散结　通络止痛

臑，动物的前肢，此指穴内物质为天部的阳气；会，会合。天部阳气在本穴的变化为散热冷缩。由于穴内气血的变化是冷降收引，多气多血的手阳明经天部阳气因而汇入穴内，而本穴又位于手臂，故名臑会。

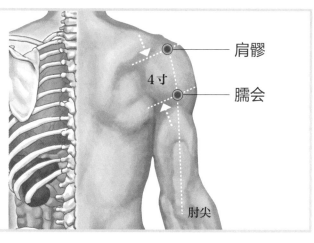

定位

位于臂外侧，在肘尖与肩髎穴的连线上，肩髎穴下3寸，三角肌的后缘。

快速取穴

屈肘，当臂外展时，肩峰后下方凹陷处下3寸，三角肌后下缘，当肱骨尺侧缘处便是臑会穴。

肩髎
臑会
4寸
肘尖

主治： 头晕头痛、颈项强痛、臂痛、背肿、牙痛等病症。

1分钟学会保健按摩

用手指指端用力按压。

力度	按摩方法	时长	功效
适度	按压法	1~3分钟	适用于头晕头痛、颈项强痛、臂痛、背肿、牙痛等病症

1分钟学会艾灸

采用温和灸，将艾条点燃的一端对准穴位，距离皮肤3~5厘米施灸，以患者感到温热而无灼痛感为宜。灸10~15分钟，至皮肤出现红晕为度，每日1次或隔日1次。

艾灸方法	距离	时长	功效
温和灸	3~5厘米	10~15分钟	化痰散结，通络止痛

穴位配伍治病

肩臂痛	臑会＋肩髃（P54）＋臂臑（P53）
肩胛痛	臑会＋天宗（P141）

肩髎

祛湿止痛利关节

功效 → 祛风湿　通经络

肩，指穴在肩部；髎，孔隙。本穴物质为臑会穴传来的天部阳气，至本穴后因散热吸湿而化为寒湿的水湿云气，水湿云气冷降后归于地部，冷降的雨滴如从孔隙中漏落一般，故名肩髎。

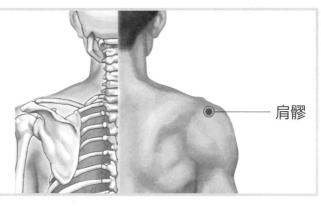

定位

位于肩部，肩髃后方，在肩关节外展时于肩峰后下方呈现凹陷处。

快速取穴

上臂外展平举，肩关节部出现两个凹陷窝，后面一个凹陷窝便是肩髎穴。

肩髎

主治： 荨麻疹、肩关节周围炎、脑血管病后遗症、胸膜炎、肋间神经痛等病症。

主治歌诀
肩髎止痛利关节，肩痛臂酸经凝结。

1分钟学会保健按摩

用手指指腹端按压。

力度	按摩方法	时长	功效
适度	按压法	1~3分钟	适用于荨麻疹、肩关节周围炎、脑血管病后遗症、胸膜炎、肋间神经痛等病症

1分钟学会艾灸

采用温和灸，将艾条点燃的一端对准穴位，距离皮肤3~5厘米施灸，以患者感到温热而无灼痛感为宜。灸10~15分钟，至皮肤出现红晕为度，每日1次或隔日1次。

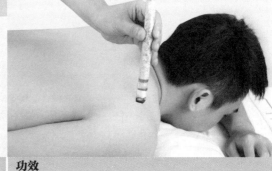

艾灸方法	距离	时长	功效
温和灸	3~5厘米	10~15分钟	祛风湿，通经络

穴位配伍治病

肩周炎	肩髎 + 肩髃（P54）+ 手五里（P52）

天髎 　祛风除湿止肩痛

功效 ➡ 祛风除湿　通经止痛

天，指穴内物质所在为天部；髎，孔隙。肩髎穴传来的水湿之气在本穴散热而化雨冷降为地部经水，冷降的雨滴如从孔隙中漏落一般，故名天髎。

定位

位于肩胛部，肩井穴与曲垣穴的中间。

快速取穴

上在肩胛部，摸到肩胛骨上角，在其上方的凹陷处，即为天髎穴。

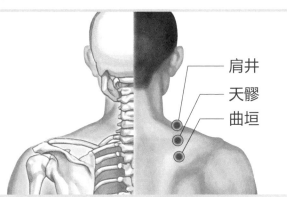

肩井
天髎
曲垣

主治： 颈项强痛、缺盆肿痛、肩臂痛、胸中烦满、热病无汗、发热恶寒、颈椎病、落枕、肩背部疼痛等病症。

1分钟学会保健按摩

用手指指腹端按压。

力度	按摩方法	时长	功效
适度	按压法	1~3分钟	适用于颈项强痛、缺盆肿痛、肩臂痛、胸中烦满、热病无汗、发热恶寒、颈椎病、落枕、肩背部疼痛等病症

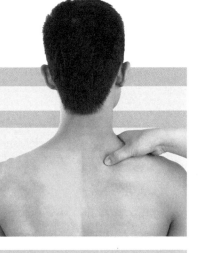

1分钟学会艾灸

采用温和灸，将艾条点燃的一端对准穴位，距离皮肤3~5厘米施灸，以患者感到温热而无灼痛感为宜。灸10~15分钟，至皮肤出现红晕为度，每日1次或隔日1次。

艾灸方法	距离	时长	功效
温和灸	3~5厘米	10~15分钟	祛风除湿，通经止痛

穴位配伍治病

肩臂痛　天髎＋肩髃（P54）＋曲池（P50）

颈项强痛　天髎＋风池（P283）＋颈百劳（P381）

人体经络穴位使用速查全书

天牖

通经活络治头晕

功效 → 清头明目　通经活络

天，天部，阳气；牖，窗户。本穴物质一为肩髎穴吸热上行的少许水气，二为穴外天部汇入的少许水气，水湿之气吸热后循三焦经直上天部，本穴如同三焦经气血上行天部的窗户，故名天牖。

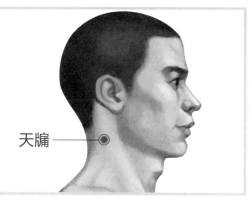

定位
位于颈侧部,乳突的后方直下,平下颌角,胸锁乳突肌的后缘。

快速取穴
正坐位或侧卧位,平下颌角,项后胸锁乳突肌的后缘,天容与天柱之间,即是天牖穴。

天牖

主治： 头痛头晕、目痛面肿、暴聋耳鸣、鼻出血、咽炎、颈肩背部痉挛强直、多梦等病症。

1分钟学会保健按摩

用手指指腹端按压。

力度	按摩方法	时长	功效
适度	按压法	1~3分钟	适用于头痛头晕、目痛面肿、暴聋耳鸣、鼻出血、咽炎、颈肩背部痉挛强直、多梦等病症

1分钟学会艾灸

采用温和灸,将艾条点燃的一端对准穴位,距离皮肤3~5厘米施灸,以患者感到温热而无灼痛感为宜。灸10~15分钟,至皮肤出现红晕为度,每日1次或隔日1次。

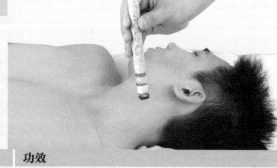

艾灸方法	距离	时长	功效
温和灸	3~5厘米	10~15分钟	清头明目,通经活络

穴位配伍治病

偏头痛	天牖 + 风池（P283）+ 率谷（P274）
肩臂痛	天牖 + 肩髃（P54）+ 曲池（P50）

翳风　散风泄热治耳聋

功效 → **聪耳通窍**　**散风泄热**

翳，用羽毛做的华盖，为遮蔽之物，此指穴内物质为天部的卫外阳气；风，穴内之气为风行之状。本穴物质为天牖穴传来的热胀风气，至本穴后，热胀风气势弱缓行而化为天部的卫外阳气，卫外阳气由本穴以风气的形式输向头之各部，故名翳风。

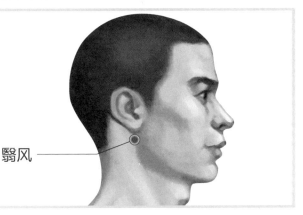

定位

位于耳垂后，在乳突与下颌骨之间的凹陷处。

快速取穴

头部偏向一侧，将耳垂下压，其所覆盖范围中的凹陷处即是翳风穴。

翳风

主治：耳聋、耳鸣、头痛、牙痛、腮腺炎、口眼㖞斜、甲状腺肿大、面神经麻痹、呃逆等病症。

主治歌诀
翳风专刺耳聋病，兼刺瘰疬项下生。

1分钟学会保健按摩

用手指指腹端按压。

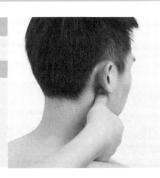

力度	按摩方法	时长	功效
适度	按压法	1~3分钟	适用于耳聋、耳鸣、头痛、牙痛、腮腺炎、口眼㖞斜、甲状腺肿大、面神经麻痹、呃逆等病症

1分钟学会艾灸

采用温和灸，将艾条点燃的一端对准穴位，距离皮肤3~5厘米施灸，以患者感到温热而无灼痛感为宜。灸10~15分钟，至皮肤出现红晕为度，每日1次或隔日1次。

艾灸方法	距离	时长	功效
温和灸	3~5厘米	10~15分钟	聪耳通窍，散风泄热

穴位配伍治病
腮腺炎　翳风＋颊车（P64）＋外关（P250）＋合谷（P44）

瘛脉

通窍解痉治惊风

功效 ➡ **息风解痉　活络通窍**

瘛，指犬的发狂之状，此指穴内气血为急速运行之状；脉，脉气，经脉中的气血。本穴物质为颅息穴下传而来的水湿之气和翳风穴上传的阳热风气，二者相会后，水湿之气吸热并急速胀散冲出穴外，气之外冲如犬发狂时的狂奔之状，故名瘛脉。

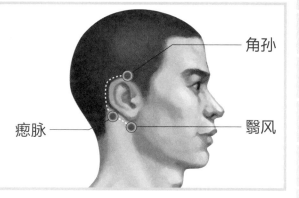

定位

位于头部，耳后乳突中央，在角孙穴至翳风穴之间，沿耳轮连线的中、下 1/3 交点处。

快速取穴

在耳后，先找到角孙穴，再找到翳风穴，角孙穴至翳风穴之间，沿耳轮做连线，该连线的中、下 1/3 处即是瘛脉穴。

主治：耳聋、耳鸣、头痛、小儿惊风、视物不清、呕吐、泄泻、惊恐等病症。

主治歌诀
瘛脉放血治儿惊，头痛泄痢目不明。

1 分钟学会保健按摩

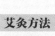
用手指指腹端按压。

力度	按摩方法	时长	功效
适度	按压法	1~3 分钟	适用于耳聋、耳鸣、头痛、小儿惊风、视物不清、呕吐、泄泻、惊恐等病症

1 分钟学会艾灸

采用温和灸，将艾条点燃的一端对准穴位，距离皮肤 3~5 厘米施灸，以患者感到温热而无灼痛感为宜。灸 10~15 分钟，至皮肤出现红晕为度，每日 1 次或隔日 1 次。

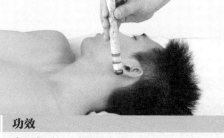

艾灸方法	距离	时长	功效
温和灸	3~5 厘米	10~15 分钟	息风解痉，活络通窍

穴位配伍治病

耳鸣、耳聋　瘛脉 + 听会（P269）+ 耳门（P264）

头痛　瘛脉 + 头维（P66）+ 印堂（P346）

颅息

泄热镇惊治眼病

颅，头盖骨、肾主之水，此指天部的冷降水气；息，停息。颅息名意指三焦经的天部之气在此收引冷降。本穴物质为角孙穴传来的天部水湿之气，至本穴后其变化为进一步散热冷降，如风停气止之状，故名颅息。

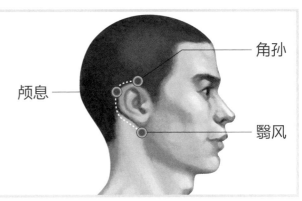

定位

位于头部，在角孙穴至翳风穴之间，沿耳轮连线的上、中1/3交点处。

快速取穴

沿耳轮做角孙穴至翳风穴之间连线，该连线的上、中1/3处即是颅息穴。

主治：耳聋、耳鸣、中耳炎、头痛、视网膜出血、小儿惊风、瘛疭、呕吐、哮喘等病症。

1分钟学会保健按摩

用手指指腹端按、揉压。

力度	按摩方法	时长	功效
适度	按揉法	1~3分钟	适用于耳聋、耳鸣、中耳炎、头痛、视网膜出血、小儿惊风、瘛疭、呕吐、哮喘等病症

1分钟学会艾灸

采用温和灸，将艾条点燃的一端对准穴位，距离皮肤3~5厘米施灸，以患者感到温热而无灼痛感为宜。灸10~15分钟，至皮肤出现红晕为度，每日1次或隔日1次。

艾灸方法	距离	时长	功效
温和灸	3~5厘米	10~15分钟	通窍聪耳，泄热镇惊

穴位配伍治病

偏头痛	颅息 + 角孙（P263）+ 头维（P66）+ 太阳（P379）

角孙

清热消肿治痄腮

功效 → **清热消肿** **散风止痛**

角，耳，肾，此指穴内物质为天部的收引之气；孙，火，角为之水，则孙为之火，此指穴内物质为天之天部的气态物。本穴为三焦经经脉中的最高点，三焦经无气血传至本穴，本穴气血为空虚之状，足太阳膀胱经外散的寒湿水气夹带着足少阳胆经的外散水湿风气因而汇入穴内，穴内气血既处火所在的天之天部又表现出肾水的润下特征，故名角孙。

定位

位于头部，折耳郭向前，在耳尖直上，入发际处。

快速取穴

在头部，将耳郭折叠向前，找到耳尖。当耳尖直上入发际处，即为角孙穴。

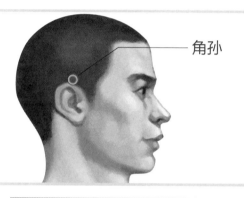

角孙

主治: 腮腺炎、牙龈炎、视神经炎、视网膜出血等眼疾，目痛、头痛等病症。

主治歌诀
角孙专主痄腮生，目翳齿肿耳肿鸣。

1分钟学会保健按摩

用手指指腹端按、揉压。

力度	按摩方法	时长	功效
适度	按揉法	1~3分钟	适用于腮腺炎、牙龈炎，视神经炎、视网膜出血等眼疾，目痛、头痛等病症

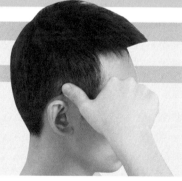

1分钟学会艾灸

采用温和灸，将艾条点燃的一端对准穴位，距离皮肤3~5厘米施灸，以患者感到温热而无灼痛感为宜。灸10~15分钟，至皮肤出现红晕为度，每日1次或隔日1次。

艾灸方法	距离	时长	功效
温和灸	3~5厘米	10~15分钟	清热消肿，散风止痛

穴位配伍治病	
耳部肿痛	角孙 + 听宫（P147）+ 翳风（P260）

耳门

泄热活络治耳病

耳，穴内气血作用的部位为耳；门，出入的门户。本穴物质为角孙穴传来的水湿之气，至本穴后，水湿之气化雨冷降为地部经水并循耳孔流入体内，本穴如同三焦经气血出入耳的门户，故名耳门。

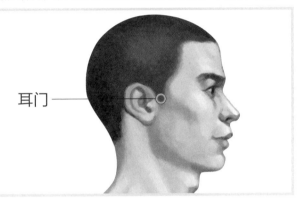

定位

位于面部，在耳屏上切迹的前方、下颌骨髁状突后缘，张口有凹陷处。

耳门

快速取穴

在面部，先找到耳屏。当耳屏上缘的前方，张口有凹陷处，即为耳门穴。

主治： 耳聋耳鸣、中耳炎、牙痛、颞下颌关节炎、口轮匝肌痉挛等病症。

主治歌诀
耳门耳聋耳聤病，丝竹空穴治头风。

1分钟学会保健按摩

用手指指腹端按、揉压。

力度	按摩方法	时长	功效
适度	按揉法	1~3分钟	适用于耳聋耳鸣、中耳炎、牙痛、颞下颌关节炎、口轮匝肌痉挛等病症

1分钟学会艾灸

采用温和灸，将艾条点燃的一端对准穴位，距离皮肤3~5厘米施灸，以患者感到温热而无灼痛感为宜。灸10~15分钟，至皮肤出现红晕为度，每日1次或隔日1次。

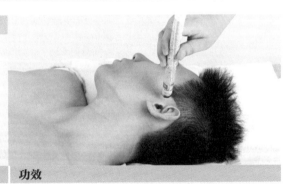

艾灸方法	距离	时长	功效
温和灸	3~5厘米	10~15分钟	开窍聪耳，泄热活络

穴位配伍治病

耳鸣、耳聋、聤耳	耳门 + 听宫（P147）+ 听会（P269）+ 翳风（P260）

耳和髎 通耳利鼻治面瘫

功效 ➡️ **祛风通络** **解痉止痛**

本穴物质中一方面是耳门穴传来的水湿之气，其量少，其性收引，另一方面是足少阳胆经和手太阳小肠经传入本穴的湿冷水气，两气交会后在本穴的变化为化雨冷降，所降之雨如从孔隙中漏落一般，故名耳和髎。

主治： 耳鸣、流涕、头痛颊肿、面瘫、面肌瘫痪、耳炎、鼻炎等病症。

1分钟学会保健按摩

用手指指腹端按压。

力度	按摩方法	时长	功效
适度	按压法	1~3分钟	适用于耳鸣、流涕、头痛颊肿、面瘫、面肌瘫痪、耳炎、鼻炎等病症

耳和髎定位

位于头侧部，在鬓发后缘，平耳根之前方，颞浅动脉后缘。

丝竹空定位

位于面部，在眉梢凹陷处。

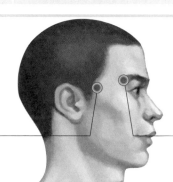

耳和髎 —— 丝竹空

丝竹空 清热明目治头风

功效 ➡️ **清热明目** **镇惊安神**

丝竹，古指弦乐器，八音之一，此指气血的运行有如声音飘然而至；空，空虚。本穴为三焦经终点之穴，由于耳和髎穴传至本穴的气血极为虚少，穴内气血为空虚之状，穴外天部的寒湿水气因而汇入穴内，穴外的寒湿水气如同天空中的声音飘然而至，故名丝竹空。

主治： 头痛眩晕、结膜炎、电光性眼炎、视神经萎缩、角膜白斑、面神经麻痹等病症。

1分钟学会保健按摩

用手指指腹端按压。

力度	按摩方法	时长	功效
适度	按压法	1~3分钟	适用于头痛眩晕、结膜炎、电光性眼炎、视神经萎缩、角膜白斑、面神经麻痹等病症

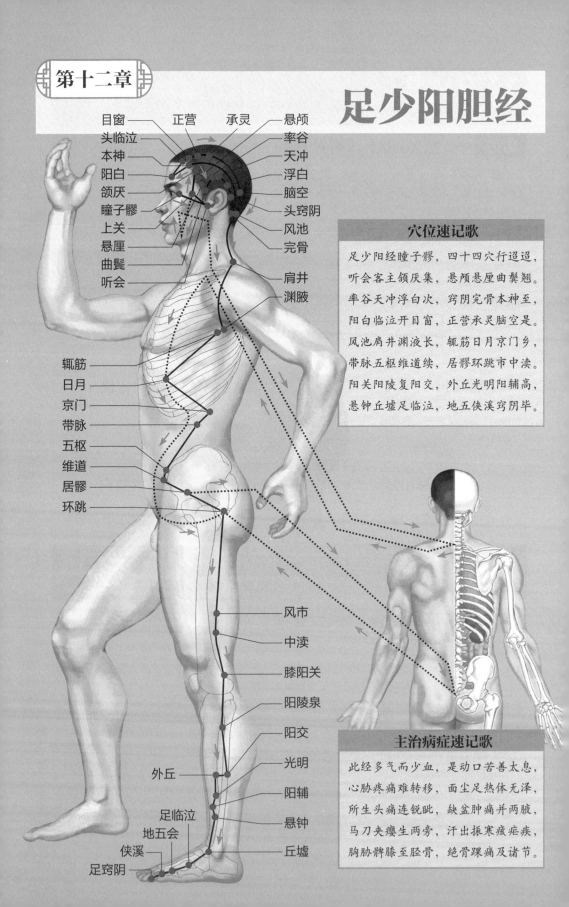

第十二章

足少阳胆经

目窗 — 正营 — 承灵 — 悬颅
头临泣 — 率谷
本神 — 天冲
阳白 — 浮白
颔厌 — 脑空
瞳子髎 — 头窍阴
上关 — 风池
悬厘 — 完骨
曲鬓
听会 — 肩井
渊腋
辄筋
日月
京门
带脉
五枢
维道
居髎
环跳

风市
中渎
膝阳关
阳陵泉
阳交
外丘 — 光明
阳辅
足临泣 — 悬钟
地五会 — 丘墟
侠溪
足窍阴

穴位速记歌

足少阳经瞳子髎，四十四穴行迢迢，
听会客主颔厌集，悬颅悬厘曲鬓翘。
率谷天冲浮白次，窍阴完骨本神至，
阳白临泣开目窗，正营承灵脑空是。
风池肩井渊液长，辄筋日月京门乡，
带脉五枢维道续，居髎环跳市中渎。
阳关阳陵复阳交，外丘光明阳辅高，
悬钟丘墟足临泣，地五侠溪窍阴毕。

主治病症速记歌

此经多气而少血，是动口苦善太息，
心胁疼痛难转移，面尘足热体无泽，
所生头痛连锐眦，缺盆肿痛并两腋，
马刀夹瘿生两旁，汗出振寒疟症疾，
胸胁髀膝至胫骨，绝骨踝痛及诸节。

经脉循行

足少阳经脉从外眼角开始，上行到额角，再折向上行，经额部至眉上，又向后折至枕部，沿颈下行至肩上，左右交会并与督脉相会于大椎穴，前行进入缺盆。

第一条支脉从耳后进入耳中，走耳前，至外眼角后。第二条支脉从外眼角分出，下走大迎，会合手少阳三焦经，至眼下。下边经过颊车，下行颈部，会合于缺盆。由此下向胸中，通过膈肌，络于肝，属于胆。沿胁里，出于气街，绕阴部毛际，横向进入髋关节部。

直行主干从缺盆下行到腋下，沿胸侧，过季胁，向下会合于髋关节部。由此向下，沿大腿外侧，出膝外侧，下向腓骨之前，直下到腓骨下端，下出外踝之前，沿足背进入第四趾外侧。直行脉的分支从足背分出，沿第一、第二跖骨间，出大趾端，回转来通过爪甲，出于趾背毫毛部，接足厥阴肝经。

主治病症

头痛、眩晕、口眼㖞斜、耳鸣耳聋、齿痛等头面五官病症；月经不调、带下等妇科病；多梦、癫痫等神志病；经脉循行所过处其他不适，如颈肩背疼痛、下肢痿痹等。

经络养生：敲胆经提升吸收力

敲胆经，主要在刺激胆经，促进胆汁的分泌，提升人体的吸收能力，提供人体造血系统所需的充足材料。而且可以使胆经的活动加速，将大腿外侧堆积在胆经上的垃圾排出，因此，这个运动直接就会使臀部和大腿外侧的脂肪减少，起到减肥的作用。每天在大腿外侧的四个穴位点，用力敲打，每敲打四下算一次，每天敲左右大腿各五十次，也就是左右各两百下。由于大腿肌肉和脂肪都很厚，因此必须用力，而且以每秒大约两下的节奏敲，才能有效刺激穴位。

最佳经络养生时间：子时胆经旺盛

子时（23:00~1:00），此时胆经最旺。

中医理论认为："肝之余气，泄于胆，聚而成精。胆为中正之官，五脏六腑取决于胆。气以壮胆，邪不能侵。胆气虚则怯，气短，谋虑而不能决断。"由此可见胆的重要性。胆汁需要新陈代谢。人在子时前入眠，胆方能完成代谢。"胆有多清，脑有多清。"凡在子时前入睡者，晨醒后头脑清晰、气色红润。反之，经常子时前不入睡者，则气色青白。

瞳子髎　　明目退翳消痛肿

功效 ➡ **平肝止痛**　**明目退翳**

　　瞳子，指眼珠中的黑色部分，为肾水所主之处，此指穴内物质为肾水特征的寒湿水气；髎，孔隙。本穴的气血物质即是汇集头面部的寒湿水气后从天部冷降至地部，冷降的水滴细小如从孔隙中散落一般，故名瞳子髎。

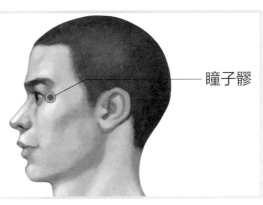

定位

　　位于面部，目外眦旁，在眶外侧缘处。

快速取穴

　　在面部，先找到目外眦（即靠近耳朵侧的眼角），从目外眦向外，摸过眼眶，其外侧缘处，即为瞳子髎穴。

瞳子髎

主治： 角膜炎、视网膜炎、视网膜出血、睑缘炎、屈光不正、青少年近视、白内障、青光眼、夜盲、视神经萎缩、头痛、面神经麻痹、三叉神经痛等病症。

主治歌诀
瞳子髎穴消痛肿，口歪头痛目重重。

1分钟学会保健按摩

　　用手指指腹端按压。

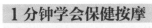

力度	按摩方法	时长		功效
适度	按压法	1~3分钟		适用于角膜炎、视网膜炎、视网膜出血、睑缘炎、屈光不正、青少年近视、白内障、青光眼、夜盲、视神经萎缩、头痛、面神经麻痹、三叉神经痛等病症

穴位配伍治病

黑眼圈　瞳子髎 + 睛明（P150）+ 承泣（P60）+ 四白（P61）+ 鱼腰（P376）

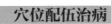

听会

开窍聪耳治耳鸣

功效 → **开窍聪耳** **通经活络**

听会者即耳能听闻声音，此指穴内的天部气血为空虚之状，无物阻隔声音的传递。天部寒湿水气至本穴后，化雨冷降于地，天部气血因而变得虚静，如远处声音听亦能明，故名听会。

定位

位于面部，在耳屏间切迹的前方，下颌骨髁状突的后缘，张口有凹陷处。

快速取穴

正坐仰靠或侧卧，耳屏间切迹前方，下颌骨髁状突的后缘，张口时呈凹陷处，即为听会穴。

灵道 ——

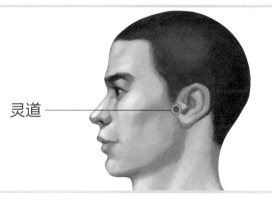

主治： 突发性耳聋、中耳炎、外耳道疖肿、颞下颌关节功能紊乱、腮腺炎、牙痛、咀嚼肌痉挛、面神经麻痹、脑血管病后遗症等病症。

主治歌诀

听会主治耳聋鸣，兼刺迎香功最灵。
中风瘛疭㖞斜病，牙车脱臼齿根疼。

1分钟学会保健按摩

用手指指腹端按压。

力度	按摩方法	时长	功效
适度	按压法	1~3分钟	适用于突发性耳聋、中耳炎、外耳道疖肿、颞下颌关节功能紊乱、腮腺炎、牙痛、咀嚼肌痉挛、面神经麻痹、脑血管病后遗症等病症

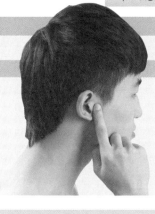

1分钟学会艾灸

采用温和灸，将艾条点燃的一端对准穴位，距离皮肤3~5厘米施灸，以患者感到温热而无灼痛感为宜。灸10~15分钟，至皮肤出现红晕为度，每日1次或隔日1次。

艾灸方法	距离	时长	功效
温和灸	3~5厘米	10~15分钟	开窍聪耳，通经活络

穴位配伍治病

耳鸣、耳聋	听会 + 听宫（P147）+ 翳风（P260）

上关

散风活络治耳病

功效 → 聪耳止痉　散风活络

　　上，上行；关，关卡。本穴的清阳之气吸热上行，滞重水湿则冷缩降地，本穴如同气血上行天部的关卡一般，故名上关。

定位

　　位于耳前，下关直上，在颧弓的上缘凹陷处。

快速取穴

　　面部，耳朵和鼻子之间，靠近耳朵，可以摸到一个横着的骨头，即是颧弓，当颧弓的上缘凹陷处，即为上关穴。

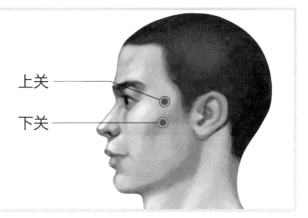

上关
下关

主治 耳鸣、耳聋、中耳炎、牙痛、颞下颌关节炎、颞下颌关节功能紊乱、面神经麻痹、面肌痉挛、偏头痛、眩晕等病症。

1分钟学会保健按摩

　　用手指指腹端按压。

力度	按摩方法	时长	功效
适度	按压法	1~3分钟	适用于耳鸣、耳聋、中耳炎、牙痛、颞下颌关节炎、颞下颌关节功能紊乱、面神经麻痹、面肌痉挛、偏头痛、眩晕等病症

1分钟学会艾灸

　　采用温和灸，将艾条点燃的一端对准穴位，距离皮肤3~5厘米施灸，以患者感到温热而无灼痛感为宜。灸10~15分钟。

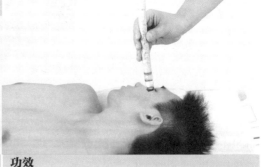

艾灸方法	距离	时长	功效
温和灸	3~5厘米	10~15分钟	聪耳止痉，散风活络

穴位配伍治病

偏头痛	上关 + 太阳（P379）+ 外关（P250）

颔厌

清热醒脑止头痛

功效 ➞ **清热散风** **通络止痛**

颔，下巴，为任脉及足阳明经所过之处，此指足阳明的气血；厌，厌倦。胆经气血行至本穴后，水气吸热胀散化风而行并由此输向头之各部，足阳明经头维穴输供头部的精微物质因而受到损害，本穴气血为足阳明所厌恶，故名颔厌。

定位

位于头部鬓发上，在头维与曲鬓弧形连线的上 1/4 与下 3/4 交点处。

快速取穴

在头部发鬓上，先找到头维穴，再找到曲鬓穴，两穴连线，当头维穴与曲鬓穴弧形连线上的上 1/4 处，即为颔厌穴。

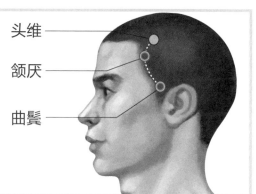

头维
颔厌
曲鬓

主治： 偏头痛、三叉神经痛、眩晕、癫痫、面神经麻痹、耳鸣、结膜炎、牙痛等病症。

1 分钟学会保健按摩

用手指指腹端按压。

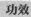

力度	按摩方法	时长	功效
适度	按压法	1~3 分钟	适用于偏头痛、三叉神经痛、眩晕、癫痫、面神经麻痹、耳鸣、结膜炎、牙痛等病症

1 分钟学会艾灸

采用温和灸，将艾条点燃的一端对准穴位，距离皮肤 3~5 厘米施灸，以患者感到温热而无灼痛感为宜。灸 10~15 分钟，至皮肤出现红晕为度，每日 1 次或隔日 1 次。

艾灸方法	距离	时长	功效
温和灸	3~5 厘米	10~15 分钟	清热散风，通络止痛

穴位配伍治病

偏头痛 颔厌 + 太阳（P379）+ 列缺（P36）+ 风池（P283）
目眩 颔厌 + 丝竹空（P265）+ 支沟（P251）+ 光明（P298）

悬颅

清热散风止头痛

悬，吊挂；颅，古指头盖骨，此指穴内气血为寒湿水气。胆经的天部之气至本穴后散热冷缩并吸附天部中的寒湿水气，穴内气血如同天部中的水湿云层一般，故名悬颅。

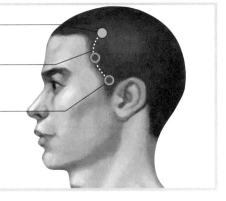

定位

位于头部鬓发上，在头维与曲鬓弧形连线的中点处。

快速取穴

做头维穴和曲鬓穴的连线，当头维穴与曲鬓穴弧形连线上的中点处，即为悬颅穴。

头维

悬颅

曲鬓

主治：偏头痛、三叉神经痛、神经衰弱、牙痛、鼻炎、结膜炎、角膜炎等病症。

1分钟学会保健按摩

用手指指腹端按压。

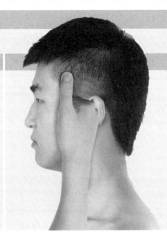

力度	按摩方法	时长	功效
适度	按压法	1~3分钟	适用于偏头痛、三叉神经痛、神经衰弱、牙痛、鼻炎、结膜炎、角膜炎等病症

1分钟学会艾灸

采用温和灸，将艾条点燃的一端对准穴位，距离皮肤3~5厘米施灸，以患者感到温热而无灼痛感为宜。灸10~15分钟，至皮肤出现红晕为度，每日1次或隔日1次。

艾灸方法	距离	时长	功效
温和灸	3~5厘米	10~15分钟	通络消肿

穴位配伍治病

头痛	悬颅 + 颔厌（P271）+ 风池（P283）

人体经络穴位使用速查全书

悬厘

清热散风治头痛

功效 ➡️ 通络解表　清热散风

　　悬，吊挂；厘，治理。胆经气血至本穴后，滞重的寒湿水气进一步下行，小部分清气则由本穴外输头之各部，本穴对天部的水湿风气有治理的作用，故名悬厘。

主治： 偏头痛、三叉神经痛、神经衰弱、牙痛、鼻炎、结膜炎、耳鸣等病症。

1分钟学会保健按摩

　　用手指指腹端轻轻按压。

力度	按摩方法	时长	功效
轻	按揉法	1~3分钟	适用于偏头痛、三叉神经痛、神经衰弱、牙痛、鼻炎、结膜炎、耳鸣等病症

悬厘定位
　　位于头部鬓发上，在头维与曲鬓弧形连线的上3/4与下1/4交点处。

头维

曲鬓定位
　　位于头部，在耳前鬓角发际后缘的垂直线与耳尖水平线交点处。

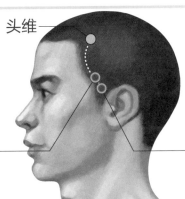

悬厘　　　　　　　　　曲鬓

曲鬓

缓解面部神经痛

功效 ➡️ 清热止痛　活络通窍

　　曲，隐秘；鬓，鬓发，既为肾气所主之物又为血之余，此指穴内气血为水湿而性温热。胆经经气在本穴化雨而降，所降之雨虽与天部气血相比而为寒湿，但仍为温热之性，故名曲鬓。

主治： 偏头痛、三叉神经痛、面神经麻痹、颞肌痉挛、牙痛、视网膜出血及其他眼病等病症。

1分钟学会保健按摩

　　用手指指腹端按压。

力度	按摩方法	时长	功效
适度	按压法	1~3分钟	适用于偏头痛、三叉神经痛、面神经麻痹、颞肌痉挛、牙痛、视网膜出血及其他眼病等病症

率谷　平肝息风通经络

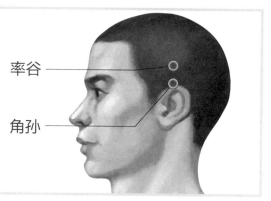

功效 → 平肝息风　通经活络

　　率，古指捕鸟的网，用网捕鸟时网是从上罩下，此指胆经的气血在此开始由阳变阴；谷，两山所夹空隙。弱小凉湿水气吸热上行，至本穴后达到了其所能上行的最高点，水湿之气开始吸湿并发生冷降的变化，如捕鸟之网从高处落下一般，故名率谷。

定位
　　位于头部，在耳尖直上入发际1.5寸，角孙穴直上方。

率谷

角孙

快速取穴
　　正坐侧伏或侧卧，角孙直上入发际1.5寸处即为率谷穴。

主治： 偏头痛、三叉神经痛、面神经麻痹、眩晕、胃炎、小儿高热惊厥等病症。

主治歌诀
率谷伤酒吐痰眩，偏头烦满急慢惊。

1分钟学会保健按摩
　　用手指指腹端按压。

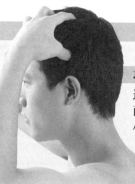

力度	按摩方法	时长	功效
适度	按压法	1~3分钟	适用于偏头痛、三叉神经痛、面神经麻痹、眩晕、胃炎、小儿高热惊厥等病症

1分钟学会艾灸
　　采用温和灸，将艾条点燃的一端对准穴位，距离皮肤3~5厘米施灸，以患者感到温热而无灼痛感为宜。灸10~15分钟，至皮肤出现红晕为度，每日1次或隔日1次。

艾灸方法	距离	时长	功效
温和灸	3~5厘米	10~15分钟	平肝息风，通经活络

穴位配伍治病
神经衰弱　率谷＋百会（P341）＋上星（P344）＋风池（P283）＋太阳（P379）

人体经络穴位使用速查全书

天冲

祛风定惊清热毒

功效 ➡ **祛风定惊** **清热消肿**

天，天部气血；冲，气血运行为冲射之状。水湿之气至本穴后，因受穴外传入之热，水湿之气胀散并冲射于胆经之外的天部，故名天冲。

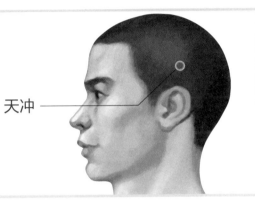

定位
位于头部，在耳根后缘直上入发际2寸，率谷后0.5寸处。

快速取穴
取率谷穴，在其后0.5寸处即是天冲穴。

天冲

主治： 头痛、癫痫、牙龈炎、耳鸣、耳聋、甲状腺肿大等病症。

1分钟学会保健按摩

用手指指腹端按压。

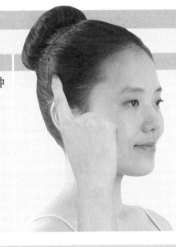

力度	按摩方法	时长	功效
适度	按压法	1~3分钟	适用于头痛、癫痫、牙龈炎、耳鸣、耳聋、甲状腺肿大等病症

1分钟学会艾灸

采用温和灸，将艾条点燃的一端对准穴位，距离皮肤3~5厘米施灸，以患者感到温热而无灼痛感为宜。灸10~15分钟，至皮肤出现红晕为度，每日1次或隔日1次。

艾灸方法	距离	时长	功效
温和灸	3~5厘米	10~15分钟	祛风定惊

穴位配伍治病
甲状腺肿大　天冲＋天突（P372）＋水突（P58）

浮白　　　　理气散结止疼痛

功效 ➡️ **散风止痛　理气散结**

浮，飘浮；白，肺之色，此指穴内气血为肺金之性的温热水湿云系。阳热风气至本穴后势弱缓行，散热吸湿后化为肺金之性的温热水气，如同云气飘浮于天部，故名浮白。

定位

位于头部，在耳后乳突的后上方，天冲穴与完骨穴的弧形连线的中 1/3 与上 1/3 交点处。

快速取穴

在头部，先找到天冲穴与完骨穴，在天冲穴与完骨穴弧形连线的上 1/3 处，即为浮白穴。

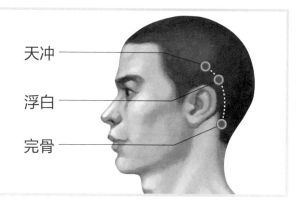

天冲

浮白

完骨

主治： 头痛、牙痛、耳鸣、耳聋、甲状腺肿大、支气管炎、扁桃体炎、脑血管病后遗症等病症。

1 分钟学会保健按摩

用手指指腹端按压。

力度	按摩方法	时长	功效
适度	按压法	1~3 分钟	适用于头痛、牙痛、耳鸣、耳聋、甲状腺肿大、支气管炎、扁桃体炎、脑血管病后遗症等病症

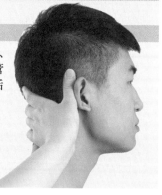

1 分钟学会艾灸

采用温和灸，将艾条点燃的一端对准穴位，距离皮肤3~5厘米施灸，以患者感到温热而无灼痛感为宜。灸10~15分钟，至皮肤出现红晕为度，每日1次或隔日1次。

艾灸方法	距离	时长	功效
温和灸	3~5 厘米	10~15 分钟	散风止痛，理气散结

穴位配伍治病

头痛	浮白 + 百会（P341）+ 风池（P283）+ 太阳（P379）

头窍阴

开窍聪耳治头痛

功效 ➤ **平肝镇痛** **开窍聪耳**

头，指穴处的部位在头部；窍，孔穴、空窍之意；阴，指穴内物质为阴湿水气。水湿云气在下行本穴的过程中不断散热吸湿，至本穴后则化为天之下部的滞重水湿云气，天之上部如同空窍一般，故名为头窍阴。

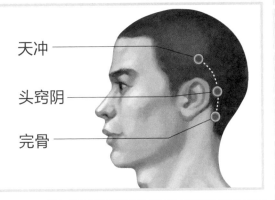

定位
位于头部，在耳后乳突的后上方，当天冲穴与完骨穴的弧形连线的中 1/3 与下 1/3 交点处。

天冲
头窍阴
完骨

快速取穴
在头部，先做天冲穴与完骨穴的弧形连线。在天冲穴与完骨穴弧形连线的中、下 1/3 交点处，即为头窍阴穴。

主治： 头痛、支气管炎、三叉神经痛、脑膜炎、四肢痉挛抽搐、神经性耳鸣、耳聋、甲状腺肿大、脑血管病、胸痛等病症。

主治歌诀
头窍阴主头项痛，胁痛口苦益耳聪。

1 分钟学会保健按摩

用手指指腹端按压。

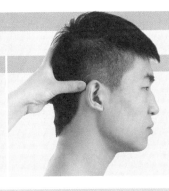

力度	按摩方法	时长	功效
适度	按压法	1~3 分钟	适用于头痛、支气管炎、三叉神经痛、脑膜炎、四肢痉挛抽搐、神经性耳鸣、耳聋、甲状腺肿大、脑血管病、胸痛等病症

1 分钟学会艾灸

采用温和灸，将艾条点燃的一端对准穴位，距离皮肤 3~5 厘米施灸，以患者感到温热而无灼痛感为宜。灸 10~15 分钟，至皮肤出现红晕为度，每日 1 次或隔日 1 次。

艾灸方法	距离	时长	功效
温和灸	3~5 厘米	10~15 分钟	平肝镇痛，开窍聪耳

穴位配伍治病

耳鸣、耳聋	头窍阴 + 听宫（P147）+ 听会（P269）+ 翳风（P260）

完骨 通络宁神止头痛

功效 ➡ **通络宁神** **祛风清热**

完，完全、全部；骨，肾主之水。寒湿水气至本穴后，天部的寒湿水气全部冷降为地部的水液，故名完骨。

定位

位于头部，在耳后乳突的后下方凹陷处。

快速取穴

在耳的后下方，摸到一个明显的突起，即为乳突。乳突后下方的凹陷处即为完骨穴。

完骨

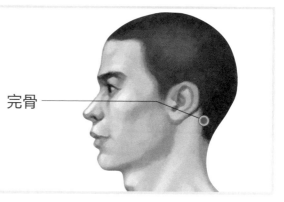

主治： 头痛、失眠、面神经麻痹、失语、腮腺炎、牙龈炎、扁桃体炎、口唇肌肉萎缩、牙痛等病症。

1分钟学会保健按摩

用手指指腹端按、揉压。

力度	按摩方法	时长	功效
适度	按揉法	1~3分钟	适用于头痛、失眠、面神经麻痹、失语、腮腺炎、牙龈炎、扁桃体炎、口唇肌肉萎缩、牙痛等病症

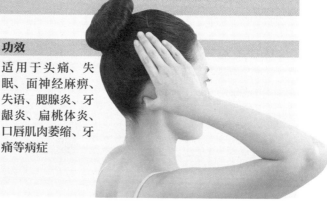

1分钟学会艾灸

采用温和灸，将艾条点燃的一端对准穴位，距离皮肤3~5厘米施灸，以患者感到温热而无灼痛感为宜。灸10~15分钟，至皮肤出现红晕为度，每日1次或隔日1次。

艾灸方法	距离	时长	功效
温和灸	3~5厘米	10~15分钟	通络宁神

穴位配伍治病

头痛	完骨 + 太阳（P379）+ 率谷（P274）+ 风池（P283）

本神 祛风定惊止头痛

功效 ➡ **祛风定惊**　**安神止痛**

本，人之根本，此指穴内物质为天部之气；神，在天为风，指穴内物质的运行为风气的横向运动。由于胆经无循经传来的气血交于本穴，穴内气血处于空虚之状，穴外天部的冷凝水湿因而汇入穴内，穴内气血纯为天部之气，且其运行为横向下传阳白穴，故名本神。

主治：神经性头痛、眩晕、癫痫、胸胁痛、脑血管病后遗症等病症。

1分钟学会保健按摩

用手指指腹端按、揉。

力度	按摩方法	时长	功效
轻	按揉法	1~3分钟	适用于神经性头痛、眩晕、癫痫、胸胁痛、脑血管病后遗症等病症

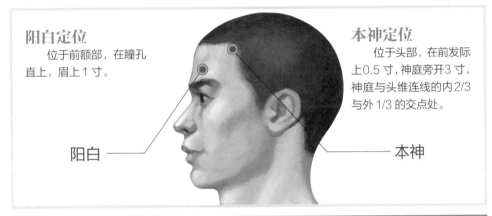

阳白定位
位于前额部，在瞳孔直上，眉上1寸。

本神定位
位于头部，在前发际上0.5寸，神庭旁开3寸，神庭与头维连线的内2/3与外1/3的交点处。

阳白

本神

阳白 缓解面部神经痛

功效 ➡ **清热止痛**　**活络通窍**

阳，天部；白，明亮清白。由于在下行的过程中不断吸热，水湿之气还未进入本穴就已受热胀散化为阳热风气并传输于头之各部，穴内的天部层次变得明亮清白，故名阳白。

主治：眼科疾病、面神经麻痹或面肌痉挛、头痛、眶上神经痛等病症。

1分钟学会保健按摩

用手指指腹端按压。

力度	按摩方法	时长	功效
适度	按压法	1~3分钟	适用于眼科疾病、面神经麻痹或面肌痉挛、头痛、眶上神经痛等病症

头临泣 　　聪耳明目治头痛

功效 ➡ **聪耳明目** **安神定志**

头，指本穴在头部，有别于足临泣之穴；临，居高位而朝向低位，此指穴内气血的运行变化为由上而下；泣，泪水。阳热风气至本穴后散热吸湿而化为寒湿的降水云气，雨滴由天部降于地部，如泪滴从上落下，故名头临泣。

主治： 头痛、小儿高热惊厥、角膜白斑、急慢性结膜炎、屈光不正等病症。

1分钟学会保健按摩

用手指指腹端按压。

力度	按摩方法	时长	功效
适度	按压法	1~3分钟	适用于头痛、小儿高热惊厥、角膜白斑、急慢性结膜炎、屈光不正等病症

头临泣定位
位于头部，在瞳孔直上入前发际0.5寸，神庭与头维连线的中点处。

目窗定位
位于头部，在前发际上1.5寸，头正中线旁开2.25寸。

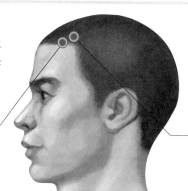

头临泣　　　　　　　　　目窗

目窗 　　缓解面部神经痛

功效 ➡ **明目开窍** **祛风定惊**

目，肝之所主，此指穴内物质为肝木之性的风气；窗，气体交换的通道。弱小水湿之气至本穴后，因受穴外所传之热，弱小的水湿之气吸热胀散并化为阳热风气传于穴外，故名目窗。

主治： 神经性头痛、眩晕、结膜炎、视力减退、牙痛、感冒等病症。

1分钟学会保健按摩

用手指指腹端按压。

力度	按摩方法	时长	功效
适度	按压法	1~3分钟	适用于神经性头痛、眩晕、结膜炎、视力减退、牙痛、感冒等病症

人体经络穴位使用速查全书

正营

平肝明目止牙痛

功效 ➡ **平肝明目** **疏风止痛**

正，正当；营，军队驻扎的营地，有建设、营救之意。阳热风气至本穴后散热缩合并化为阳气，并未因冷缩而变为寒湿之气，本穴起到了正当维持天部气血运行变化的作用，故名正营。

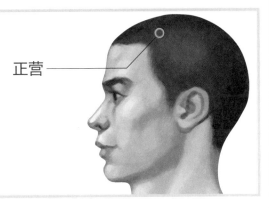

定位

位于头部，在前发际上2.5寸，头正中线旁开2.25寸。

正营 ————

快速取穴

在前发际上2.5寸处做水平线，设为X轴；在头正中线旁开2.25寸处做垂直线，设为Y轴，两轴相交处即为正营穴。

主治： 头痛、眩晕、牙痛、视神经萎缩、呕吐等病症。

1分钟学会保健按摩

用手指指腹端按压。

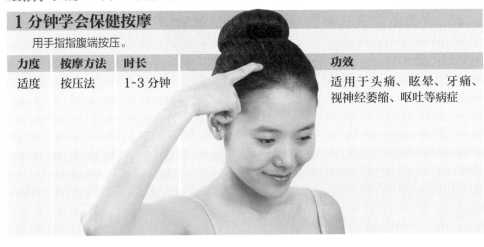

力度	按摩方法	时长	功效
适度	按压法	1~3分钟	适用于头痛、眩晕、牙痛、视神经萎缩、呕吐等病症

1分钟学会艾灸

采用温和灸，将艾条点燃的一端对准穴位，距离皮肤3~5厘米施灸，以患者感到温热而无灼痛感为宜。灸10~15分钟，至皮肤出现红晕为度，每日1次或隔日1次。

艾灸方法	距离	时长	功效
温和灸	3~5厘米	10~15分钟	平肝明目，疏风止痛

穴位配伍治病

牙关不利、牙痛	正营＋颊车（P64）＋下关（P65）＋合谷（P44）

承灵 祛风止痛治感冒

功效 → 通利官窍　散风清热

承，承受；灵，神灵，天部之气。天部阳气至本穴后散热并吸湿冷降，头之天部的寒湿之气亦随之汇入穴内，本穴如有承受天部寒湿水气的作用，故名承灵。

主治： 头痛、感冒、鼻炎、鼻出血、发热等病症。

1分钟学会保健按摩

用手指指腹端按压。

力度	按摩方法	时长	功效
适度	按压法	1~3分钟	适用于头痛、感冒、鼻炎、鼻出血、发热等病症

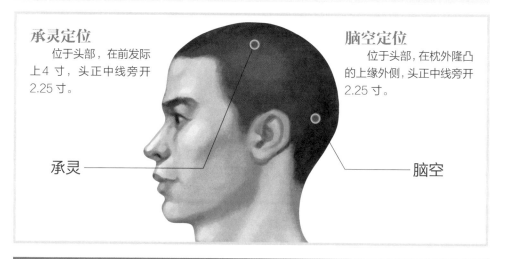

承灵定位　　位于头部，在前发际上4寸，头正中线旁开2.25寸。

脑空定位　　位于头部，在枕外隆凸的上缘外侧，头正中线旁开2.25寸。

承灵　　　脑空

脑空 醒脑宁神治项疼

功效 → 醒脑宁神　散风清热

脑，首，首为阳、尾为阴，此指穴内的天之上部；空，空虚。水湿之气至本穴后化雨冷降归于地部，穴内的天部层次气血为空虚之状，故名脑空。

主治： 感冒、哮喘、癫痫、精神疾病、头痛、耳鸣、鼻炎、鼻出血、心悸等病症。

1分钟学会保健按摩

用手指指腹端按压。

力度	按摩方法	时长	功效
适度	按压法	1~3分钟	适用于感冒、哮喘、癫痫、精神疾病、头痛、耳鸣、鼻炎、鼻出血、心悸等病症

人体经络穴位使用速查全书

风池

平肝息风利官窍

功效 → 平肝息风　祛风明目　通利官窍

风，指穴内物质为天部的风气；池，屯居水液之器，指穴内物质富含水湿。水湿之气至本穴后，因受外部之热而胀散并化为阳热风气输散于头颈各部，故名风池。

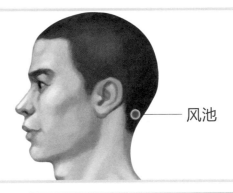

定位

位于项部，枕骨下，与风府相平，胸锁乳突肌与斜方肌上端之间的凹陷处。

快速取穴

在后发际上1寸水平，从耳朵后面向后正中线摸，摸过一条明显的肌肉，该肌肉与另一肌肉之间的凹陷处，即为风池穴。

—— 风池

主治： 高血压、脑动脉硬化、视网膜出血、视神经萎缩、鼻炎、耳聋、耳鸣、甲状腺肿大、感冒等病症。

主治歌诀

率谷酒伤吐痰眩，风池主治肺中寒。
兼治偏正头疼痛，颊车落颊风自瘥。

1分钟学会保健按摩

用手指指腹端按压。

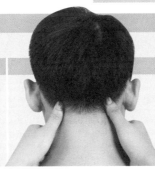

力度	按摩方法	时长	功效
适度	按压法	1~3分钟	适用于高血压、脑动脉硬化、视网膜出血、视神经萎缩、鼻炎、耳聋、耳鸣、甲状腺肿大、感冒等病症

1分钟学会艾灸

采用温和灸，将艾条点燃的一端对准穴位，距离皮肤3~5厘米施灸，以患者感到温热而无灼痛感为宜。灸10~15分钟，至皮肤出现红晕为度，每日1次或隔日1次。

艾灸方法	距离	时长	功效
温和灸	3~5厘米	10~15分钟	平肝熄风，通利官窍

穴位配伍治病

头痛	风池 + 天柱（P157）
感冒	风池 + 太阳（P379）
失眠多梦	风池 + 睛明（P150）

肩井

活络消肿治落枕

功效 ➡ **祛风止痛** **活络消肿**

肩，指穴在肩部；井，地部孔隙。胆经上部经脉下行而至的地部经水，由本穴的地部孔隙流入地之地部，故名肩井。

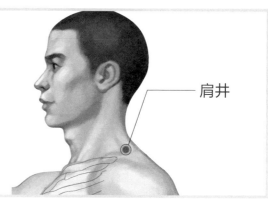

定位

位于肩上，前直乳中，在大椎穴与肩峰端连线的中点上。

快速取穴

先确定第七颈椎，其棘突下为大椎穴。再找到锁骨肩峰端，大椎穴与肩峰端连线，其中点即为肩井穴。

肩井

主治： 高血压、神经衰弱、副神经麻痹、乳腺炎、功能性子宫出血、落枕、颈项肌肉痉挛、肩背痛、脑血管病后遗症、小儿麻痹后遗症等病症。

主治歌诀
肩井一穴治仆伤，肘臂不举浅刺良。

1分钟学会保健按摩

用手指指腹端按、揉压。

力度	按摩方法	时长	功效
适度	按揉法	1~3分钟	适用于高血压、神经衰弱、副神经麻痹、乳腺炎、功能性子宫出血、落枕、颈项肌肉痉挛、肩背痛、脑血管病后遗症、小儿麻痹后遗症等病症

1分钟学会艾灸

采用温和灸，将艾条点燃的一端对准穴位，距离皮肤3~5厘米施灸，以患者感到温热而无灼痛感为宜。灸10~15分钟，至皮肤出现红晕为度，每日1次或隔日1次。

艾灸方法	距离	时长	功效
温和灸	3~5厘米	10~15分钟	祛风止痛、活络消肿

穴位配伍治病
肩周炎 肩井 + 肩髃（P54）+ 肩髎（P257）+ 肩贞（P139）

渊腋　　　理气宽胸消肿痛

功效 → **理气宽胸　消肿止痛　利水**

　　渊，深渊；腋，指穴位所在的部位为腋部。地部经水至本穴后，水液在地球重力场的作用下由胸侧上部直落腰侧下部，经水如同落入无底深渊一般，故名渊腋。

主治： 胸肌痉挛、肋间神经痛、胸膜炎、肩臂痛等病症。

1分钟学会保健按摩

用手指指腹端按、揉。

力度	按摩方法	时长	功效
轻	按揉法	1~3分钟	适用于胸肌痉挛、肋间神经痛、胸膜炎、肩臂痛等病症

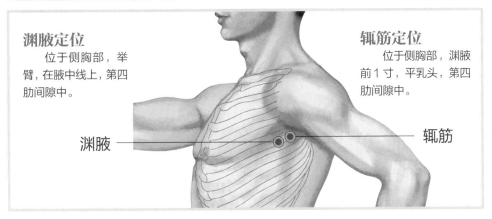

渊腋定位
　　位于侧胸部，举臂，在腋中线上，第四肋间隙中。

辄筋定位
　　位于侧胸部，渊腋前1寸，平乳头，第四肋间隙中。

渊腋　　　　　　　　　　　辄筋

辄筋　　　理气止痛治哮喘

功效 → **降逆平喘　理气止痛**

　　辄，古指车厢左右板上端向外翻出的平板，其作用是防止车轮之泥水的飞溅，此指胆经气血在此的变化为冷降下行；筋，肝胆所主的风气，此指穴内气血为水湿风气。湿冷水气至本穴后，因散热吸湿而从天部降至地部，气血的变化如同飞溅的泥水被挡下一般，故名辄筋。

主治： 胸膜炎、支气管哮喘、神经系统疾病、肋间神经痛、神经衰弱、四肢痉挛抽搐、呕吐、反酸等病症。

1分钟学会保健按摩

用手指指腹端按压。

力度	按摩方法	时长	功效
适度	按压法	1~3分钟	适用于胸膜炎、支气管哮喘、神经系统疾病、肋间神经痛、神经衰弱、四肢痉挛抽搐、呕吐、反酸等病症

日月

疏通肝胆调肠胃

功效 ➡ **利胆疏肝**　**降逆和胃**

日，太阳，属阳；月，月亮，属阴。日月名意指胆经气血在此位于天之人部。本穴物质一为辄筋穴传来的弱小寒湿水气，所处为半表半里的天之人部，即是天部之气的阴阳寒热分界之处，故名

定位

位于上腹部，在乳头直下，第七肋间隙，前正中线旁开4寸。

快速取穴

充分暴露上腹部，乳头直下，数到第七肋间隙，前正中线旁开4寸处，即为日月穴。

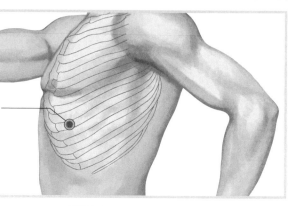

日月

主治： 黄疸、呃逆、胃及十二指肠溃疡、急慢性肝炎、胆囊炎、肋间神经痛等病症。

主治歌诀
呕吐吞酸灸日月，大赫专治病遗精。

1分钟学会保健按摩

用手指指腹端按、揉压。

力度	按摩方法	时长	功效
适度	按揉法	1~3分钟	适用于黄疸、呃逆、胃及十二指肠溃疡、急慢性肝炎、胆囊炎、肋间神经痛等病症

1分钟学会艾灸

采用温和灸，将艾条点燃的一端对准穴位，距离皮肤3~5厘米施灸，以患者感到温热而无灼痛感为宜。灸10~15分钟，至皮肤出现红晕为度，每日1次或隔日1次。

艾灸方法	距离	时长	功效
温和灸	3~5厘米	10~15分钟	利胆疏肝降逆和胃

穴位配伍治病
慢性胃炎　日月 + 脾俞（P167）

京门

健脾化湿益肾水

肺经
大肠经
胃经
脾经
心经
小肠经
膀胱经
肾经
心包经
三焦经
胆经
肝经
督脉
任脉
经外奇穴

功效 ➡ **健脾化湿** **补肾利水**

京，国都，人与物的聚集、集散之所，此指穴内物质所处为地之上部；门，出入的门户。冷降水气至本穴后进一步散热冷降，成为天之下部的寒冷降水云系，本穴如同地之上部水湿云气的聚散之所，故名京门。

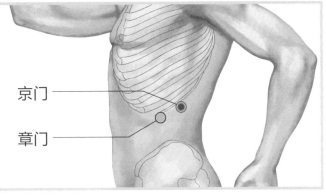

定位

位于侧腰部，章门后1.8寸，在第十二肋骨游离端的下方。

快速取穴

取章门穴，在其后1.8寸，正当第十二肋骨游离端的下方，即为京门穴。

京门

章门

主治： 肾炎、疝气、尿路结石、肋间神经痛、腰肌劳损、肠炎等病症。

主治歌诀

京门利水肾之募，胁痛肠鸣胀满腹。

1分钟学会保健按摩

用手指指端按压，力度要轻。

力度	按摩方法	时长	功效
轻	按压法	1~3分钟	适用于肾炎、疝气、尿路结石、肋间神经痛、腰肌劳损、肠炎等病症

1分钟学会艾灸

采用温和灸，将艾条点燃的一端对准穴位，距离皮肤3~5厘米施灸，以患者感到温热而无灼痛感为宜。灸10~15分钟，至皮肤出现红晕为度，每日1次或隔日1次。

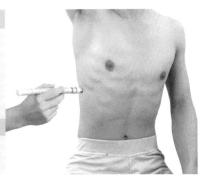

艾灸方法	距离	时长	功效
温和灸	3~5厘米	10~15分钟	健脾化湿补肾利水

穴位配伍治病

肾虚腰痛	京门 + 肾俞（P170）+ 三阴交（P107）

带脉

艾灸治疗一切疝

功效 → 健脾升清　调经止带

带，腰部的环带区域；脉，经脉中的气血。地部经水至本穴后由地部环腰而行，气血所过路径如人之腰带，故名带脉。

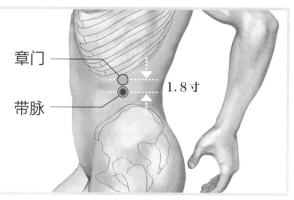

定位

位于侧腹部，章门下1.8寸，在第十一肋骨游离端下方垂线与脐水平线的交点上。

章门

带脉

1.8寸

快速取穴

找到第十一肋骨游离端，将经过其下方的垂直线设为Y轴；再将经过肚脐的水平线设为X轴，两轴相交处即为带脉穴。

主治：功能性子宫出血、闭经、子宫内膜炎、附件炎、盆腔炎、子宫脱垂、阴道炎、膀胱炎、腰痛、下肢无力等病症。

主治歌诀

带脉主灸一切疝，偏坠木肾尽成功。
兼灸妇人浊带下，丹田温暖自然停。

1分钟学会保健按摩

用手指指端按压，力度要轻。

力度	按摩方法	时长	功效
轻	按压法	1~3分钟	适用于功能性子宫出血、闭经、子宫内膜炎、附件炎、盆腔炎、子宫脱垂、阴道炎、膀胱炎、腰痛、下肢无力等病症

1分钟学会艾灸

采用温和灸，将艾条点燃的一端对准穴位，距离皮肤3~5厘米施灸，以患者感到温热而无灼痛感为宜。灸10~15分钟，至皮肤出现红晕为度，每日1次或隔日1次。

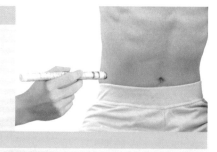

艾灸方法	距离	时长	功效
温和灸	3~5厘米	10~15分钟	健脾升清，调经止带

穴位配伍治病

白带异常	带脉 + 气海（P171）

五枢

调经止带调下焦

功效 → 调经止带　调理下焦

五，代指东南西北中五方；枢，门户的转轴，有开合功能，此指气血物质在本穴有出入的变化。当人体直立时，穴内的地部经水由本穴输向人体各部，而当人体平躺时它则循带脉向脊背后侧而行，本穴如同带脉气血外出五方及五方气血进入带脉的门户，故名五枢。

定位
位于侧腹部，在髂前上棘的前方，横平脐下3寸处。

快速取穴
取平卧位，在侧腹部摸到最隆起的骨头，其前缘的垂直线设为Y轴；横平脐下3寸的水平线设为X轴，两轴相交处即为五枢穴。

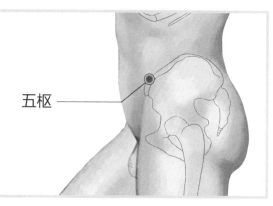

五枢

主治： 子宫内膜炎、阴道炎、疝气、睾丸炎、腰痛、便秘等病症。

1分钟学会保健按摩

用手指指端按压。

力度	按摩方法	时长	功效
适度	按压法	1~3分钟	适用于子宫内膜炎、阴道炎、疝气、睾丸炎、腰痛、便秘等病症

1分钟学会艾灸

采用温和灸，将艾条点燃的一端对准穴位，距离皮肤3~5厘米施灸，以患者感到温热而无灼痛感为宜。灸10~15分钟，至皮肤出现红晕为度，每日1次或隔日1次。

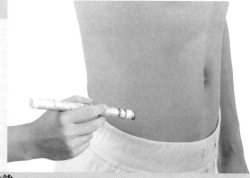

艾灸方法	距离	时长	功效
温和灸	3~5厘米	10~15分钟	调经止带，调理下焦

穴位配伍治病

少腹痛、疝气　五枢 + 太冲（P310）+ 曲泉（P314）

维道

利水止痛调冲任

功效 ➔ 调理冲任　利水止痛

维，系物的大绳或维持之意；道，道路。胆经气血在京门、五枢、维道，此三穴实际上是借带脉道路而行，至本穴后才交于胆经的居髎穴，本穴如有维持胆经气血运行的连贯作用，故名维道。

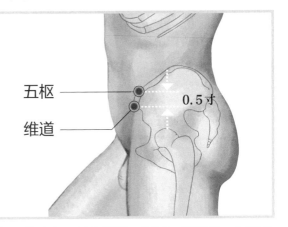

定位
位于侧腹部，在髂前上棘的前下方，五枢穴前下0.5寸处。

快速取穴
取五枢穴，其前下0.5寸处便是维道穴。

五枢

维道

0.5寸

主治：子宫内膜炎、附件炎、肾炎、盆腔炎、子宫脱垂、肠炎、阑尾炎、习惯性便秘、髋关节疼痛等病症。

1分钟学会保健按摩

用手指指端按压，力度要轻。

力度	按摩方法	时长	功效
适度	按压法	1~3分钟	适用于子宫内膜炎、附件炎、肾炎、盆腔炎、子宫脱垂、肠炎、阑尾炎、习惯性便秘、髋关节疼痛等病症

1分钟学会艾灸

采用温和灸，将艾条点燃的一端对准穴位，距离皮肤3~5厘米施灸，以患者感到温热而无灼痛感为宜。灸10~15分钟，至皮肤出现红晕为度，每日1次或隔日1次。

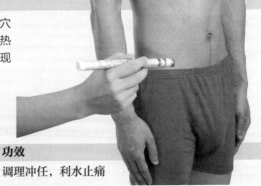

艾灸方法	距离	时长	功效
温和灸	3~5厘米	10~15分钟	调理冲任，利水止痛

穴位配伍治病

月经不调、带下	维道 + 脾俞（P167）+ 阴陵泉（P110）+ 关元（P355）

居髎

舒筋活络止腹痛

功效 → 舒筋活络　益肾

居，住所、居室，此为停下之意；髎，孔隙。地部经水至本穴后屯居穴周并由本穴的地部孔隙流入地之地部，故名居髎。

定位

位于髋部，在髂前上棘与股骨大转子最凸点连线的中点处。

快速取穴

在髋部，先找到髂前上棘（即侧腹部隆起的骨性标志），再找到股骨大转子（即前后摆动大腿时，髋部侧面摸到的随着大腿活动而活动的关节），仔细摸索，即可摸到最隆起处，此为股骨大转子最凸点。在髂前上棘与股骨大转子最凸点连线的中点处，即为居髎穴。

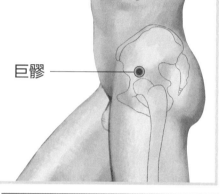

巨髎

主治： 阑尾炎、胃痛、下腹痛、睾丸炎、肾炎、膀胱炎、月经不调、子宫内膜炎、白带多、腰腿痛等病症。

主治歌诀

居髎瘫痪及足痿，疝气痹痛身难回。

1分钟学会保健按摩

用手指指端按压。

力度	按摩方法	时长	功效
适度	按压法	1~3分钟	适用于阑尾炎、胃痛、下腹痛、睾丸炎、肾炎、膀胱炎、月经不调、子宫内膜炎、白带多、腰腿痛等病症

1分钟学会艾灸

采用温和灸，将艾条点燃的一端对准穴位，距离皮肤3~5厘米施灸，以患者感到温热而无灼痛感为宜。灸10~15分钟，至皮肤出现红晕为度，每日1次或隔日1次。

艾灸方法	距离	时长	功效
温和灸	3~5厘米	10~15分钟	舒筋活络

穴位配伍治病

腰腿痛　巨髎 + 肾俞（P170）+ 环跳（P292）+ 委中（P185）

疝气　巨髎 + 大敦（P308）+ 中极（P354）

环跳

强健腰膝治风湿

功效 ➤ **祛风化湿** **强健腰膝**

环，环曲；跳，跳跃。此穴在臀部，当下肢环曲呈跳跃式时取穴，故名环跳。

定位

位于股外侧部，侧卧屈股，在股骨大转子最凸点与骶骨裂孔连线的外 1/3 和中 1/3 交点处。

快速取穴

侧卧屈股，于股骨大转子后方凹陷处，约当股骨大转子与骶管裂孔之连线的外 1/3 与内 2/3 交点处。

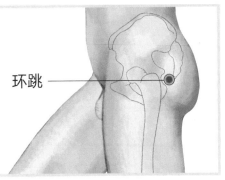

环跳

主治： 风湿性关节炎、坐骨神经痛、下肢麻痹、脑血管病后遗症、腰腿痛、髋关节及周围软组织疾病、脚气、感冒、神经衰弱、风疹、湿疹等病症。

主治歌诀
环跳主治中风湿，股膝筋挛腰痛疼。

1分钟学会保健按摩

用手指指端或者关节按压。

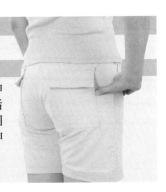

力度	按摩方法	时长	功效
适度	按压法	1~3分钟	适用于风湿性关节炎、坐骨神经痛、下肢麻痹、脑血管病后遗症、腰腿痛、髋关节及周围软组织疾病、脚气、感冒、神经衰弱、风疹、湿疹等病症

1分钟学会艾灸

采用温和灸，将艾条点燃的一端对准穴位，距离皮肤3~5厘米施灸，以患者感到温热而无灼痛感为宜。灸10~15分钟，至皮肤出现红晕为度，每日1次或隔日1次。

艾灸方法	距离	时长	功效
温和灸	3~5厘米	10~15分钟	祛风化湿，强健腰膝

穴位配伍治病

腰扭伤 环跳＋太溪（P212）

坐骨神经痛 环跳＋昆仑（P201）＋秩边（P195）＋承山（P198）＋委中（P185）

膝痛 环跳＋鹤顶（P390）＋委中（P185）＋阴市（P87）＋髀关（P86）＋悬钟（P300）

风市

祛风化湿通经络

功效 ➡ **祛风化湿** **通经活络**

风，风气；市，集市。天部凉湿水气至本穴后进一步散热缩合而变为天部的水湿云气，水湿云气由本穴的天部层次横向向外传输，本穴如同风气的集散之地，故名风市。

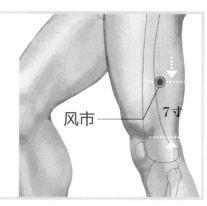

定位
位于大腿外侧部的中线上，当腘横纹上7寸处。或直立垂手时，中指尖处。

快速取穴
直立，双手自然下垂，中指处即为风市穴。

风市 —— 7寸

主治： 下肢瘫痪、腰腿痛、膝关节炎、脚气、头痛、眩晕、坐骨神经痛、股外侧皮神经炎、小儿麻痹后遗症等病症。

主治歌诀
风市主治腿中风，两膝无力脚气冲。
兼治浑身麻瘙痒，艾火烧针皆就功。

1分钟学会保健按摩
用手指指腹端按压。

力度	按摩方法	时长	功效
适度	按压法	1~3分钟	适用于下肢瘫痪、腰腿痛、膝关节炎、脚气、头痛、眩晕、坐骨神经痛、股外侧皮神经炎、小儿麻痹后遗症等病症

1分钟学会艾灸
采用间接灸，也称隔物灸，将生姜片放在风市穴上，再将艾炷置于生姜片上，然后点燃艾炷顶端施灸。灸10~15分钟，至皮肤出现红晕为度，每日1次或隔日1次。

艾灸方法	时长	功效
间接灸	10~15分钟	祛风化湿，通经活络

穴位配伍治病

下肢痿痹 风市 + 阳陵泉（P296）+ 悬钟（P300）

风疹 风市 + 风池（P283）+ 曲池（P50）+ 血海（P111）

中渎　缓解坐骨神经痛

功效 → **疏通经络　疏导水湿**

中，与外相对，指穴之内部；渎，水流冲涮而成的小沟渠。水湿云气至本穴后化雨冷降为地部经水，经水循胆经向下流躺时形成小沟渠之状，故名中渎。

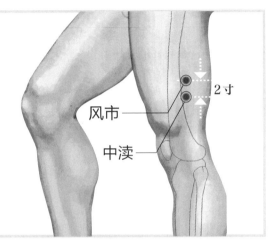

定位
位于大腿外侧，在风市穴下2寸。

快速取穴
在侧卧位，在大腿外侧，股骨大转子至腘横纹连线的上3/4与下1/4交点稍向上（0.25寸），当股外侧肌与股二头肌之间，即是中渎穴。

风市　中渎　2寸

主治： 下肢麻痹、坐骨神经痛、膝关节炎、腓肠肌痉挛等病症。

1分钟学会保健按摩
用手指指腹端按压。

力度	按摩方法	时长	功效
适度	按压法	1~3分钟	适用于下肢麻痹、坐骨神经痛、膝关节炎、腓肠肌痉挛等病症

1分钟学会艾灸
采用温和灸，将艾条点燃的一端对准穴位，距离皮肤3~5厘米施灸，以患者感到温热而无灼痛感为宜。灸10~15分钟，至皮肤出现红晕为度，每日1次或隔日1次。

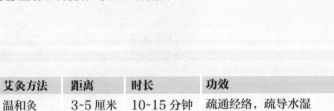

艾灸方法	距离	时长	功效
温和灸	3~5厘米	10~15分钟	疏通经络，疏导水湿

穴位配伍治病

下肢痿痹	中渎＋环跳（P292）＋阳陵泉（P296）＋足三里（P90）

膝阳关

祛风化湿利关节

功效 ➡ 疏利关节 祛风化湿

膝，指本穴所在为膝部；阳，阳气。关，关卡。地部经水至本穴后向膝之下部飞落而下，飞落而下的经水飞溅出大量的水湿之气并充盛于穴周内外，致使膝以下胆经各穴生发的阳气上行至此时受到隔阻，胆经下部经脉的阳气至此后不得上行，故名膝阳关。

定位

位于膝外侧，在阳陵泉上3寸，股骨外上髁上方的凹陷处。

快速取穴

先取阳陵泉穴，其直上3寸，经过膝关节上的骨性标志，即股骨外上髁，其上方的凹陷处即是膝阳关穴。

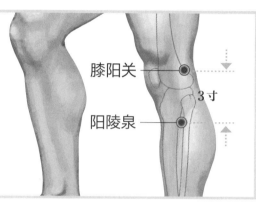

膝阳关
阳陵泉
3寸

主治： 膝关节炎、下肢瘫痪、膝关节及周围软组织疾患、脚气、坐骨神经痛等病症。

主治歌诀
膝阳关主下肢疾，膝髌肿痛朋筋急。

1分钟学会保健按摩

用手指指腹端按压。

力度	按摩方法	时长	功效
适度	按压法	1~3分钟	适用于膝关节炎、下肢瘫痪、膝关节及周围软组织疾患、脚气、坐骨神经痛等病症

1分钟学会艾灸

采用温和灸，将艾条点燃的一端对准穴位，距离皮肤3~5厘米施灸，以患者感到温热而无灼痛感为宜。灸10~15分钟，至皮肤出现红晕为度，每日1次或隔日1次。

艾灸方法	距离	时长	功效
温和灸	3~5厘米	10~15分钟	疏利关节，祛风化湿

穴位配伍治病

膝痛	膝阳关 + 膝眼（P391）+ 阳陵泉（P296）

阳陵泉

疏肝利胆健腰膝

功效 → **疏肝利胆**　**强健腰膝**

阳，阳气；陵，土堆；泉，源源不断。膝阳关穴飞落下传的经水及胆经膝下部经脉上行而至的阳热之气交会后，随胆经上扬的脾土尘埃吸湿后沉降于地，胆经上部经脉落下的经水亦渗入脾土之中，脾土固化于穴周，脾土中的水湿则大量气化，本穴如同脾土尘埃的堆积之场和脾气的生发之地，故名阳陵泉。

定位
位于小腿外侧，在腓骨头前下方凹陷处。

快速取穴
正坐屈膝垂足，在腓骨小头前下方凹陷中，便是阳陵泉穴。

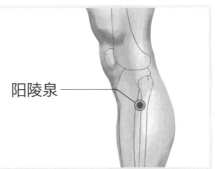

阳陵泉

主治： 膝关节及周围软组织疾患、下肢瘫痪、踝扭伤、肩周炎、落枕、腰扭伤、肝炎、胆结石、胆绞痛、胆道蛔虫、习惯性便秘、高血压、肋间神经痛等病症。

主治歌诀
阳陵泉穴主筋胆，半身不遂肩周炎。
痿痹落枕及脚气，胁痛太息苦黄疸。
惊风癫痫破伤风，胆道蛔虫胆囊炎。

1分钟学会保健按摩
用手指指腹端按压。

力度	按摩方法	时长	功效
适度	按压法	1~3分钟	适用于膝关节及周围软组织疾患、下肢瘫痪、踝扭伤、肩周炎、落枕、腰扭伤、肝炎、胆结石、胆绞痛、胆道蛔虫、习惯性便秘、高血压、肋间神经痛等病症

1分钟学会艾灸
采用温和灸，将艾条点燃的一端对准穴位，距离皮肤3~5厘米施灸，以患者感到温热而无灼痛感为宜。灸10~15分钟，至皮肤出现红晕为度，每日1次或隔日1次。

艾灸方法	距离	时长	功效
温和灸	3~5厘米	10~15分钟	疏肝利胆，强健腰膝

穴位配伍治病

膝痛	阳陵泉 + 梁丘（P88）+ 足三里（P90）
黄疸	阳陵泉 + 至阳（P330）+ 胆俞（P166）+ 太冲（P310）

阳交
疏肝理气定神志

功效 ➡ **疏肝理气** **安神定志**

　　阳，阳气；交，交会。外丘穴传来的湿热风气至本穴后吸热胀散上至于天之天部而成为阳气，与膀胱经飞扬穴扬散于天之天部的阳气相交会，故名阳交。

主治：腓浅神经疼痛或麻痹、狗猫咬伤、坐骨神经痛、癫痫等病症。

1分钟学会保健按摩

　　用手指指腹端按压。

力度	按摩方法	时长	功效
适度	按压法	1~3分钟	适用于腓浅神经疼痛或麻痹、狗猫咬伤、坐骨神经痛、癫痫等病症

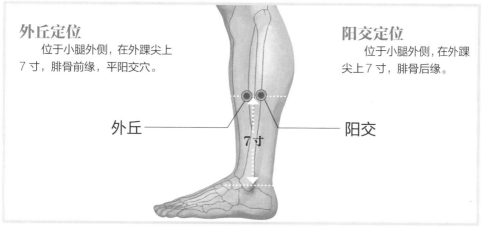

外丘定位
　　位于小腿外侧，在外踝尖上7寸，腓骨前缘，平阳交穴。

阳交定位
　　位于小腿外侧，在外踝尖上7寸，腓骨后缘。

外丘　　7寸　　阳交

外丘
疏肝理气通经络

功效 ➡ **疏肝理气** **解毒通络**

　　外，胆经之外；丘，土丘。阳热风气至本穴后势弱缓行并吸热冷降，随阳热风气上扬的脾土尘埃则飘散于胆经之外，故名外丘。

主治：下肢麻痹、狂犬咬伤毒不出、癫痫、踝关节周围软组织疾病等病症。

1分钟学会保健按摩

　　用手指指腹端按压。

力度	按摩方法	时长	功效
适度	按压法	1~3分钟	适用于下肢麻痹、狂犬咬伤毒不出、癫痫、踝关节周围软组织疾病等病症

光明

疏肝明目又消肿

功效 → 疏肝明目　活络消肿

光明，光彻明亮。湿热风气上至本穴后吸热而变为纯阳之气，天部的水湿尽散并变得光彻明亮，故名光明。

定位

位于小腿外侧，在外踝尖上5寸，腓骨前缘。

快速取穴

取外丘穴，再沿着腓骨前缘往下量取2寸处，即为光明穴。

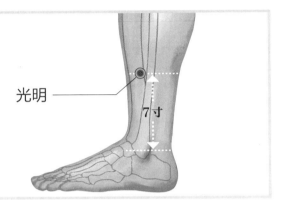

光明

7寸

主治：睑缘炎、屈光不正、夜盲、视神经萎缩、偏头痛、精神疾病、乳房胀痛、乳汁少、膝关节炎、腰扭伤等病症。

1分钟学会保健按摩

用手指指腹端按压。

力度	按摩方法	时长	功效
适度	按压法	1~3分钟	适用于睑缘炎、屈光不正、夜盲、视神经萎缩、偏头痛、精神疾病、乳房胀痛、乳汁少、膝关节炎、腰扭伤等病症

1分钟学会艾灸

采用温和灸，将艾条点燃的一端对准穴位，距离皮肤3~5厘米施灸，以患者感到温热而无灼痛感为宜。灸10~15分钟，至皮肤出现红晕为度，每日1次或隔日1次。

艾灸方法	距离	时长	功效
温和灸	3~5厘米	10~15分钟	疏肝明目，活络消肿

穴位配伍治病

目痛	光明＋睛明（P150）＋瞳子髎（P268）＋承泣（P60）

阳辅

清热散风治腰痛

功效 ➡ **清热散风** **疏通经络**

阳，指阳气；辅，为辅佐之意。湿冷水气至本穴后因受外界之热而升温上行，本穴如辅佐胆经气血向上蒸升的作用，故名阳辅。

定位

位于小腿外侧，在外踝尖上4寸，腓骨前缘稍前方。

快速取穴

取光明穴，其直下1寸处的稍前方即为阳辅穴。

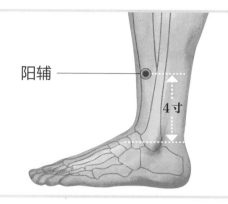

阳辅

4寸

主治：半身不遂、下肢麻痹、膝关节炎、腰痛、偏头痛、坐骨神经痛、颈淋巴结结核、颈淋巴结炎、扁桃体炎等病症。

主治歌诀
阳辅偏头外眦疼，腰间溶溶坐水中。胸胁下肢少阳痛，瘰疬疟疾治有功。

1分钟学会保健按摩

用手指指腹端按压。

力度	按摩方法	时长	功效
适度	按压法	1~3分钟	适用于半身不遂、下肢麻痹、膝关节炎、腰痛、偏头痛、坐骨神经痛、颈淋巴结结核、颈淋巴结炎、扁桃体炎等病症

1分钟学会艾灸

采用温和灸，将艾条点燃的一端对准穴位，距离皮肤3~5厘米施灸，以患者感到温热而无灼痛感为宜。灸10~15分钟，至皮肤出现红晕为度，每日1次或隔日1次。

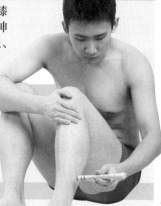

艾灸方法	距离	时长	功效
温和灸	3~5厘米	10~15分钟	清热散风，疏通经络

穴位配伍治病

风湿性关节炎	阳辅＋肾俞（P170）＋心俞（P162）＋血海（P111）＋阴陵泉（P110）＋漏谷（P108）

悬钟

平肝息风治膝痛

功效 ➜ **平肝息风** **补肾健脾益髓**

悬，吊挂，指空中；钟，古指编钟，为一种乐器，其声浑厚响亮。地部经水至本穴后由上飞落而下，如瀑布发出巨响一般，故名悬钟。

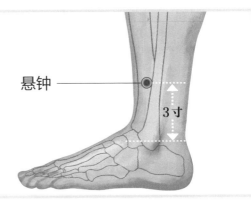

定位

位于小腿外侧，在外踝尖上3寸，腓骨前缘。

悬钟

3寸

快速取穴

取阳辅穴，再沿着腓骨前缘往下量取1寸处，即为悬钟穴。

主治： 脑血管病后遗症、下肢痿痹、踝关节及周围软组织疾病、落枕、头痛、扁桃体炎等病症。

主治歌诀

悬钟主治胃热病，腹胀肋痛脚气疼。
兼治脚胫湿痹痒，足指疼痛针可停。

1分钟学会保健按摩

用手指指腹端按压，但要按对侧的穴位，如左腿疼痛，则按压右侧的穴位。

力度	按摩方法	时长	功效
适度	按压法	1~3分钟	适用于脑血管病后遗症、下肢痿痹、踝关节及周围软组织疾病、落枕、头痛、扁桃体炎等病症

1分钟学会艾灸

采用温和灸，将艾条点燃的一端对准穴位，距离皮肤3~5厘米施灸，以患者感到温热而无灼痛感为宜。灸10~15分钟，至皮肤出现红晕为度，每日1次或隔日1次。

艾灸方法	距离	时长	功效
温和灸	3~5厘米	10~15分钟	平肝息风，补肾健脾

穴位配伍治病

目痛	悬钟 + 鹤顶（P390）+ 委中（P185）+ 阴市（P87）+ 髀关（P86）

丘墟

健脾利湿治胸痛

功效 → **健脾利湿** **泄热退黄** **舒筋活络**

丘，土堆或土坡；墟，故城遗址或废墟。在水湿风气的吹刮下本穴内脾土为空虚之状，只有皮骨而无脾土（肌肉），故名丘墟。

定位

位于足外踝前下方，在趾长伸肌腱外侧的凹陷处。

快速取穴

脚背用力伸，在足背处可见明显的趾长伸肌腱，在该肌腱外侧，足外踝的前下方凹陷处，即为丘墟穴。

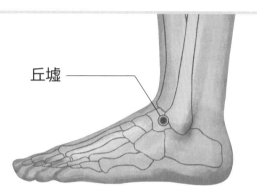

丘墟

主治： 踝关节及周围软组织疾病、腓肠肌痉挛、坐骨神经痛、肋间神经痛、胆囊炎、胆绞痛、腋下淋巴结炎等病症。

主治歌诀

丘墟主治胸胁痛，牵引腰腿髀枢中。
小腹外肾脚腕痛，转筋足胫不能行。

1分钟学会保健按摩

用手指指腹按压，按压时着重向脚踝处施力。

力度	按摩方法	时长	功效
适度	按压法	1~3分钟	适用于踝关节及周围软组织疾病、腓肠肌痉挛、坐骨神经痛、肋间神经痛、胆囊炎、胆绞痛、腋下淋巴结炎等病症

1分钟学会艾灸

采用温和灸，将艾条点燃的一端对准穴位，距离皮肤3~5厘米施灸，以患者感到温热而无灼痛感为宜。灸10~15分钟，至皮肤出现红晕为度，每日1次或隔日1次。

艾灸方法	距离	时长	功效
温和灸	3~5厘米	10~15分钟	健脾利湿，舒筋活络

穴位配伍治病

外踝肿痛	丘墟 + 昆仑（P201）+ 申脉（P203）
胸胁胀痛	丘墟 + 阳陵泉（P296）+ 期门（P319）

足临泣　疏肝息风消肿痛

功效 ➤ **疏肝息风**　**化痰消肿**

　　足，指穴在足部；临，居高临下之意；泣，泪。足临泣名意指胆经的水湿风气在此化雨冷降。本穴物质为丘墟穴传来的水湿风气，至本穴后水湿风气化雨冷降，气血的运行变化如泪滴从上滴落一般，故名足临泣。

定位

　　位于足背外侧，在足四趾本节（第四跖趾关节）的后方，小趾伸肌腱的外侧凹陷处。

快速取穴

　　正坐垂足，于第四、第五跖骨底前方，第五趾长伸肌腱外侧凹陷处即是足临泣穴。

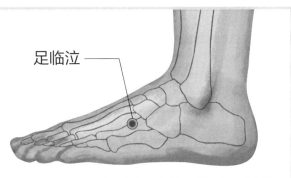

足临泣

主治： 头痛、眩晕、腰痛、月经不调、胎位不正、乳腺炎、中风瘫痪、足跟痛、间歇热、呼吸困难等病症。

主治歌诀
颈漏腹下马刀疮，连及胸胁乳痛病。妇人月经不利病，下临泣穴主治良。

1 分钟学会保健按摩

用手指指腹端按压。

力度	按摩方法	时长	功效
适度	按压法	1~3 分钟	适用于头痛、眩晕、腰痛、月经不调、胎位不正、乳腺炎、中风瘫痪、足跟痛、间歇热、呼吸困难等病症

1 分钟学会艾灸

　　采用温和灸，将艾条点燃的一端对准穴位，距离皮肤3~5厘米施灸，以患者感到温热而无灼痛感为宜。灸10~15分钟，至皮肤出现红晕为度，每日1次或隔日1次。

艾灸方法	距离	时长	功效
温和灸	3~5 厘米	10~15 分钟	疏肝息风化痰消肿

穴位配伍治病

偏头痛	足临泣＋外关（P250）＋风池（P283）＋太阳（P379）
乳房胀痛	足临泣＋光明（P298）

地五会

疏肝消肿治眼痛

功效 ➡ 疏肝消肿　通经活络

　　地，地部；五，五脏六腑；会，交会。本穴所处为足背外侧陷者中，胆经上部经脉足临泣穴传来的气血又为天部的寒湿风气及地部的寒冷水湿，穴外天部的飘散阳气至此后因本穴气血的寒冷收引而化雨冷降穴内，穴外地部的溢流水液也汇入本穴，本穴如同五脏六腑的气血汇合而成，且气血为地部经水，故名地五会。

定位

　　位于足背外侧，在足四趾本节（第四跖趾关节）的后方，第四第五跖骨之间，小趾伸肌腱的内侧缘凹陷处。

快速取穴

　　在仰卧或垂足，第四跖趾关节的后方，小趾伸肌腱的内侧缘便是地五会穴。

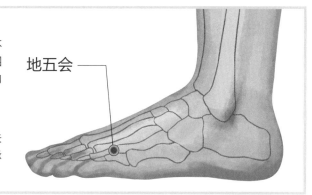

地五会

主治： 结膜炎、乳腺炎、腰肌劳损、足扭伤、肺结核、吐血、腋淋巴结炎等病症。

主治歌诀

地五会治眼痛痒，头痛乳肿诸内伤。

1分钟学会保健按摩

用手指指腹端按压。

力度	按摩方法	时长	功效
适度	按压法	1~3分钟	适用于结膜炎、乳腺炎、腰肌劳损、足扭伤、肺结核、吐血、腋淋巴结炎等病症

1分钟学会艾灸

　　采用温和灸，将艾条点燃的一端对准穴位，距离皮肤3~5厘米施灸，以患者感到温热而无灼痛感为宜。灸10~15分钟，至皮肤出现红晕为度，每日1次或隔日1次。

艾灸方法	距离	时长	功效
温和灸	3~5厘米	10~15分钟	疏肝消肿，通经活络

穴位配伍治病

目赤肿痛　地五会 + 睛明（P150）+ 瞳子髎（P268）+ 风池（P283）
乳痈　地五会 + 乳根（P74）+ 膻中（P368）+ 足三里（P90）

侠溪

缓解各种神经痛

功效 → 平肝息风　消肿止痛

侠，通夹，被夹于中间之意；溪，地部流行的经水。本穴物质为地五会穴传来的地部经水，本穴只是对其起了一个循经传输的作用，地部的经水没有流失，如被夹于渠道之中下传足窍阴穴，故名侠溪。

定位

位于足背外侧，在第四、第五趾缝间，趾蹼缘后方赤白肉际处。

快速取穴

仰卧或垂足，于第四、第五趾间，趾蹼缘后方赤白肉际处便是侠溪穴。

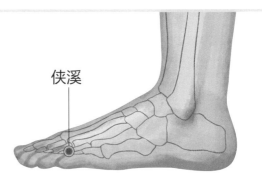

侠溪

主治： 下肢麻痹、坐骨神经痛、肋间神经痛、偏头痛、脑卒中、高血压、耳鸣、耳聋、腋淋巴结炎、咯血、乳腺炎等病症。

> **主治歌诀**
>
> 侠溪主治胸胁满，伤寒热病汗难出。
> 兼治目赤耳聋痛，颌肿口噤疾堪除。

1分钟学会保健按摩

用手指指腹端按压。

力度	按摩方法	时长	功效
适度	按压法	1~3分钟	适用于下肢麻痹、坐骨神经痛、肋间神经痛、偏头痛、脑卒中、高血压、耳鸣、耳聋、腋淋巴结炎、咯血、乳腺炎等病症

1分钟学会艾灸

采用温和灸，将艾条点燃的一端对准穴位，距离皮肤3~5厘米施灸，以患者感到温热而无灼痛感为宜。灸10~15分钟，至皮肤出现红晕为度，每日1次或隔日1次。

艾灸方法	距离	时长	功效
温和灸	3~5厘米	10~15分钟	平肝息风，消肿止痛

穴位配伍治病

胸膜炎	侠溪＋渊腋（P285）＋大包（P119）＋丘墟（P301）＋支沟（P251）
结膜炎	侠溪＋阳陵泉（P296）＋风池（P283）＋外关（P250）
耳鸣、耳聋	侠溪＋翳风（P260）＋听会（P269）＋中渚（P248）

足窍阴

缓解神经性头痛

功效 ➡️ **疏肝泄热** **通经活络**

足，指穴在足部；窍，空窍之意；阴，指穴内物质为阴性水液。本穴为胆经体内与体表经脉的交会点，由于胆经体表经脉的气血物质为地部经水，所处为高位，因而循本穴的地部孔隙回流体内，故名足窍阴。

定位

位于第四趾末节外侧，距趾甲角 0.1 寸（指寸）。

快速取穴

第四趾伸直，先确定外侧指甲角，再旁开 0.1 寸处，即为足窍阴穴。

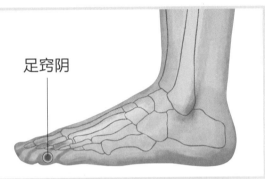

足窍阴

主治： 神经性头痛、神经衰弱、肋间神经痛、高血压、脑血管病后遗症、足踝肿痛、结膜炎、耳聋、耳鸣、哮喘、胸膜炎等病症。

主治歌诀

窍阴主治胁间痛，咳不得息热躁烦。
痈疽头痛耳聋病，喉痹舌强不能言。

1 分钟学会保健按摩

用手指指腹端按压。

力度	按摩方法	时长	功效
适度	按压法	1~3 分钟	适用于神经性头痛、神经衰弱、肋间神经痛、高血压、脑血管病后遗症、足踝肿痛、结膜炎、耳聋、耳鸣、哮喘、胸膜炎等病症

1 分钟学会艾灸

采用温和灸，将艾条点燃的一端对准穴位，距离皮肤 3~5 厘米施灸，以患者感到温热而无灼痛感为宜。灸 10~15 分钟，至皮肤出现红晕为度，每日 1 次或隔日 1 次。

艾灸方法	距离	时长	功效
温和灸	3~5 厘米	10~15 分钟	疏肝泄热，通经活络

穴位配伍治病

耳鸣、耳聋	足窍阴 + 翳风（P260）+ 听会（P269）+ 外关（P250）
喉痹	足窍阴 + 少商（P39）+ 商阳（P42）

第十三章

足厥阴肝经

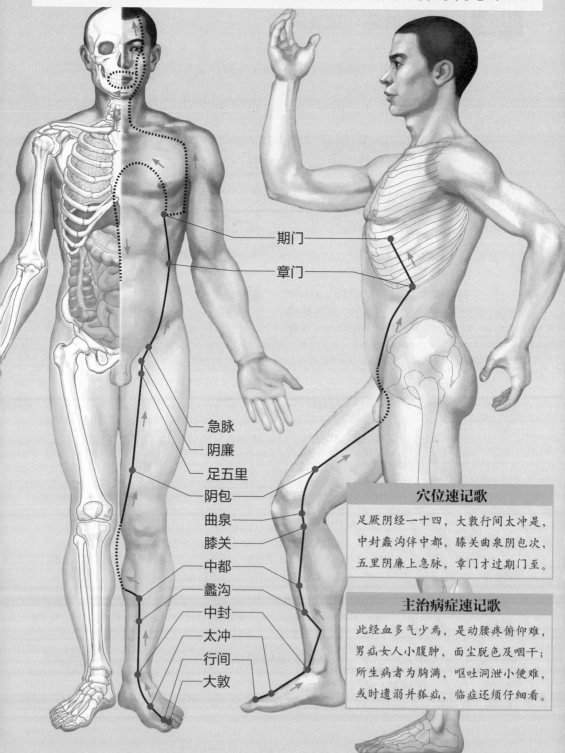

期门
章门

急脉
阴廉
足五里
阴包
曲泉
膝关
中都
蠡沟
中封
太冲
行间
大敦

穴位速记歌

足厥阴经一十四，大敦行间太冲是，
中封蠡沟伴中都，膝关曲泉阴包次，
五里阴廉上急脉，章门才过期门至。

主治病症速记歌

此经血多气少焉，是动腰疼俯仰难，
男疝女人小腹肿，面尘脱色及咽干；
所生病者为胸满，呕吐洞泄小便难，
或时遗溺并狐疝，临症还须仔细看。

经脉循行

足厥阴肝经从趾背丛毛部开始，向上沿着足背内侧，离内踝1寸，上行小腿内侧，在内踝上8寸处，交出足太阴脾经之后，上行膝内侧，沿着大腿内侧，进入阴毛中，环绕阴部，至小腹，夹胃旁边，属于肝，络于胆。向上通过横膈，分布于胁肋部，沿气管之后，向上进入喉头部，连接目系，上行出于额部，与督脉交会于头顶。

第一支脉从"目系"下向颊里，环绕唇内。第二支脉从肝分出，通过横膈，向上流注于肺，接手太阴肺经。

主治病症

月经不调、带下、遗精、遗尿、小便不利等泌尿生殖系疾病；癫痫、失眠等神志病；经脉所过处其他不适。

经络养生：按摩心包经，预防心脏病

用掌根从大腿根部推至膝盖处。也可握拳后，用四指的第二个关节向下推。每次推300下。如果觉得疼痛受不了，或者怕划伤皮肤，也可涂一些肥皂或者其他具有润滑作用的油脂。

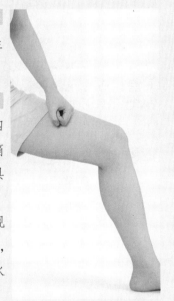

刮肝经可以消除肝脏内的火气。肝火旺会让人出现口渴欲饮、小便黄、发热、舌红苔黄、脉弦数等症状，有些人还会伴随着易怒、眼干。刮肝经除了可以泻肝火之外，还可以打通肝经，让这条经络的气血畅通。

最佳经络养生时间：丑时肝经旺盛

丑时（1:00~3:00），此时肝经最旺。

丑时不睡晚，脸上不长斑。此时是肝脏修复的最佳时段。中医理论认为肝藏血。"人卧血归于肝。"如果丑时不能入睡，肝脏还在输出能量支持人的思维和行动，就无法完成新陈代谢。所以丑时未入睡者，面色青灰，情志倦怠而躁，易生肝病，脸色晦暗长斑。此时安静入眠，血液大量回肝，肝内血液充足，肝经旺盛，可维护肝的疏泄功能，使之冲和条达，充分发挥解毒的作用。

大敦　大敦治疝阴囊肿

功效 ➡ **回阳救逆**　**回阳救逆**

大敦，即大树墩，在此意指穴内气血的生发特性。温热水液由本穴的地部孔隙外出体表后蒸升扩散，表现出春天气息的生发特性，如大树墩在春天生发新枝一般，故名大敦。

定位

位于足大趾末节外侧，距趾甲角0.1寸。

快速取穴

脚趾伸直，先确定足大趾外侧指甲角，再旁开0.1寸处，即为大敦穴。

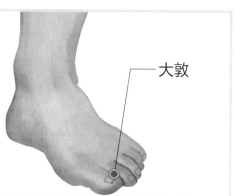

大敦

主治： 疝气、少腹痛、睾丸炎、阴茎痛、功能性子宫出血、月经不调、子宫脱垂、高血压、癫痫、失眠、嗜睡等病症。

主治歌诀
大敦治疝阴囊肿，兼治脑衄破伤风，小儿急慢惊风病，炷如小麦灸之灵。

1分钟学会保健按摩

用手指指腹端捏本穴。

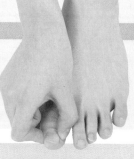

力度	按摩方法	时长	功效
适度	捏法	1~3分钟	适用于疝气、少腹痛、睾丸炎、阴茎痛、功能性子宫出血、月经不调、子宫脱垂、高血压、癫痫、失眠、嗜睡等病症

1分钟学会艾灸

采用温和灸，将艾条点燃的一端对准穴位，距离皮肤3~5厘米施灸，以患者感到温热而无灼痛感为宜。灸10~15分钟，至皮肤出现红晕为度，每日1次或隔日1次。

艾灸方法	距离	时长	功效
温和灸	3~5厘米	10~15分钟	调经安神

穴位配伍治病

疝气 　大敦＋太冲（P310）＋气海（P357）＋地机（P109）
睾丸肿痛 　大敦＋太冲（P310）＋曲泉（P314）

行间

调经止痛治惊风

功效 ➡ **清肝泄热** **调经止痛** **安神**

行，行走、流动、离开；间，二者当中。湿重水气至本穴后吸热并循肝经向上传输，气血物质遵循其应有的道路而行，故名行间。

定位

位于足背部，在第一、第二趾间，趾蹼缘的后方赤白肉际处。

快速取穴

在足背部，第一、第二趾间，皮肤颜色深浅交界处，即为行间穴。

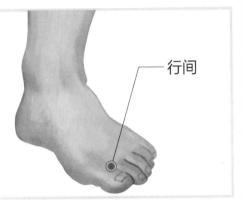

行间

主治：阴茎痛、疝气、功能性子宫出血、痛经、神经衰弱、消化不良、便秘、胃脘胀痛、呃逆、腹胀、肝炎、失眠、目赤肿痛、小便不利、口喝等病症。

主治歌诀

行间穴治儿惊风，更刺妇人血蛊症。浑身肿胀单腹胀，先补后泻自然平。

1分钟学会保健按摩

用手指指腹端捏本穴。

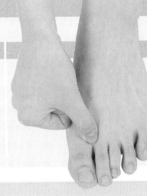

力度	按摩方法	时长	功效
适度	捏法	1~3分钟	适用于阴茎痛、疝气、功能性子宫出血、痛经、神经衰弱、消化不良、便秘、胃脘胀痛、呃逆、腹胀、肝炎、失眠、目赤肿痛、小便不利、口喝等病症

1分钟学会艾灸

采用温和灸，将艾条点燃的一端对准穴位，距离皮肤3~5厘米施灸，以患者感到温热而无灼痛感为宜。灸10~15分钟，至皮肤出现红晕为度，每日1次或隔日1次。

艾灸方法	距离	时长	功效
温和灸	3~5厘米	10~15分钟	清肝泄热，调经止痛

穴位配伍治病

目赤肿痛	行间 + 耳尖（P379） + 太阳（P379）

太冲　　　理气息风利下焦

功效 ➡ 平肝泄热　调经止痛　清利下焦　疏肝

太，大；冲，冲射之状。水湿风气至本穴后因受热而胀散化为急风冲散穴外，故名太冲。

定位

位于足背侧，在第一跖骨间隙的后方凹陷处。

快速取穴

在足背部，从第一、第二趾间沿第一跖骨内侧向小腿方向触摸，摸到第一凹陷处，即为太冲穴。

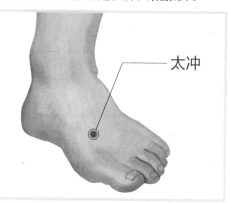

太冲

主治： 高血压、头痛头晕、失眠多梦、月经不调、功能性子宫出血、腹痛腹胀、咽痛喉痹、肝炎等病症。

主治歌诀

太冲理气息肝风，疏肝解郁三部缝。
头痛眩晕目肿痛，面瘫咽痛儿惊风。

1分钟学会保健按摩

用手指指腹端按压。

力度	按摩方法	时长	功效
适度	按压法	1~3分钟	适用于高血压、头痛头晕、失眠多梦、月经不调、功能性子宫出血、腹痛腹胀、咽痛喉痹、肝炎等病症

1分钟学会艾灸

采用温和灸，将艾条点燃的一端对准穴位，距离皮肤3~5厘米施灸，以患者感到温热而无灼痛感为宜。灸10~15分钟，至皮肤出现红晕为度，每日1次或隔日1次。

艾灸方法	距离	时长	功效
温和灸	3~5厘米	10~15分钟	平肝泄热，清利下焦

穴位配伍治病

高血压　太冲＋百会（P341）＋曲池（P50）＋太溪（P212）

黄疸　太冲＋至阳（P330）＋胆俞（P166）＋阳陵泉（P296）

乳腺炎　太冲＋膺窗（P73）＋少泽（P132）

人体经络穴位使用速查全书

中封

清泄肝胆治遗精

功效 ➡ **清泄肝胆** **通利下焦** **舒筋通络**

中，正中；封，封堵。由于本穴位处足背之转折处，急劲风气行至本穴后因经脉通道的弯曲而受挫，急行的风气变得缓行势弱，如被封堵一般，故名中封。

定位

位于足背部，在足内踝前，商丘穴与解溪穴的连线之间，胫骨前肌腱的内侧凹陷处。

快速取穴

脚背用力伸直，取商丘穴和解溪穴，两穴连线的中点处即为中封穴。

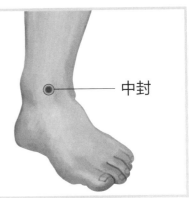

中封

主治： 遗精、小便不利、阴茎痛、泌尿系感染、疝气、腹痛、踝关节扭伤等病症。

主治歌诀
中封五淋疝遗精，阴缩黄疸及足冷。

1分钟学会保健按摩

用手指指腹端按压。

力度	按摩方法	时长		功效
适度	按压法	1~3分钟		适用于遗精、小便不利、阴茎痛、泌尿系感染、疝气、腹痛、踝关节扭伤等病症

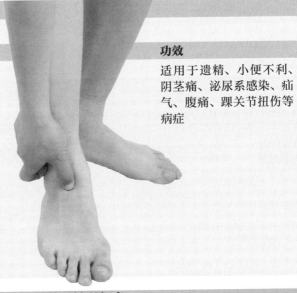

穴位配伍治病

足踝肿痛	中封 + 解溪（P95）+ 昆仑（P201）
遗精	中封 + 大赫（P220）+ 志室（P193）

蠡沟　清热理气调肝经

功效 ➡ 疏肝理气　调经止带

蠡即贝壳，沟即水沟，腓肠肌外形酷似贝壳，穴在其内侧沟中，故名蠡沟。

主治：性功能亢进、月经不调、子宫内膜炎、功能性子宫出血、排尿困难、疝气等病症。

1分钟学会保健按摩

用手指指腹端按压。

力度	按摩方法	时长	功效
适度	按压法	1~3分钟	适用于性功能亢进、月经不调、子宫内膜炎、功能性子宫出血、排尿困难、疝气等病症

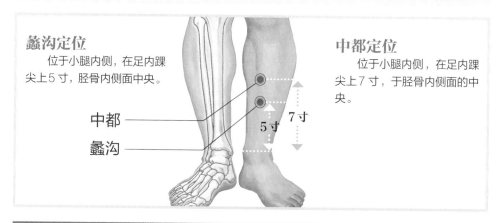

蠡沟定位

位于小腿内侧，在足内踝尖上5寸，胫骨内侧面中央。

中都

蠡沟

5寸　7寸

中都定位

位于小腿内侧，在足内踝尖上7寸，于胫骨内侧面的中央。

中都　疏肝理气止腹痛

功效 ➡ 疏肝理气　调经止痛　收敛止血

中，与外相对，指穴之内部；都，都市之意。水湿之气至本穴后聚集而成一个水湿气场，所处为天之下部，本穴如同肝经气血的集散之地，故名中都。

主治：功能性子宫出血、疝气、腹胀腹痛、痢疾、泄泻、肠炎、膝关节炎、足软无力等病症。

1分钟学会保健按摩

用手指指腹端按压。

力度	按摩方法	时长	功效
适度	按压法	1~3分钟	适用于功能性子宫出血、疝气、腹胀腹痛、痢疾、泄泻、肠炎、膝关节炎、足软无力等病症

膝关

散风祛湿利关节

功效 ➡ **散风祛湿** **疏通关节**

本穴如同关卡一般阻挡滞重水湿的上行，故名膝关。

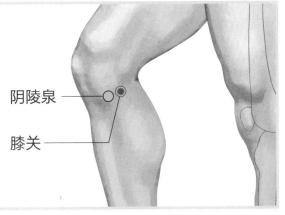

定位

位于小腿内侧，在胫骨内侧髁的后下方，阴陵泉穴后1寸，腓肠肌内侧头的上部。

快速取穴

取阴陵泉穴，其后方1寸处，即为膝关穴。

阴陵泉

膝关

主治：痛风、髌骨软化症、风湿性及类风湿关节炎等病症。

主治歌诀

膝关化湿又温经，咽痛瘘痹历节风。

1分钟学会保健按摩

用手指指腹端按压。

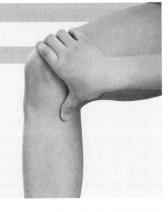

力度	按摩方法	时长	功效
适度	按压法	1~3分钟	适用于痛风、髌骨软化症、风湿性及类风湿关节炎等病症

1分钟学会艾灸

采用温和灸，将艾条点燃的一端对准穴位，距离皮肤3~5厘米施灸，以患者感到温热而无灼痛感为宜。灸10~15分钟，至皮肤出现红晕为度，每日1次或隔日1次。

艾灸方法	距离	时长	功效
温和灸	3~5厘米	10~15分钟	散风祛湿，疏通关节

穴位配伍治病

膝髌肿痛	膝关 + 梁丘（P88）+ 血海（P111）+ 膝眼（P391）

曲泉　清利湿热益肝肾

功效 ➤ **清利湿热**　**补益肝肾**

水湿之气至本穴后为聚集之状，大量的水湿如隐藏于天部之中，故名曲泉。

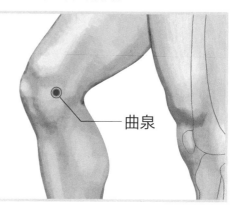

定位

位于膝内侧，屈膝，在膝关节内侧面横纹内侧端，股骨内侧髁的后缘，半腱肌、半膜肌止端的前缘凹陷处。

快速取穴

在膝内侧，屈膝时可见膝关节内侧面横纹的内侧端，当其横纹头的凹陷处，即为曲泉穴。

曲泉

主治： 外阴瘙痒、前列腺炎、遗精、阳痿、小便不利、子宫收缩不全、月经不调、痛经、尿潴留、肾炎、泄泻、痢疾等病症。

主治歌诀

曲泉癩疝阴股痛，足膝胫冷久失精。
兼治女子阴挺痒，少腹冷痛血瘕症。

1分钟学会保健按摩

用手指指腹端按压。

力度	按摩方法	时长	功效
适度	按压法	1~3分钟	适用于外阴瘙痒、前列腺炎、遗精、阳痿、小便不利、子宫收缩不全、月经不调、痛经、尿潴留、肾炎、泄泻、痢疾等病症

1分钟学会艾灸

采用温和灸，将艾条点燃的一端对准穴位，距离皮肤3~5厘米施灸，以患者感到温热而无灼痛感为宜。灸10~15分钟，至皮肤出现红晕为度，每日1次或隔日1次。

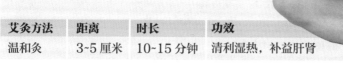

艾灸方法	距离	时长	功效
温和灸	3~5厘米	10~15分钟	清利湿热，补益肝肾

穴位配伍治病

小便不利	曲泉 + 中极（P354）+ 阴陵泉（P110）
膝膑肿痛	曲泉 + 膝眼（P391）+ 梁丘（P88）+ 血海（P111）

阴包

利尿通淋治阳痿

功效 ➡ 调经止痛　利尿通淋

阴，属水；包，为收。本穴物质为曲泉穴传来的弱小阴湿水气及足五里穴外渗下行的地部经水，至本穴后天地二部水湿皆聚集本穴，本穴如肝经水湿的包收之地，故名阴包。

定位

位于大腿内侧，在股骨内上髁上4寸，股内肌与缝匠肌之间。

快速取穴

在大腿内侧，找到股骨内上髁，膝盖内侧上端的骨性标志，其直上4寸处即是阴包穴。

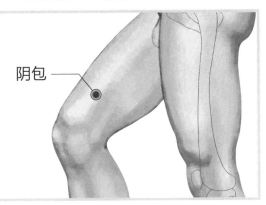

阴包

主治： 月经不调、盆腔炎、遗尿、小便不利、遗精、阳痿等病症。

1分钟学会保健按摩

用手指指腹端按压。

力度	按摩方法	时长	功效
适度	按压法	1~3分钟	适用于月经不调、盆腔炎、遗尿、小便不利、遗精、阳痿等病症

1分钟学会艾灸

采用温和灸，将艾条点燃的一端对准穴位，距离皮肤3~5厘米施灸，以患者感到温热而无灼痛感为宜。灸10~15分钟，至皮肤出现红晕为度，每日1次或隔日1次。

艾灸方法	距离	时长	功效
温和灸	3~5厘米	10~15分钟	调经止痛，利尿通淋

穴位配伍治病

遗尿	阴包 + 气海（P357）+ 中极（P354）+ 肾俞（P170）

足五里　疏肝理气调下焦

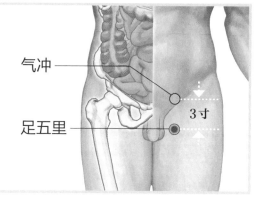

功效 ➡ **疏肝理气**　**清利湿热**

足，指穴在足部；五里，指本穴气血的作用范围如五里之广。冷降水湿及水湿风气中的脾土尘埃至本穴后由天部归降地部，覆盖的范围如五里之广，故名足五里。

定位
位于大腿内侧，在气冲穴（足阳明经）直下3寸，大腿根部，耻骨结节的下方，长收肌的外缘。

快速取穴
取气冲穴，当气冲穴直下3寸处，即为足五里穴。

气冲

足五里

3寸

主治：阴囊湿疹、睾丸肿痛、尿潴留、遗尿、股内侧痛、少腹胀满疼痛、倦怠、胸闷气短等病症。

1分钟学会保健按摩
用手指指腹端按压。

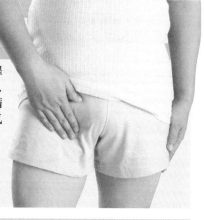

力度	按摩方法	时长	功效
适度	按压法	1~3分钟	适用于阴囊湿疹、睾丸肿痛、尿潴留、遗尿、股内侧痛、少腹胀满疼痛、倦怠、胸闷气短等病症

1分钟学会艾灸
采用温和灸，将艾条点燃的一端对准穴位，距离皮肤3~5厘米施灸，以患者感到温热而无灼痛感为宜。灸10~15分钟，至皮肤出现红晕为度，每日1次或隔日1次。

艾灸方法	距离	时长	功效
温和灸	3~5厘米	10~15分钟	疏肝理气，清利湿热

穴位配伍治病

睾丸肿痛	足五里＋气海（P357）＋太冲（P310）

阴廉 调经止带利下焦

功效 ➡ 调经止带　通利下焦

阴，指阴性水湿；廉，收廉之意。水湿风气至本穴后散热吸湿冷缩并聚集穴内，本穴如同肝经水湿的收廉之处，故名阴廉。

主治： 月经不调、赤白带下、阴部瘙痒、阴肿、少腹疼痛、腰腿痛、下肢痉挛等病症。

1分钟学会保健按摩

用手指指腹端按压。

力度	按摩方法	时长	功效
适度	按压法	1~3分钟	适用于月经不调、赤白带下、阴部瘙痒、阴肿、少腹疼痛、腰腿痛、下肢痉挛等病症

阴廉定位

位于大腿内侧，在气冲穴直下2寸，大腿根部，耻骨结节的下方，长收肌的外缘。

急脉定位

位于耻骨结节的外侧，在气冲穴外下方腹股沟动脉搏动处，前正中线旁开2.5寸处。

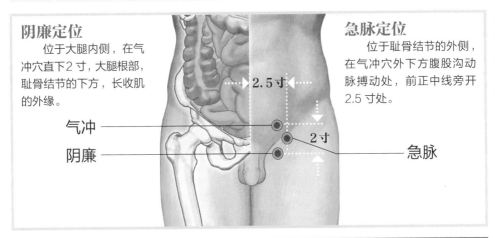

气冲　阴廉　2.5寸　2寸　急脉

急脉 疏肝理气止腹痛

功效 ➡ 疏利肝胆　通调下焦

急，急速；脉，脉气。因受冲脉的外散之热，阴湿水气至本穴后胀散并化为强劲的风气循肝经而行，故名急脉。

主治： 子宫脱垂、疝气、阴部肿痛等病症。

1分钟学会保健按摩

用手指指腹端按压。

力度	按摩方法	时长	功效
适度	按压法	1~3分钟	适用于子宫脱垂、疝气、阴部肿痛等病症

章门

疏肝健脾通肠胃

功效 ➡ **疏肝健脾** **理气散结** **清利湿热**

章，大木材；门，出入的门户。本穴物质为急脉穴传来的强劲风气，至本穴后，此强劲风气风停气息，风气如同由此进入门户一般，故名章门。

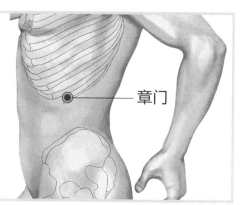

定位

位于侧腹部，在第十一肋游离端的下方处。

快速取穴

取平卧位，在侧腹部，先找到第十一肋游离端，即肋弓下的第一个游离肋骨，该肋骨的下方，即为章门穴。

——章门

主治： 消化不良、肠炎、泄泻、肝炎、黄疸、肝脾肿大、小儿疳积、腹膜炎、烦热气短等病症。

主治歌诀

章门主治痞带病，但灸左边可拔根。
若灸肾积脐下气，两边齐灸自然平。

1分钟学会保健按摩

用手指指腹端按压。

力度	按摩方法	时长	功效
适度	按压法	1~3分钟	适用于消化不良、肠炎、泄泻、肝炎、黄疸、肝脾肿大、小儿疳积、腹膜炎、烦热气短等病症

1分钟学会艾灸

采用温和灸，将艾条点燃的一端对准穴位，距离皮肤3~5厘米施灸，以患者感到温热而无灼痛感为宜。灸10~15分钟，至皮肤出现红晕为度，每日1次或隔日1次。

艾灸方法	距离	时长	功效
温和灸	3~5厘米	10~15分钟	理气散结，清利湿热

穴位配伍治病

消化不良	章门＋中脘（P363）＋足三里（P90）＋脾俞（P167）

期门

健脾疏肝又活血

功效 ➡ 健脾疏肝　理气活血

期，期望、约会之意；门，出入的门户。本穴为肝经的最上一穴，由于下部的章门穴无物外传而使本穴处于气血物质的空虚状态。本穴作为肝经募穴，尽管其穴内气血空虚，但却募集不到气血物质，唯有期望等待，故名期门。

定位

位于胸部，在乳头直下，第六肋间隙，前正中线旁开4寸。

快速取穴

平卧，胸部由锁骨往下数，找到第六肋间隙，过第六肋间隙做一水平线，为X轴；前正中线旁开4寸处做一垂直线，为Y轴，两轴相交处即为期门穴。

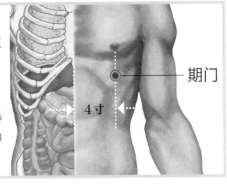

期门　　4寸

主治： 肝炎、肝肿大、胆囊炎、反流性食管炎、经期感冒、肋间神经痛、乳腺炎、胸膜炎、高血压等病症。

主治歌诀

期门主治奔豚病，上气咳逆胸背疼。
兼治伤寒胁硬痛，热入血室刺有功。

1分钟学会保健按摩

用手指指腹端按压。

力度	按摩方法	时长	功效
适度	按压法	1~3分钟	适用于肝炎、肝肿大、胆囊炎、反流性食管炎、经期感冒、肋间神经痛、乳腺炎、胸膜炎、高血压等病症

1分钟学会艾灸

采用温和灸，将艾条点燃的一端对准穴位，距离皮肤3~5厘米施灸，以患者感到温热而无灼痛感为宜。灸10~15分钟，至皮肤出现红晕为度，每日1次或隔日1次。

艾灸方法	距离	时长	功效
温和灸	3~5厘米	10~15分钟	健脾疏肝，理气活血

穴位配伍治病

胸胁胀痛　期门 + 肝俞（P165）+ 膈俞（P164）
黄疸　期门 + 阳陵泉（P296）+ 中封（P311）

第十四章

督脉

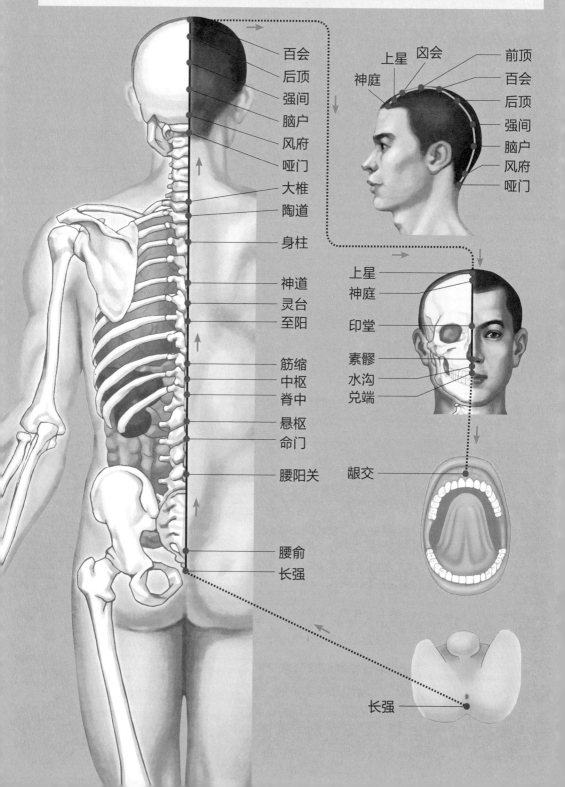

百会
后顶
强间
脑户
风府
哑门
大椎
陶道
身柱
神道
灵台
至阳
筋缩
中枢
脊中
悬枢
命门
腰阳关
腰俞
长强

上星　囟会　前顶
神庭　　　　百会
　　　　　　后顶
　　　　　　强间
　　　　　　脑户
　　　　　　风府
　　　　　　哑门

上星
神庭
印堂
素髎
水沟
兑端

龈交

长强

穴位速记歌

督脉行背之中行，二十九穴始长强，
腰俞阳关入命门，悬枢脊中中枢长。
筋缩至阳归灵台，神道身柱陶道开，
大椎哑门连风府，脑户强间后顶排。
百会前顶通囟会，上星神庭素髎对，
水沟兑端在唇上，龈交上齿缝之内。

穴位分寸歌

尾闾骨端使长强，二十一椎腰俞当，
十六阳关十四命，十三悬枢脊中央，
十一椎下寻脊中，十椎中枢筋缩九，
七椎之下乃至阳，六灵五神三身柱，
陶道一椎之下乡，一椎之上大椎穴，
入发五分哑门行，风府一寸宛中取，
脑户二五枕之方，再上四寸强间位，
五寸五分后顶强，七寸百会顶中取，
耳尖前后发中央，前顶前行八寸半，
前行一尺囟会量，一尺一寸上星位，
前发五分神庭当，印堂当在两眉间，
鼻端准头素髎穴，水沟鼻下人中藏，
兑端唇尖端上取，龈交唇内齿缝乡。

经脉循行

起于小腹内，下出于会阴，向后行于脊柱的内部，上达项后风府，进入颅内，络脑，并由项部沿头的中线上行颠顶，沿前额下行鼻柱，至于上唇系带处。

主治病症

头痛、目眩、目痛、鼻出血、咽喉肿痛、口眼㖞斜等头面五官病症；健忘、惊悸、昏厥、失眠等神志病；月经不调、遗精、阳痿、遗尿、小便不利等泌尿生殖系统疾病以及腰脊痛等病症。

主治病症速记歌

督脉胞中行背阳，阳脉之海正中央，
醒脑开窍主神志，角弓反张及项强。
长强解痉治脊强，调肠又主诸痔疮，
尾骶疼痛阴湿痒，便秘泄痢及脱肛。
腰俞主治腰脊痛，冷痹强急经不通，
腰下至足不仁冷，溺赤妇人经种种。
腰阳关穴主通阳，祛寒除湿补肾强，
腰骶疼痛下肢痹，阳痿带下针无恙。
命门补肾壮命火，强壮保健生殖弱，
头晕耳鸣五更泄，遗精胎堕尿频数。
脊中可止痛腰脊，黄疸癫痫痔下痢，
筋缩宁神癫痫疾，息风镇痉筋拘急。
至阳利胆可退黄，阳中之阳善通阳，
黄疸胃痛不嗜食，哮喘心痛连脊强。
灵台清热疗疔疮，气喘胃痛认端详，
神道失眠主心怔，咳喘灸疗脊背伤。
身柱癫痫鸣似羊，咳喘腰背起疮疡，
陶道疟疾清热良，寒热癫痫弓反张。
大椎泄热又振阳，补虚镇静功效强，
热病骨蒸及疟疾，癫痫惊风角弓张，
咳喘鼻病项背强，通阳祛寒最擅长。
哑门醒脑开窍功，舌缓舌强不语聋，
头痛项急下肢病，癫狂癔病及中风。
风府祛风通窍关，中风舌缓不能言，
颈项强急及瘈疭，眩晕诸风瘾癫痫。
百会主治卒中风，兼治癫痫儿病惊，
大肠下气脱肛病，提补诸阳气上升。
囟会嗜睡小儿惊，眩晕鼻塞头面肿，
上星清热治鼻衄，左病治右当用灸，
头痛眩晕目流泪，癫痫又治鼻渊鼽。
神庭镇静又安神，失眠多梦神之本，
角弓反张癫狂痫，头痛目鼻其效真。
素髎开窍治鼻疾，鼻塞鼻衄止清涕，
惊厥青盲儿遗尿，跟痛窒息血压低。
水沟中风口不开，中恶癫痫口眼歪，
中暑昏厥风水肿，急性疼痛鼻衄塞。
龈交主治内外痔，腰痛吻强衄在齿，
项强颊肿鼻息肉，癫狂面疮又面赤。

长强　　止血除痔治阳痿

功效 → **解痉止痛**　**升阳通络**

　　长，长久；强，强盛。本穴为督脉之穴，其气血物质来自胞宫，温压较高，向外输出时既强劲又饱满且源源不断，故名长强。

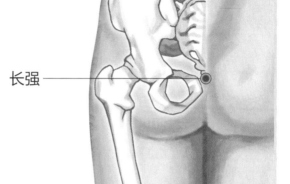

定位
　　位于尾骨端下，在尾骨端与肛门连接的中点处。

快速取穴
　　在尾骨端下，当尾骨端与肛门连接的中点处，即为长强穴。

长强

主治： 痔疮、便血、大小便难、阴部湿痒、尾骶骨疼痛、癫痫、瘛病、腰神经痛等病症。

主治歌诀
长强惟治诸般痔，百劳穴灸汗津津。

1分钟学会保健按摩
　　用手指指腹端按揉。

力度	按摩方法	时长	功效
适度	按揉法	1~3分钟	适用于痔疮、便血、大小便难、阴部湿痒、尾骶骨疼痛、癫痫、瘛病、腰神经痛等病症

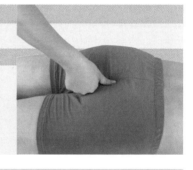

1分钟学会艾灸
　　采用温和灸，将艾条点燃的一端对准穴位，距离皮肤3~5厘米施灸，以患者感到温热而无灼痛感为宜。灸10~15分钟，至皮肤出现红晕为度，每日1次或隔日1次。

艾灸方法	距离	时长	功效
温和灸	3~5厘米	10~15分钟	解痉止痛，升阳通络

穴位配伍治病

痔疾、便秘　长强＋承山（P198）

人体经络穴位使用速查全书

腰俞

缓解下肢神经痛

功效 ➡ **调经清热** **散寒除湿**

腰，腰部；俞，输。水湿之气至本穴后因其散热冷缩水湿滞重，上不能传于腰阳关穴，下不得入于长强穴，因此输向腰之各部，故名腰俞。

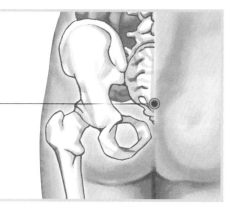

定位

位于骶部，在后正中线上，正对骶管裂孔。

快速取穴

在骶部，当后正中线上，顺着脊柱向下，正对骶管裂孔处，即为腰俞穴。

腰俞

主治： 腰脊疼痛、脱肛、便秘、尿血、月经不调、足冷麻木、下肢痿痹、腰骶神经痛、过敏性结肠炎、痔疮等病症。

主治歌诀

腰俞主治腰脊痛，冷痹强急动作难。
腰下至足不仁冷，妇人经病溺赤痊。

1分钟学会保健按摩

用手指指腹端按揉。

力度	按摩方法	时长	功效
适度	按揉法	1~3分钟	适用于腰脊疼痛、脱肛、便秘、尿血、月经不调、足冷麻木、下肢痿痹、腰骶神经痛、过敏性结肠炎、痔疮等病症

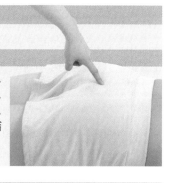

1分钟学会艾灸

采用温和灸，将艾条点燃的一端对准穴位，距离皮肤3~5厘米施灸，以患者感到温热而无灼痛感为宜。灸10~15分钟，至皮肤出现红晕为度，每日1次或隔日1次。

艾灸方法	距离	时长	功效
温和灸	3~5厘米	10~15分钟	调经清热，散寒除湿

穴位配伍治病

髋部寒痛	腰俞＋环跳（P292）

腰阳关　祛寒除湿补肾强

腰，穴在腰部；阳，阳气；关，关卡。水湿之气在上行至本穴的过程中散热吸湿，至本穴后滞重的水湿之气不能继续上行，本穴如同督脉水湿上行的关卡一般，故名腰阳关。

定位

位于腰部，在后正中线上，第四腰椎棘突下凹陷中。

快速取穴

先在两边侧腹部找到明显突起的骨性标志，即髂前上棘。在其棘突之下，即为腰阳穴。

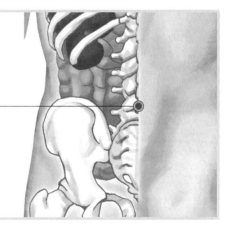

腰阳关

主治: 腰骶疼痛、下肢痿痹、坐骨神经痛、类风湿病、遗精、阳痿、盆腔炎、月经不调、赤白带下等病症。

主治歌诀

腰阳关穴主通阳，祛寒除湿补肾强。
腰骶疼痛下肢痹，阳痿带下针无恙。

1分钟学会保健按摩

用手指指腹端按、揉压。

力度	按摩方法	时长	功效
适度	按压法	1~3分钟	适用于腰骶疼痛、下肢痿痹、腰骶神经痛、坐骨神经痛、类风湿病、小儿麻痹、盆腔炎、月经不调等病症

1分钟学会艾灸

采用温和灸，将艾条点燃的一端对准穴位，距离皮肤3~5厘米施灸，以患者感到温热而无灼痛感为宜。灸10~15分钟，至皮肤出现红晕为度，每日1次或隔日1次。

艾灸方法	距离	时长	功效
温和灸	3~5厘米	10~15分钟	祛寒除湿，舒筋活络

穴位配伍治病

腰腿痛	腰阳关＋肾俞（P170）＋次髎（P179）＋委中（P185）

命门

补肾壮阳健生殖

功效 ➤ 祛寒除湿　舒筋活络

命，人之根本，以便；门，出入的门户。脊骨内的高温高压阴性水液由本穴外输体表督脉，本穴外输的阴性水液有维系督脉气血流行不息的作用，为人体的生命之本，故名命门。

定位
位于腰部，在后正中线上，第二腰椎棘突下凹陷中。

快速取穴
先在两边侧腹部找到明显突起的骨性标志，即髂前上棘。在其棘突之下，即为腰阳穴。

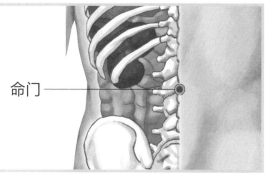

命门

主治： 遗精、阳痿、早泄、月经不调、赤白带下、痛经、闭经、遗尿、尿频、腰骶疼痛、下肢痿痹、泄泻、小腹冷痛等病症。

主治歌诀
命门补肾壮命火，强壮保健生殖弱。
头晕耳鸣五更弱，遗精胎堕尿频数。

1分钟学会保健按摩
用手指指腹端按、揉压。

力度	按摩方法	时长	功效
适度	按压法	1~3分钟	适用于腰骶疼痛、下肢痿痹、腰骶神经痛、坐骨神经痛、类风湿病、小儿麻痹、盆腔炎、月经不调等病症

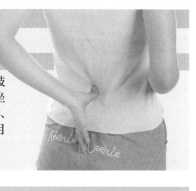

1分钟学会艾灸
采用艾炷隔姜灸，把老姜切成0.4~0.6厘米厚的薄片，用消毒针扎数个小孔。施灸时，把中艾炷放在姜片中心，点燃艾炷施灸。若患者有疼痛感时可将姜片略提起，以缓解疼痛，随即再放下，反复进行。每次灸3~5壮，以皮肤潮红为度。每日1次或隔日1次。

艾灸方法	数量	次数	功效
艾炷隔姜灸	3-5壮	每日1次或隔日1次	祛寒除湿，舒筋活络

穴位配伍治病

肾虚尿多、腰酸背痛　命门 + 肾俞（P170）

阳痿、早泄、遗精　命门 + 肾俞（P170）+ 气海（P357）+ 然谷（P211）

悬枢

调理肠胃又健脾

功效 ➡ **助阳健脾**　**通调肠气**

悬，吊挂；枢，枢纽。水湿之气经由本穴横向外传腰脊各部，穴内气血如同天部中吊挂的水湿之气，故名悬枢。

定位

位于腰部，在后正中线上，第一腰椎棘突下凹陷中。

快速取穴

找到第四腰椎，再向上数3个椎体，即第一腰椎，当其棘突下的凹陷中，即为悬枢穴。

悬枢 ———

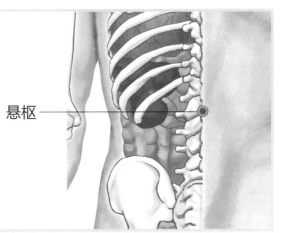

主治： 腰脊强痛、肠鸣腹痛、泄泻、腰背肌痉挛、胃肠神经痛、胃下垂、肠炎等病症。

1分钟学会保健按摩

用手指指腹端按揉。

力度	按摩方法	时长	功效
适度	按揉法	1~3分钟	适用于腰脊强痛、肠鸣腹痛、泄泻、腰背肌痉挛、胃肠神经痛、胃下垂、肠炎等病症

1分钟学会艾灸

采用温和灸，将艾条点燃的一端对准穴位，距离皮肤3~5厘米施灸，以患者感到温热而无灼痛感为宜。灸10~15分钟，至皮肤出现红晕为度，每日1次或隔日1次。

艾灸方法	距离	时长	功效
温和灸	3~5厘米	10~15分钟	助阳健脾，通调肠气

穴位配伍治病

食积腹胀　悬枢＋天枢（P80）＋中脘（P363）

脊中

健脾利湿止腰痛

功效 ➡ 健脾利湿　通络止痛

　　脊，穴内气血来自脊骨；中，与外相对，指穴内。本穴为人体重力场在背部体表的中心位置，穴内气血为脊骨内外输的高温高压水液，水液出体表后急速气化为天部阳气，故名脊中。

定位

　　在背部，当后正中线上，第十一胸椎棘突下凹陷中。

快速取穴

　　俯卧或俯伏，先取约与两肩胛骨下角平齐的第七胸椎棘突，再向下摸4个胸椎棘突，下方凹陷中即是脊中穴。

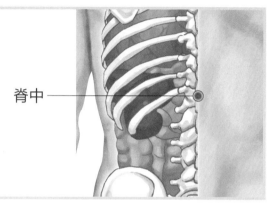

脊中

主治： 腰脊强痛、腹满、小儿疳积、黄疸、脱肛、癫痫、感冒、便血、增生性脊椎炎、胃肠功能紊乱、肝炎等病症。

主治歌诀
脊中可止痛腰脊，黄疸癫痫痔下痢。

1分钟学会保健按摩

用手指指腹端按揉。

力度	按摩方法	时长	功效
适度	按揉法	1~3分钟	适用于腰脊强痛、腹满、小儿疳积、黄疸、脱肛、癫痫、感冒、便血、增生性脊椎炎、胃肠功能紊乱、肝炎等病症

1分钟学会艾灸

　　采用温和灸，将艾条点燃的一端对准穴位，距离皮肤3~5厘米施灸，以患者感到温热而无灼痛感为宜。灸10~15分钟，至皮肤出现红晕为度，每日1次或隔日1次。

艾灸方法	距离	时长	功效
温和灸	3~5厘米	10~15分钟	健脾利湿，通络止痛

穴位配伍治病
腹满食少　脊中＋足三里（P90）＋中脘（P363）＋建里（P362）

中枢

缓解腰背部疼痛

功效 ➡ 健脾利湿　清热止痛

阳热之气至本穴后化为天之中部的水湿风气，水湿风气由本穴外输脊背各部，本穴如同督脉气血外输脊背的枢纽一般，故名中枢。

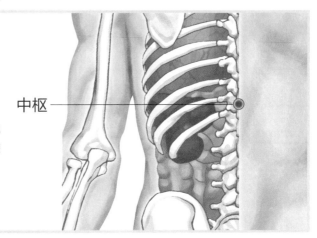

定位

位于背部，在后正中线上，第十胸椎棘突下凹陷中。

快速取穴

找到第七胸椎，再向下数3个椎体，即第十胸椎，当其棘突下的凹陷中，即为中枢穴。

中枢

主治： 腰背疼痛、胃痛、呕吐、腹满、食欲不振、黄疸、感冒、腰背神经痛、视神经衰弱等病症。

1分钟学会保健按摩

用手指指腹端按揉。

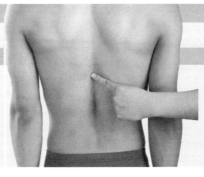

力度	按摩方法	时长	功效
适度	按揉法	1~3分钟	适用于腰背疼痛、胃痛、呕吐、腹满、食欲不振、黄疸、感冒、腰背神经痛、视神经衰弱等病症

1分钟学会艾灸

采用温和灸，将艾条点燃的一端对准穴位，距离皮肤3~5厘米施灸，以患者感到温热而无灼痛感为宜。灸10~15分钟，至皮肤出现红晕为度，每日1次或隔日1次。

艾灸方法	距离	时长	功效
温和灸	3~5厘米	10~15分钟	健脾利湿，清热止痛

穴位配伍治病

腹满不欲食、胸腹冷痛	中枢＋中脘（P363）＋足三里（P90）

筋缩

宁神镇痉治癫痫

功效 → 平肝息风　宁神镇痉

天部阳热风气至本穴后散热缩合，风气的运行速度收而减慢，故名筋缩。

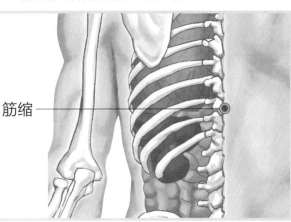

定位

位于背部，在后正中线上，第九胸椎棘突下凹陷中。

快速取穴

找到第七胸椎，再向下数2个椎体，即第九胸椎，当其棘突下的凹陷中，即为筋缩穴。

筋缩

主治： 脊背强急、腰背疼痛、胃痛、癫痫、抽搐、腰背神经痛、胃痉挛、胃炎、癔病等病症。

主治歌诀
筋缩宁神癫痫疾，息风镇痉筋拘急。

1分钟学会保健按摩

用手指指腹端按揉。

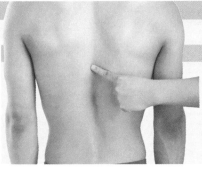

力度	按摩方法	时长	功效
适度	按揉法	1~3分钟	适用于脊背强急、腰背疼痛、胃痛、癫痫、抽搐、腰背神经痛、胃痉挛、胃炎、癔病等病症

1分钟学会艾灸

采用温和灸，将艾条点燃的一端对准穴位，距离皮肤3~5厘米施灸，以患者感到温热而无灼痛感为宜。灸10~15分钟，至皮肤出现红晕为度，每日1次或隔日1次。

艾灸方法	距离	时长	功效
温和灸	3~5厘米	10~15分钟	平肝息风，宁神镇痉

穴位配伍治病

癫痫	筋缩＋印堂（P346）＋鸠尾（P366）＋腰奇（P384）

至阳

宽胸利膈治黄疸

功效 ➡ 利胆退黄　宽胸利膈

本穴物质为筋缩穴传来的水湿之气，至本穴后，因受督脉络脉所传之热而化为天部阳气，穴内气血为纯阳之性，故名至阳。

定位

位于背部，在后正中线上，第七胸椎棘突下凹陷中。

快速取穴

俯卧或俯伏，当两肩胛骨下角平齐的第七胸椎棘突下的凹陷中，即为至阳穴。

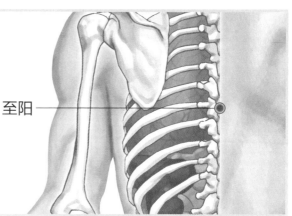

至阳

主治： 胸胁胀痛、脊强、腰背疼痛、黄疸、胆囊炎、胆道蛔虫症、胃肠炎、肋间神经痛等病症。

主治歌诀
至阳专灸黄疸病，兼灸痞满喘促声。

1分钟学会保健按摩

用手指指腹端按压。

力度	按摩方法	时长	功效
适度	按压法	1~3分钟	适用于胸胁胀痛、脊强、腰背疼痛、黄疸、胆囊炎、胆道蛔虫症、胃肠炎、肋间神经痛等病症

1分钟学会艾灸

采用温和灸，将艾条点燃的一端对准穴位，距离皮肤3~5厘米施灸，以患者感到温热而无灼痛感为宜。灸10~15分钟，至皮肤出现红晕为度，每日1次或隔日1次。

艾灸方法	距离	时长	功效
温和灸	3~5厘米	10~15分钟	利胆退黄，宽胸利膈

穴位配伍治病

胁肋痛、黄疸、呕吐　至阳＋阳陵泉（P296）＋日月（P286）

心律不齐、胸闷　至阳＋心俞（P162）＋内关（P241）

灵台

止咳定喘疗痔疮

功效 ➡ **清热化湿 止咳定喘**

本穴物质为至阳穴传来的阳气，至本穴后，因吸热而化为天之上部的阳热之气，阳气在穴内为停驻之状，故名灵台。

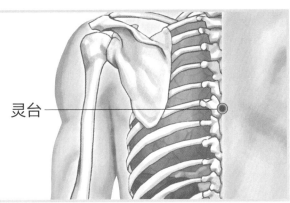

定位

位于背部，在后正中线上，第六胸椎棘突下凹陷中。

快速取穴

找到第七胸椎，再向上数1个椎体，即第六胸椎，当其棘突下的凹陷中，即为灵台穴。

灵台

主治： 气喘、咳嗽、背痛、项强、疗疮、肺炎、支气管炎、蜂窝组织炎、疟疾等病症。

主治歌诀
灵台清热疗痔疮，气喘胃痛认端详。

1分钟学会保健按摩

用手指指腹端按压。

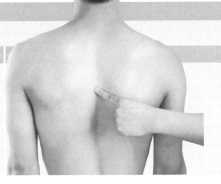

力度	按摩方法	时长	功效
适度	按压法	1~3分钟	适用于气喘、咳嗽、背痛、项强、疗疮、肺炎、支气管炎、蜂窝组织炎、疟疾等病症

1分钟学会艾灸

采用温和灸，将艾条点燃的一端对准穴位，距离皮肤3~5厘米施灸，以患者感到温热而无灼痛感为宜。灸10~15分钟，至皮肤出现红晕为度，每日1次或隔日1次。

艾灸方法	距离	时长	功效
温和灸	3~5厘米	10~15分钟	清热化湿，止咳定喘

穴位配伍治病

疗疮	灵台 + 合谷（P44）+ 委中（P185）

神道

宁心安神治失眠

功效 ➡ **宁心安神**　**清热平喘**

神，天之气；道，通道。阳气在上行至本穴的过程中，由天之上部冷降至天之下部并循督脉的固有通道而行，故名神道。

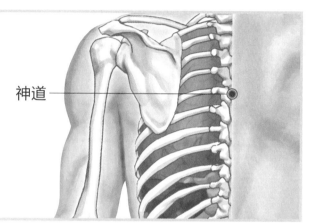

定位

位于背部，在后正中线上，第五胸椎棘突下凹陷中。

快速取穴

俯卧或俯伏，当两肩胛骨下角平齐为第七胸椎棘突，再向上数2个椎体即为第五胸椎，其棘突下凹陷中，即为神道穴。

神道

主治： 心悸、肩背痛、咳喘、健忘、小儿惊痫、增生性脊椎炎、心脏神经官能症、神经衰弱、疟疾、肋间神经痛等病症。

主治歌诀

神道失眠主心恙，咳喘灸疗脊背伤。

1分钟学会保健按摩

用手指指腹端按压。

力度	按摩方法	时长	功效
适度	按压法	1~3分钟	适用于心悸、肩背痛、咳喘、健忘、小儿惊痫、增生性脊椎炎、心脏神经官能症、神经衰弱、疟疾、肋间神经痛等病症

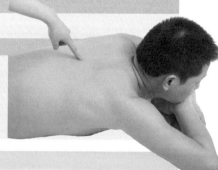

1分钟学会艾灸

采用温和灸，将艾条点燃的一端对准穴位，距离皮肤3~5厘米施灸，以患者感到温热而无灼痛感为宜。灸10~15分钟，至皮肤出现红晕为度，每日1次或隔日1次。

艾灸方法	距离	时长	功效
温和灸	3~5厘米	10~15分钟	宁心安神，清热平喘

穴位配伍治病

小儿风痛　神道 + 心俞（P162）

心悸、多梦　神道 + 少海（P124）

人体经络穴位使用速查全书

身柱　宁神镇咳清肺热

功效 ➡ 宣肺清热　宁神镇咳

身，身体；柱，支柱。阳气至本穴后，因受体内外传之热而进一步胀散，胀散之气充斥穴内并快速循督脉传送使督脉的经脉通道充胀，如皮球充气而坚可受重负一般，故名身柱。

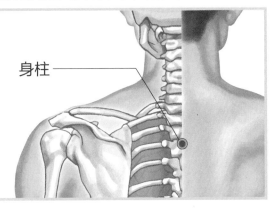

定位

位于背部，在后正中线上，第三胸椎棘突下凹陷中。

身柱

快速取穴

找到第七胸椎，再向上数 4 个椎体，即第三胸椎，当其棘突下的凹陷中，即为身柱穴。

主治： 腰脊强痛、身热、支气管哮喘、神经衰弱、癫病等病症。

主治歌诀
身柱癫痫鸣似羊，咳喘腰背起疮疡。

1 分钟学会保健按摩

用手指指腹端按压。

力度	按摩方法	时长	功效
适度	按压法	1~3 分钟	适用于腰脊强痛、身热、支气管哮喘、神经衰弱、癫病等病症

1 分钟学会艾灸

采用温和灸，将艾条点燃的一端对准穴位，距离皮肤3~5厘米施灸，以患者感到温热而无灼痛感为宜。灸10~15分钟，至皮肤出现红晕为度，每日1次或隔日1次。

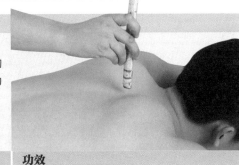

艾灸方法	距离	时长	功效
温和灸	3~5 厘米	10~15 分钟	宣肺清热，宁神镇咳

穴位配伍治病

小儿风痛　身柱＋心俞（P162）
心悸、多梦　身柱＋少海（P124）

陶道 解表清热治癫痫

陶，金玉之属，此指穴内物质为天部肺金之性的温热之气；道，通行的道路。强劲阳气至本穴后，虽散热化为温热之性，但仍循督脉道路向上而行，故名陶道。

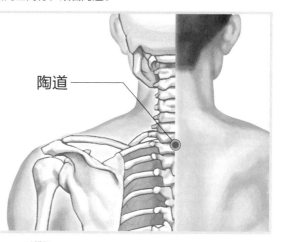

定位

位于背部，在后正中线上，第一胸椎棘突下凹陷中。

快速取穴

找到第七颈椎，再向下数1个椎体，当其棘突下的凹陷中，即为陶道穴。

陶道

主治： 脊项强急、头痛、热病、颈肩部肌肉痉挛、疟疾、感冒、癔病、颈椎病等病症。

主治歌诀

陶道疟疾清热良，寒热癫痫弓反张。

1分钟学会保健按摩

用手指指腹端按压。

力度	按摩方法	时长	功效
适度	按压法	1~3分钟	适用于脊项强急、头痛、热病、颈肩部肌肉痉挛、疟疾、感冒、癔病、颈椎病等病症

1分钟学会艾灸

采用温和灸，将艾条点燃的一端对准穴位，距离皮肤3~5厘米施灸，以患者感到温热而无灼痛感为宜。灸10~15分钟，至皮肤出现红晕为度，每日1次或隔日1次。

艾灸方法	距离	时长	功效
温和灸	3~5厘米	10~15分钟	解表清热

穴位配伍治病

感冒、咳嗽 　陶道＋肺俞（P160）

大椎

补虚镇静功效强

功效 → 清热解表　疏风散寒　升发阳气

大，多；椎，锤击之器，此指穴内的气血物质为实而非虚。本穴物质一为督脉陶道穴传来的充足阳气，二是手足三阳经外散于背部阳面的阳气，穴内的阳气充足满盛如椎般坚实，故名大椎。

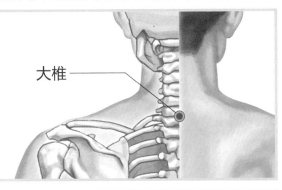

定位

在后正中线上，第七颈椎棘突下凹陷中。

大椎

快速取穴

低头，在后颈部可以看到最高的骨性隆起，即第七颈椎。其棘突下凹陷中即是大椎穴。

主治： 颈项强直、角弓反张、肩颈疼痛、肺胀胁满、咳嗽喘急、疟疾、风疹、精神分裂症、小儿惊风、黄疸、颈肩部肌肉痉挛、落枕、感冒、小儿麻痹后遗症等病症。

主治歌诀

大椎泄热又振阳，补虚镇静功效强。
热病胃蒸及疟疾，癫痫惊风角弓张。

1分钟学会保健按摩

用手指指腹端按压。

力度	按摩方法	时长	功效
适度	按压法	1~3分钟	适用于颈项强直、角弓反张、肩颈疼痛、肺胀胁满、咳嗽喘急、疟疾、风疹、精神分裂症、小儿惊风、黄疸、颈肩部肌肉痉挛、落枕、感冒、小儿麻痹后遗症等病症

1分钟学会艾灸

采用温和灸，将艾条点燃的一端对准穴位，距离皮肤3~5厘米施灸，以患者感到温热而无灼痛感为宜。灸10~15分钟，至皮肤出现红晕为度，每日1次或隔日1次。

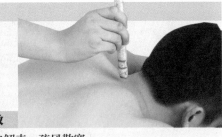

艾灸方法	距离	时长	功效
温和灸	3~5厘米	10~15分钟	清热解表，疏风散寒

穴位配伍治病

慢性支气管炎 大椎 + 肺俞（P160）

风寒感冒 大椎 + 风门（P159）+ 列缺（P36）

风热感冒 大椎 + 曲池（P50）+ 外关（P250）+ 合谷（P44）

肺经
大肠经
胃经
脾经
心经
小肠经
膀胱经
肾经
心包经
三焦经
胆经
肝经
督脉
任脉
经外奇穴

哑门

醒脑开窍治中风

功效 ➡️ **开音止哑** **开窍醒神**

哑，发不出声，此指阳气在此开始衰败；门，出入的门户。哑门名意指督阳气在此散热冷缩。本穴物质为大椎穴传来的阳热之气，至本穴后因其热散而收引，阳气的散热收引太过则使人不能发声，故名哑门。

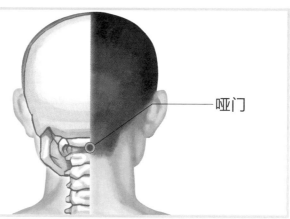

定位

位于项部，在后发际正中直上0.5寸，第一颈椎下。

快速取穴

沿着脊柱直上，入后发际上0.5寸，即为哑门穴。

哑门

主治： 舌强不语、颈项强急、脊强反折、癫痫、脑性瘫痪、舌骨肌麻痹、脑膜炎、脊髓炎等病症。

主治歌诀

哑门醒脑开窍功，舌缓舌强不语聋。
头痛项急下肢病，癫痫癔病及中风。

1分钟学会保健按摩

用手指指腹端按压。

力度	按摩方法	时长	功效
适度	按压法	1~3分钟	适用于舌强不语、颈项强急、脊强反折、癫痫、脑性瘫痪、舌骨肌麻痹、脑膜炎、脊髓炎等病症

穴位配伍治病

癫痫	哑门＋水沟（人中）（P348）＋腰奇（P384）
聋哑	哑门＋廉泉（P373）＋耳门（P264）＋翳风（P260）＋合谷（P44）

风府

祛风通窍治颈痛

功效 → **祛风散寒** **开窍止痛**

风，指穴内气血为风气；府，府宅。天部阳气至本穴后散热吸湿并化为天部横行的风气，本穴为天部风气的重要生发之源，故名风府。

定位

位于项部，在后发际正中直上1寸，枕外隆凸直下，两侧斜方肌之间凹陷中。

快速取穴

沿着脊柱直上，入后发际上一横指处，即为风府穴。

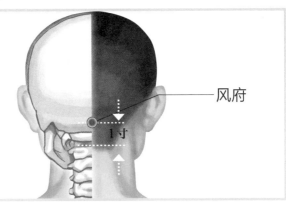

风府

1寸

主治： 咽喉肿痛、失音、头痛、眩晕、颈项强急、中风、精神分裂症、神经性头痛、颈项部神经、肌肉疼痛、感冒、癔病等病症。

主治歌诀

风府祛风通窍关，中风舌缓不能言。
颈项强急及瘈疯，眩晕诸风癔癫痫。

1分钟学会保健按摩

用手指指腹端按揉。

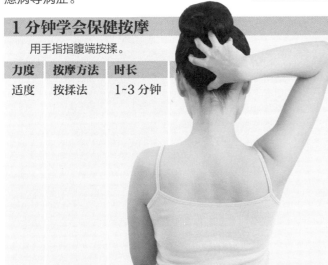

力度	按摩方法	时长	功效
适度	按揉法	1~3分钟	适用于咽喉肿痛、失音、头痛、眩晕、颈项强急、中风、精神分裂症、神经性头痛、颈项部神经、肌肉疼痛、感冒、癔病等病症

穴位配伍治病

头痛 风府 + 百会（P341）+ 太阳（P379）+ 昆仑（P201）

小儿惊风 风府 + 风池（P283）+ 水沟（人中）（P348）+ 太冲（P310）+ 合谷（P44）

脑户 缓解头痛和头晕

功效 ➡ **醒神开窍** **平肝息风**

脑，大脑；户，出入的门户。水湿风气与寒湿水气至本穴后相合而变为天之下部的水湿云气，此气能随人体所受风寒而冷降归地并入于脑，故名脑户。

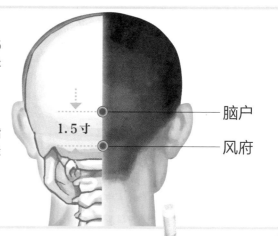

定位

位于头部，后发际正中直上2.5寸，风府穴上1.5寸，枕外隆凸的上缘凹陷处。

快速取穴

先找到风府穴，在其直上，用手指按到后枕部突起的骨性标志，即枕外隆起的上缘凹陷处，即为脑户穴。

1.5寸

脑户

风府

主治：头痛、头重、面赤、目黄、眩晕、甲状腺肿大、视神经炎等病症。

1分钟学会保健按摩

用手指指腹端按压。

力度	按摩方法	时长	功效
适度	按压法	1~3分钟	适用于头痛、头重、面赤、目黄、眩晕、甲状腺肿大、视神经炎等病症

1分钟学会艾灸

采用温和灸，将艾条点燃的一端对准穴位，距离皮肤3~5厘米施灸，以患者感到温热而无灼痛感为宜。灸10~15分钟，至皮肤出现红晕为度，每日1次或隔日1次。

艾灸方法	距离	时长	功效
温和灸	3~5厘米	10~15分钟	醒神开窍，平肝息风

穴位配伍治病

头重痛　脑户＋通天（P155）＋脑空（P282）

强间 祛风通窍治颈痛

功效 → 醒神宁心　升阳通络止痛

强，强盛；间，二者之中。因受颅脑的外散之热，水湿风气至本穴后吸热而化为天部强劲的阳气并循督脉上行，故名强间。

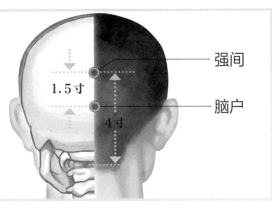

定位
位于头部，在后发际正中直上4寸（脑户上1.5寸）。

快速取穴
取脑户穴，其直上1.5寸处即是强间穴。

图中标注：1.5寸　4寸　强间　脑户

主治： 头痛、目眩、颈项强直、心烦、心悸、失眠、精神分裂症、脑膜炎、神经性头痛、血管性头痛、癔病等病症。

1分钟学会保健按摩

用手指指腹端按压。

力度	按摩方法	时长	功效
适度	按压法	1~3分钟	适用于头痛、目眩、颈项强直、心烦、心悸、失眠、精神分裂症、脑膜炎、神经性头痛、血管性头痛、癔病等病症

1分钟学会艾灸

采用温和灸，将艾条点燃的一端对准穴位，距离皮肤3~5厘米施灸，以患者感到温热而无灼痛感为宜。灸10~15分钟，至皮肤出现红晕为度，每日1次或隔日1次。

艾灸方法	距离	时长	功效
温和灸	3~5厘米	10~15分钟	醒神宁心，通络止痛

穴位配伍治病

头痛难禁　强间 + 丰隆（P94）

心烦、心痛　强间 + 阴郄（P127）

后顶

通经止痛又安神

后，指本穴所处之位为头之后部；顶，挤顶。阳热风气在运行至本穴的过程中散热吸湿，至本穴后，滞重的水湿冷缩并循督脉下行，本穴如同有挤顶督脉气血上行的作用，故名后顶。

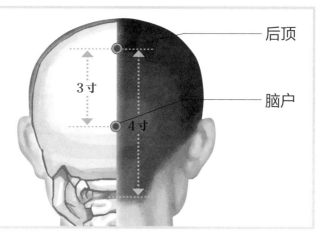

定位

位于头部，在后发际正中直上5.5寸（脑户上3寸）。

快速取穴

取强间穴，其直上1.5寸处即是后顶穴。

主治： 头痛、项强、眩晕、偏头痛、痫症、神经性头痛、失眠、颈项肌肉痉挛、精神分裂症、癔病等病症。

1分钟学会保健按摩

用手指指腹端按压、揉。

力度	按摩方法	时长	功效
适度	按揉法	1~3分钟	适用于头痛、项强、眩晕、偏头痛、痫症、神经性头痛、失眠、颈项肌肉痉挛、精神分裂症、癔病等病症

1分钟学会艾灸

采用温和灸，将艾条点燃的一端对准穴位，距离皮肤3~5厘米施灸，以患者感到温热而无灼痛感为宜。灸10~15分钟，至皮肤出现红晕为度，每日1次或隔日1次。

艾灸方法	距离	时长	功效
温和灸	3~5厘米	10~15分钟	醒神安神，通经止痛

穴位配伍治病

项痛、恶风寒　后顶＋外丘（P297）

眩晕　后顶＋涌泉（P210）

百会

息风醒脑治中风

功效 → 益气举陷　升阳固脱

　　百，数量词，多之意；会，交会。本穴由于其处于人之头顶，在人的最高处，因此人体各经上传的阳气都交会于此，故名百会。

定位

　　位于头部，在前发际正中直上5寸，或两耳尖连线的中点处。

快速取穴

　　将耳郭折叠向前，找到耳尖。经过两耳尖做一连线，于正中线的交点处便是百会穴。

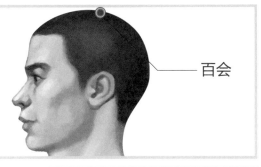

百会

主治：眩晕、健忘、头痛、头胀、脱肛、角弓反张、泄泻、子宫下垂、喘息、虚损、精神分裂症、痫症、癔病、高血压、眩晕、老年性痴呆、内脏下垂、脑供血不足、休克等病症。

1分钟学会保健按摩

用手指指腹端按压。

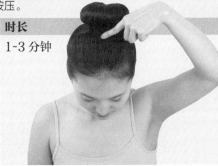

力度	按摩方法	时长	功效
适度	按压法	1~3分钟	适用于眩晕、健忘、头痛、头胀、脱肛、角弓反张、泄泻、子宫下垂、喘息、虚损、精神分裂症、痫症、癔病、高血压、眩晕、老年性痴呆、内脏下垂、脑供血不足、休克等病症

1分钟学会艾灸

　　采用温和灸，将艾条点燃的一端对准穴位，距离皮肤3~5厘米施灸，以患者感到温热而无灼痛感为宜。灸10~15分钟，至皮肤出现红晕为度，每日1次或隔日1次。

艾灸方法	距离	时长	功效
温和灸	3~5厘米	10~15分钟	益气举陷，升阳固脱

穴位配伍治病

失眠多梦	百会 + 太阳（P379）
神经衰弱	百会 + 天柱（P157）+ 三焦俞（P169）

肺经
大肠经
胃经
脾经
心经
小肠经
膀胱经
肾经
心包经
三焦经
胆经
肝经
督脉
任脉
经外奇穴

前顶

宁神镇静治头晕

前，前部；顶，挤顶。本穴物质来自于百会穴传来的天部阳气和囟会穴传来的天部水湿之气，二气在本穴相会后，降行的气血顶住了上行的气血，故名前顶。

定位

位于头部，在前发际正中直上3.5寸（百会前1.5寸）。

快速取穴

取百会穴，其前1.5寸处，即为前顶穴。

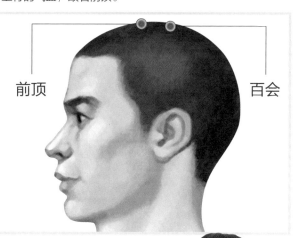

前顶　　　　　　　　百会

主治： 头晕、目眩、头顶痛、鼻炎、面赤肿、水肿、小儿惊风、高血压、脑血管病后遗症等病症。

1分钟学会保健按摩

用手指指腹端按压。

力度	按摩方法	时长	功效
适度	按压法	1~3分钟	适用于头晕、目眩、头顶痛、鼻炎、面赤肿、水肿、小儿惊风、高血压、脑血管病后遗症等病症

1分钟学会艾灸

采用温和灸，将艾条点燃的一端对准穴位，距离皮肤3~5厘米施灸，以患者感到温热而无灼痛感为宜。灸10~15分钟，至皮肤出现红晕为度，每日1次或隔日1次。

艾灸方法	距离	时长	功效
温和灸	3~5厘米	10~15分钟	息风醒脑，宁神镇静

穴位配伍治病

眩晕、偏头痛	前顶＋后顶（P340）＋颔厌（P271）

囟会

安神醒脑消面肿

功效 ➙ **安神醒脑** **清热消肿**

囟，连合胎儿或新生儿颅顶各骨间的膜质部，此指穴内气血有肾气的收引特征；会，交会。本穴物质为上星穴传来的弱小水湿，至本穴后为聚集之状，如同肾气有收引特征，故名囟会。

定位

位于头部，在前发际正中直上2寸（百会前3寸）。

快速取穴

先找到前发际，正中直上2寸处，即为囟会穴。

囟会

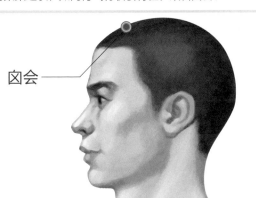

主治： 头晕目眩、头皮肿痛、面赤肿痛、鼻窦炎、过敏性鼻炎、鼻息肉、鼻痛、惊悸、嗜睡、高血压、神经官能症、记忆力减退等病症。

主治歌诀

囟会嗜睡小儿惊，眩晕鼻塞头面肿。

1分钟学会保健按摩

用手指指腹端按压。

力度	按摩方法	时长	功效
适度	按压法	1~3分钟	适用于头晕目眩、头皮肿痛、面赤肿痛、鼻窦炎、过敏性鼻炎、鼻息肉、鼻痛、惊悸、嗜睡、高血压、神经官能症、记忆力减退等病症

1分钟学会艾灸

采用温和灸，将艾条点燃的一端对准穴位，距离皮肤3~5厘米施灸，以患者感到温热而无灼痛感为宜。灸10~15分钟，至皮肤出现红晕为度，每日1次或隔日1次。

艾灸方法	距离	时长	功效
温和灸	3~5厘米	10~15分钟	安神醒脑，清热消肿

穴位配伍治病

鼻渊、鼻塞	囟会 + 上星（P344）+ 风门（P159）
头痛、健忘	囟会 + 足通谷（P206）

上星　祛热通鼻治头痛

功效 ➡ **息风清热**　**宁神通鼻**

上，上方；星，星球。人头形圆像天，穴居头上，如星在上天，故名上星。

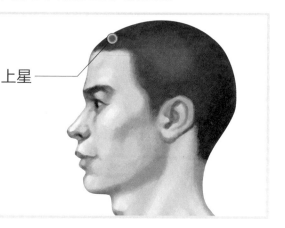

定位

位于头部，在前发际正中直上1寸。

快速取穴

先找到前发际，正中直上1寸处，即为上星穴。

上星

主治： 眩晕、头痛、目赤肿痛、迎风流泪、鼻窦炎、过敏性鼻炎、鼻息肉、鼻痛、热病汗不出、疟疾、额窦炎、角膜白斑、前额神经痛、神经衰弱等病症。

主治歌诀

上星通天主鼻渊，息肉痔塞灸能痊。
兼治头风目诸疾，炷如小麦灼相安。

1分钟学会保健按摩

用手指指腹端按压。

力度	按摩方法	时长	功效
适度	按压法	1~3分钟	适用于眩晕、头痛、目赤肿痛、迎风流泪、鼻窦炎、过敏性鼻炎、鼻息肉、鼻痛、热病汗不出、疟疾、额窦炎、角膜白斑、前额神经痛、神经衰弱等病症

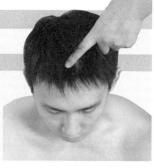

1分钟学会艾灸

采用温和灸，将艾条点燃的一端对准穴位，距离皮肤3~5厘米施灸，以患者感到温热而无灼痛感为宜。灸10~15分钟，至皮肤出现红晕为度，每日1次或隔日1次。

艾灸方法	距离	时长	功效
温和灸	3~5厘米	10~15分钟	息风清热，宁神通鼻

穴位配伍治病

神经衰弱	上星 + 百会（P341）+ 风池（P283）+ 率谷（P274）+ 太阳（P379）

神庭

健脑解压治癫痫

功效 ➡ 宁神醒脑　降逆平喘

神，天部之气；庭，庭院，聚散之所。本穴物质为来自胃经的热散之气及膀胱经的外散水湿，在本穴为聚集之状，本穴如同督脉天部气血的会聚之地，故名神庭。

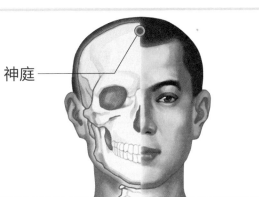

定位
位于头部，在前发际正中直上0.5寸。

快速取穴
先找到前发际，正中直上0.5寸处，即为神庭穴。

主治： 头晕目眩、鼻窦炎、过敏性鼻炎、流泪、目赤肿痛、目翳、吐舌、角弓反张、精神分裂症、痫症、惊悸、失眠、泪囊炎、结膜炎、神经官能症、记忆力减退等病症。

主治歌诀
神庭主灸羊痫风， 目眩头痛灸脑空。

1分钟学会保健按摩
用手指指腹端按压。

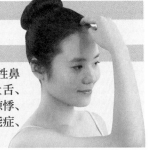

力度	按摩方法	时长	功效
适度	按压法	1~3分钟	适用于头晕目眩、鼻窦炎、过敏性鼻炎、流泪、目赤肿痛、目翳、吐舌、角弓反张、精神分裂症、痫症、惊悸、失眠、泪囊炎、结膜炎、神经官能症、记忆力减退等病症

1分钟学会艾灸
采用温和灸，将艾条点燃的一端对准穴位，距离皮肤3~5厘米施灸，以患者感到温热而无灼痛感为宜。灸10~15分钟，至皮肤出现红晕为度，每日1次或隔日1次。

艾灸方法	距离	时长	功效
温和灸	3~5厘米	10~15分钟	宁神醒脑，降逆平喘

穴位配伍治病

雀目、目翳　神庭＋上星（P344）＋肝俞（P165）＋肾俞（P170）＋百会（P341）

小儿惊风　神庭＋风池（P283）＋合谷（P44）＋太冲（P310）

印堂　　止痛助眠治鼻炎

功效 ➡ **清脑明目**　**通鼻开窍**

印，泛指图章；堂，庭堂。古代指额部两眉头之间为"阙"，星相家称印堂，因穴位于此处，故名印堂。

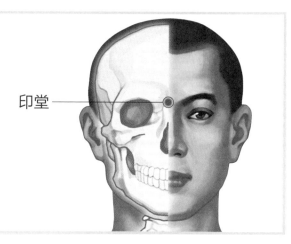

定位

位于前额部，当两眉头间连线与前正中线之交点处。

快速取穴

眉心处即为印堂穴。

印堂

主治： 头痛、失眠、高血压、鼻塞、鼻炎、目眩、眼部疾病等病症。

主治歌诀
头痛晕眠忘呆痫，血晕子痫儿惊鼻。

1分钟学会保健按摩

用手指指腹端按压。

力度	按摩方法	时长	功效
适度	按压法	1~3分钟	适用于头痛、失眠、高血压、鼻塞、鼻炎、目眩、眼部疾病等病症

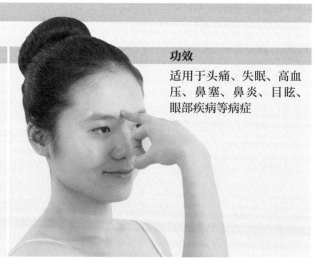

穴位配伍治病

头昏脑涨　印堂＋神庭（P345）

鼻炎、鼻窦炎　印堂＋列缺（P36）＋ 合谷（P44）＋迎香（P57）

素髎

清热开窍治鼻疾

功效 ➡ **清热消肿** **通鼻开窍醒神**

素，古指白色的生绢，此指穴内气血为肺金之性的凉湿水气；髎，孔隙。水湿之气至本穴后则散热缩合为水湿云气并由本穴归降于地，降地之液如同从细小的孔隙中漏落一般，故名素髎。

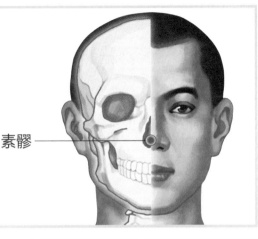

定位
位于面部，在鼻尖的正中央。

快速取穴
在面部，鼻尖的正中央，即为素髎穴。

素髎

主治： 鼻塞、过敏性鼻炎、酒糟鼻、惊厥、昏迷、新生儿窒息、鼻息肉、虚脱等病症。

主治歌诀
素髎开窍治鼻疾，鼻塞鼻衄止清涕。
惊阙青盲儿遗尿，跟痛窒息血压低。

1分钟学会保健按摩
用手指指腹端按压。

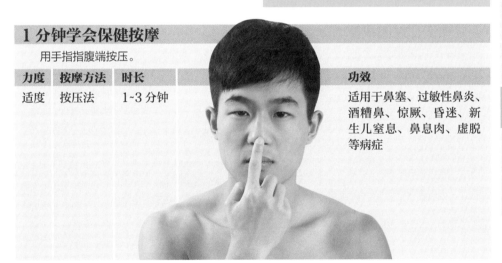

力度	按摩方法	时长	功效
适度	按压法	1~3分钟	适用于鼻塞、过敏性鼻炎、酒糟鼻、惊厥、昏迷、新生儿窒息、鼻息肉、虚脱等病症

穴位配伍治病

鼻衄	素髎 + 上星（P344）+ 迎香（P57）
休克	素髎 + 内关（P241）+ 足三里（P90）

水沟

开窍醒神急救穴

功效 → 开窍醒神　镇惊安神　强腰止痛

水，指穴内物质为地部经水；沟，水液的渠道。地部经水在本穴的运行为循督脉下行，本穴的微观形态如同地部的小沟渠，故名水沟。

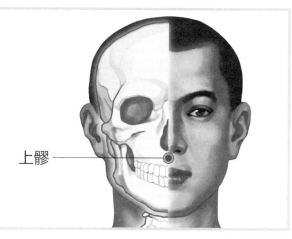

定位

位于面部，在人中沟的上1/3与中1/3交点处。

快速取穴

在面部，先找到人中沟（鼻子和上嘴唇之间的浅沟）。将人中沟3等分，其上1/3处即是。

上髎

主治：脑血管病昏迷、水气浮肿、小儿惊风、心腹绞痛、休克、晕厥、窒息、精神分裂症、低血压、急性腰扭伤等病症。

主治歌诀
水沟中风口不开，中恶癫痫口眼歪。 刺治风水头面肿，灸治儿风急慢灾。

1分钟学会保健按摩

用手指指腹端按压。

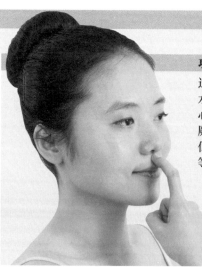

力度	按摩方法	时长	功效
适度	按压法	1~3分钟	适用于脑血管病昏迷、水气浮肿、小儿惊风、心腹绞痛、休克、晕厥、窒息、精神分裂症、低血压、急性腰扭伤等病症

穴位配伍治病

癫痫	水沟 + 涌泉（P210）+ 申脉（P203）

兑端

消肿止痛治晕厥

功效 ➡ 消肿止痛　　祛风通络　　开窍醒神

"兑"字通"锐"，穴当上唇尖端，故名兑端。

主治： 昏迷、晕厥、精神分裂症、牙痛、口噤、鼻塞等病症。

1分钟学会保健按摩

用手指指腹端按压、揉。

力度	按摩方法	时长	功效
适度	按压法	1~3分钟	适用于昏迷、晕厥、精神分裂症、牙痛、口噤、鼻塞等病症

兑端定位

位于面部，当上唇的尖端，人中沟下端的皮肤与唇的移行部位。

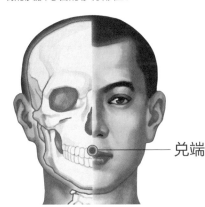

兑端

龈交定位

位于上唇内，唇系带与上齿龈的相接处。

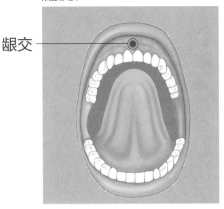

龈交

龈交

清热息风治痔疮

功效 ➡ 醒神开窍　　清头明目

穴位于唇内上齿龈与唇系带连接处，又为任、督二脉之会，故名龈交。

主治： 脑血管病、牙关紧闭、口歪、牙痛、痔疮、过敏性鼻炎、闪挫腰痛、昏迷、晕厥、抽搐、口渴、癫痫、虚脱、休克、面神经麻痹、晕车、晕船等病症。

主治歌诀

龈交主治内外痔，腹痛吻强龂在齿。
项痛颊肿鼻息肉，癫狂面疮又面赤。

肺经
大肠经
胃经
脾经
心经
小肠经
膀胱经
肾经
心包经
三焦经
胆经
肝经
督脉
任脉
经外奇穴

第十五章

任脉

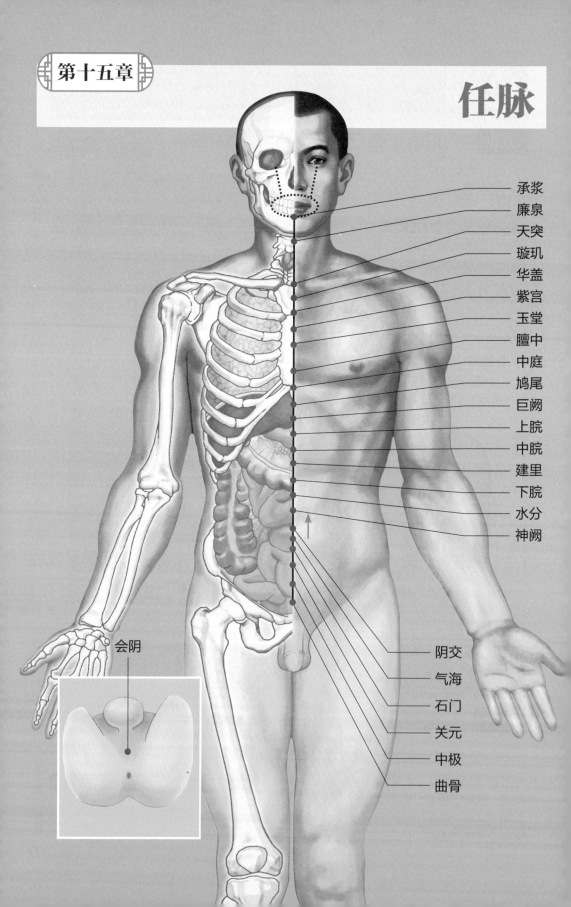

承浆
廉泉
天突
璇玑
华盖
紫宫
玉堂
膻中
中庭
鸠尾
巨阙
上脘
中脘
建里
下脘
水分
神阙

阴交
气海
石门
关元
中极
曲骨

会阴

循行歌

任脉起于中极下，会阴腹里上关元，
循内上行会冲脉，浮外循腹至喉咽，
别络口唇承浆已，过足阳明上颐间，
循面入目至睛明，交督阴脉海名传。

穴位速记歌

任脉中行二十四，会阴潜伏两阴间，
曲骨之前中极在，关元石门气海边，
阴交神厥水分处，下脘建里中脘前，
上脘巨阙连鸠尾，中庭膻中玉堂联，
紫宫华盖循璇玑，天突廉泉承浆端。

主病歌

任脉主治疾病，因部各有不同，
胸穴主治心肺，食道气管其中，
上腹主治胃肠，下腹主治泌生，
兼治肠道疾患，会阴关气救生。

穴位分寸歌

任脉会阴两阴间，曲骨毛际陷中安，
中极脐下四寸取，关元脐下三寸连，
脐下二寸名石门，脐下半寸气海全。
脐下一寸阴交穴，脐之中央即神阙，
脐上一寸为水分，脐上二寸下脘列。
脐上三寸名建里，脐上四寸中脘许，
脐上五寸上脘在，巨阙脐上六寸取，
鸠尾蔽骨下五分，中庭膻下寸六取，
膻中即在两乳间，膻上寸六玉堂主，
膻上紫宫三寸二，膻上华盖四八举，
膻上璇玑六寸四，玑上一寸天突起，
天突喉下约四寸，廉泉舌骨上缘已，
承浆颐前唇棱下，任脉中央行腹里。

经脉循行

起于胞中，下出会阴，向上行至阴毛部位，沿腹部和胸部正中线上行，经过咽喉，到达下颌，环绕口唇，上至龈交，与督脉相会，并沿面颊向上分行至两眶下。

主治病症

月经不调、阴挺遗精、阳痿、遗尿、小便不利等泌尿生殖系疾病；脘腹疼痛、肠鸣、呕吐腹泻等胃肠道疾病，咳嗽、咽喉肿痛、乳汁少等。

会阴 沟通阴阳调月经

功效 ➡ 沟通阴阳　急救回阳　调节生殖

会，交会；阴，阴液。本穴物质来自人体上部的降行水液，至本穴后为交会状，故名会阴。

定位

男性在阴囊根部与肛门连线的中点，女性在大阴唇后联合与肛门连线的中点。

快速取穴

男性在会阴部先找到阴囊根部，再找肛门，两者连接的中点；女性先找到大阴唇后联合，再找到肛门，两者连接的中点。

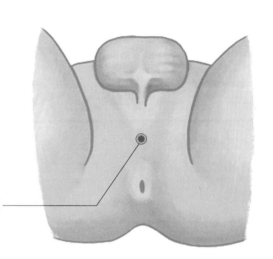

会阴

主治： 溺水窒息、昏迷、精神分裂症、惊痫、小便难、遗尿、阴痛、阴痒、阴部汗湿、脱肛、子宫下垂、疝气、痔疮、遗精、月经不调等病症。

主治歌诀
会阴醒神通阴阳，阴部湿汗又痛痒。溺水窒息癫昏迷，妇人小便痔脱肛。

1分钟学会保健按摩

用手指指腹端按、揉压。

力度	按摩方法	时长	功效
适度	按压法	1~3分钟	适用于溺水窒息、昏迷、精神分裂症、惊痫、小便难、遗尿、阴痛、阴痒、阴部汗湿、脱肛、子宫下垂、疝气、痔疮、遗精、月经不调等病症

穴位配伍治病
难产　会阴＋中极（P354）＋肩井（P284）
溺水窒息　会阴＋水沟（人中）（P348）＋阴陵泉（P110）

曲骨

清热利尿调下焦

功效 ➡ **清热利尿　疏通下焦　调节生殖**

曲，隐秘；骨，肾主之水。阴湿水气至本穴后聚集于天之下部，如隐藏于天部的肾水一般，故名曲骨。

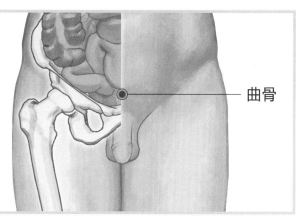

定位

位于人体的下腹部，在前正中线上，耻骨联合上缘的中点处。

快速取穴

在下腹部，前正中线上，从下腹部向下摸到一横着走行的骨性标志，其上缘即是曲骨穴。

曲骨

主治：少腹胀满、小便淋沥、遗尿、疝气、遗精、阳痿、阴囊湿痒、月经不调、赤白带下、痛经等病症。

1分钟学会保健按摩

将双手搓热，一只手掌盖住肚脐，另一只手手指在其上按压。

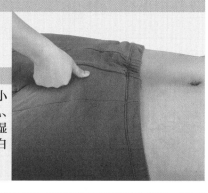

力度	按摩方法	时长	功效
适度	按压法	1~3分钟	适用于少腹胀满、小便淋沥、遗尿、疝气、遗精、阳痿、阴囊湿痒、月经不调、赤白带下、痛经等病症

1分钟学会艾灸

采用温和灸，将艾条点燃的一端对准穴位，距离皮肤3~5厘米施灸，以患者感到温热而无灼痛感为宜。灸10~15分钟，至皮肤出现红晕为度，每日1次或隔日1次。

艾灸方法	距离	时长	功效
温和灸	3~5厘米	10~15分钟	清热利尿，疏通下焦

穴位配伍治病

慢性胃炎	曲骨＋巨阙（P365）＋中脘（P363）＋天枢（P80）

中极 益肾兴阳治痛经

功效 ➡ **益肾兴阳** **通经止带**

中，与外相对，指穴内；极，屋之顶部横梁。阴湿水气在上升至本穴时己达到其所能上升的最高点，故名中极。

定位

位于下腹部，前正中线上，在脐中下4寸。

快速取穴

在下腹部，前正中线上，从肚脐中央向下量取4寸处即是中极穴。

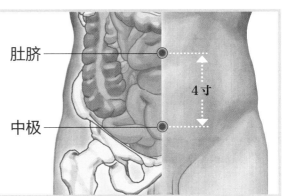

肚脐

中极

4寸

主治：带下、阳痿、痛经、产后恶露不下、疝气、积聚疼痛等病症。

1分钟学会保健按摩

将双手搓热，手掌盖住肚脐，用手指指腹端按摩。

力度	按摩方法	时长	功效
适度	按压法	1~3分钟	适用于带下、阳痿、痛经、产后恶露不下、疝气、积聚疼痛等病症

1分钟学会艾灸

采用温和灸，将艾条点燃的一端对准穴位，距离皮肤3~5厘米施灸，以患者感到温热而无灼痛感为宜。灸10~15分钟，至皮肤出现红晕为度，每日1次或隔日1次。

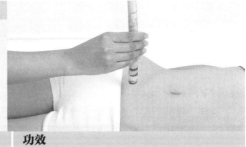

艾灸方法	距离	时长	功效
温和灸	3~5厘米	10~15分钟	益肾兴阳，通经止带

穴位配伍治病

阳痿	中极＋气海（P171）＋关元（P355）
痛经	中极＋关元（P355）

关元

益肾壮阳治尿频

功效 → 益肾壮阳固本　调经缩尿　补虚

关，关卡；元，元首。吸热上行的天部水湿之气至本穴后大部分冷降于地，只有小部分仍吸热上行，本穴如同天部水湿的关卡一般，故名关元。

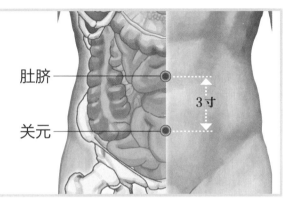

定位

位于下腹部，前正中线上，在脐中下3寸。

快速取穴

在下腹部，前正中线上，从肚脐中央向下量取3寸处即是关元穴。

肚脐

关元

3寸

主治：泌尿生殖系疾病，如遗尿、尿频、尿潴留、尿道痛、痛经、闭经、遗精、阳痿等病症。

主治歌诀

关元补虚壮元气，通淋遗尿治浊遗。
经带恶露下胞衣，阳痿脱肛及泄痢。

1分钟学会保健按摩

用手指指端按、揉压。

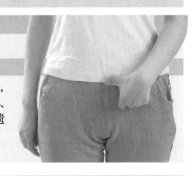

力度	按摩方法	时长	功效
适度	按压法	1~3分钟	适用于泌尿生殖系疾病，如遗尿、尿频、尿潴留、尿道痛、痛经、闭经、遗精、阳痿等病症

1分钟学会艾灸

采用温和灸，将艾条点燃的一端对准穴位，距离皮肤3~5厘米施灸，以患者感到温热而无灼痛感为宜。灸10~15分钟，至皮肤出现红晕为度，每日1次或隔日1次。

艾灸方法	距离	时长	功效
温和灸	3~5厘米	10~15分钟	益肾固本

穴位配伍治病

便秘	关元 + 中脘（P363）+ 天枢（P80）+ 大横（P114）
阳痿	关元 + 气海（P357）+ 中极（P354）
早泄	关元 + 三阴交（P107）+ 横骨（P219）

石门

主治水肿与疝气

功效 ➡️ 疏调三焦水湿 　补肾固摄下焦

石，肾主之水；门，出入的门户。水湿云气至本穴后再一次散热冷缩为天之下部的水湿云气，只有少部分水湿吸热后循任脉上行，本穴如任脉水湿之关卡，故名石门。

定位

位于下腹部，前正中线上，在脐中下2寸。

快速取穴

位于下腹部，前正中线上，从肚脐中央向下量取2寸处即是石门穴。

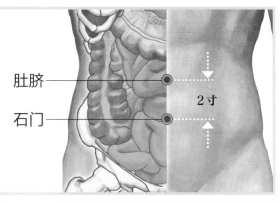

肚脐 —

石门 —

2寸

主治： 小便不利、小腹绞痛、阴囊入小腹、气淋、血淋、产后恶露不止、阴缩入腹、水肿、食谷不化、肠炎、子宫内膜炎等病症。

主治歌诀

石门水肿与疝气，崩漏保健止泄痢。

1分钟学会保健按摩

用手指指端按、揉压。

力度	按摩方法	时长	功效
适度	按压法	1~3分钟	适用于小便不利、小腹绞痛、阴囊入小腹、气淋、血淋、产后恶露不止、阴缩入腹、水肿、食谷不化、肠炎、子宫内膜炎等病症

1分钟学会艾灸

采用温和灸，将艾条点燃的一端对准穴位，距离皮肤3~5厘米施灸。以患者感到温热而无灼痛感为宜。灸10~15分钟，至皮肤出现红晕为度，每日1次或隔日1次。

艾灸方法	距离	时长	功效
温和灸	3~5厘米	10~15分钟	疏调三焦，补肾固摄

穴位配伍治病

腹胀、腹水、癃闭　石门＋三焦俞（P169）＋关元（P355）

崩漏　石门＋气海（P357）＋三阴交（P107）

气海 培补元气治阳痿

功效 ▶ **培补元气** **补肾利尿**

气，气态物；海，大。石门穴传来的弱小水气至本穴后，吸热胀散而化为充盛的天部之气，本穴如同气之海洋，故名气海。

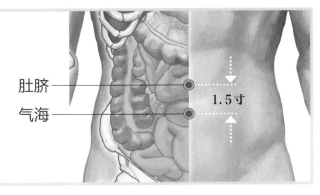

定位
位于下腹部，前正中线上，在脐中下1.5寸。

快速取穴
位于下腹部，前正中线上，从肚脐中央向下量取1.5寸便是气海穴。

肚脐
气海
1.5寸

主治： 下腹疼痛、大便不通、泄痢不止、小便不畅、遗尿、阳痿、遗精、滑精、闭经、功能性子宫出血、带下、子宫下垂、脘腹胀满、疝气、肠炎等病症。

1分钟学会保健按摩

用手指指端按、揉压。

力度	按摩方法	时长	功效
适度	按压法	1~3分钟	适用于下腹疼痛、大便不通、泄痢不止、小便不畅、遗尿、阳痿、遗精、滑精、闭经、功能性子宫出血、带下、子宫下垂、脘腹胀满、疝气、肠炎等病症

1分钟学会艾灸

采用温和灸，将艾条点燃的一端对准穴位，距离皮肤3~5厘米施灸，以患者感到温热而无灼痛感为宜。灸10~15分钟，至皮肤出现红晕为度，每日1次或隔日1次。

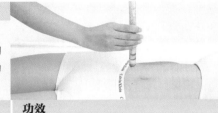

艾灸方法	距离	时长	功效
温和灸	3~5厘米	10~15分钟	培补元气，补肾利尿

穴位配伍治病

阳痿 气海 + 关元（P355）+ 中极（P354）

月经不调 气海 + 中脘（P363）+ 大巨（P82）+ 大赫（P220）

白带异常 气海 + 带脉（P288）

阴交　　缓解下腹部疼痛

功效 ➡ **利水化湿**　**调经止带**

　　阴，阴水之类；交，交会。热胀之气与水湿之气至本穴后，二气交会后形成了本穴的天部湿冷水气，故名阴交。

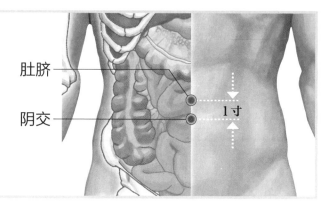

定位

　　位于下腹部，前正中线上，在脐中下1寸。

快速取穴

　　位于下腹部，前正中线上，从肚脐中央向下量取1寸便是阴交穴。

肚脐

阴交

1寸

主治： 腹痛下引阴中、不得小便、泄泻、绕脐冷痛、疝气、阴汗湿痒、功能性子宫出血、恶露不止、鼻出血、子宫内膜炎等病症。

1分钟学会保健按摩

　　用手指指端按、揉压。

力度	按摩方法	时长	功效
适度	按压法	1~3分钟	适用于腹痛、下引阴中、不得小便、泄泻、绕脐冷痛、疝气、阴汗湿痒、功能性子宫出血、恶露不止、鼻出血、子宫内膜炎等病症

1分钟学会艾灸

　　采用温和灸，将艾条点燃的一端对准穴位，距离皮肤3~5厘米施灸，以患者感到温热而无灼痛感为宜。灸10~15分钟，至皮肤出现红晕为度，每日1次或隔日1次。

艾灸方法	距离	时长	功效
温和灸	3~5厘米	10~15分钟	利水化湿，调经止带

穴位配伍治病

疝气、肠鸣腹痛	阴交＋行间（P309）
小便不通、小腹硬痛	阴交＋石门（P356）＋委阳（P184）

神阙

补虚止泻治腹痛

功效 ➡ 补虚止泻　交通心肾

神，尊、上、长，指父母或先天；阙，牌坊。本位于肚脐窝中，好似先天或前人留下的标记，故名神阙。

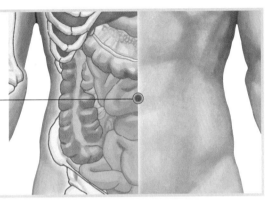

定位
位于腹中部，脐中央。

快速取穴
在腹中部，从肚脐中央便是神阙穴。

神阙

主治： 泄痢、绕脐腹痛、脱肛、泌尿系感染、不孕症、肠炎、产后尿潴留等病症。

1 分钟学会保健按摩
将双手搓热，一只手掌盖住肚脐，另一只手在其上按摩。两手可交换进行。

力度	按摩方法	时长	功效
适度	按摩法	1~3 分钟	适用于泄痢、绕脐腹痛、脱肛、泌尿系感染、不孕症、肠炎、产后尿潴留等病症

1 分钟学会艾灸
采用艾炷隔盐灸，用纯净干燥的食盐填平脐窝，把中艾炷放置在盐上。点燃艾炷施灸，当患者有灼痛感或艾炷将要燃尽时应立即更换艾炷，以免烫伤皮肤。每次灸5~7 壮，每日1~2 次。

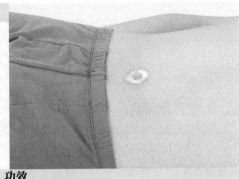

艾灸方法	数量	次数	功效
艾炷隔盐灸	5~7 壮	每日 1~2 次	补虚止泻，交通心肾

穴位配伍治病

腹痛	神阙＋中脘（P363）＋足三里（P90）

水分 专治腹胀和腹痛

功效 → 分利水湿　健脾止泻

神阙穴传来的冷降经水及下脘穴传来的地部经水，至本穴后，经水循地部分流而散，故名水分。

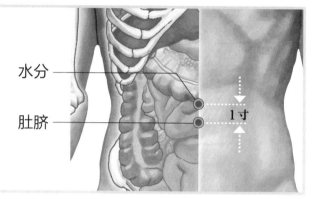

定位
位于上腹部，前正中线上，在脐中上1寸。

快速取穴
位于上腹部，前正中线上，从肚脐中央向上量取1寸处，即为水分穴。

水分

肚脐

1寸

主治： 腹坚肿如鼓、绕脐痛冲心、肠鸣、肠胃虚胀、反胃、泄泻、水肿、肠炎、胃炎、肠粘连、泌尿系感染等病症。

主治歌诀
水分胀满脐突硬，水道不利灸之良。

1分钟学会保健按摩
用手指指端按、揉压。

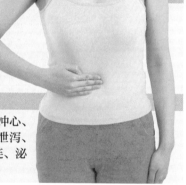

力度	按摩方法	时长	功效
适度	按压法	1~3分钟	适用于腹坚肿如鼓、绕脐痛冲心、肠鸣、肠胃虚胀、反胃、泄泻、水肿、肠炎、胃炎、肠粘连、泌尿系感染等病症

1分钟学会艾灸
采用温和灸，将艾条点燃的一端对准穴位，距离皮肤3~5厘米施灸，以患者感到温热而无灼痛感为宜。灸10~15分钟，至皮肤出现红晕为度，每日1次或隔日1次。

艾灸方法	距离	时长	功效
温和灸	3~5厘米	10~15分钟	分利水湿，健脾止泻

穴位配伍治病

脾虚水肿	水分 + 三阴交（P107）+ 脾俞（P167）

下脘

健脾和胃止呕逆

功效 ➡ 健脾和胃　升清降浊

下，下部；脘，空腔，空管。任脉上部经脉下行而至的地部经水，至本穴后继续循脉而下行，如同流向下部的巨大空腔，故名下脘。

定位
位于上腹部，前正中线上，在脐中上2寸。

快速取穴
位于上腹部，前正中线上，从肚脐中央向上量取2寸处，即为下脘穴。

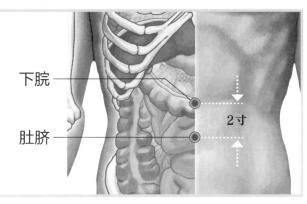

下脘
肚脐
2寸

主治： 腹坚硬胀、食谷不化、痞块连脐上、呕逆、泄泻、虚肿、日渐消瘦、胃炎、胃溃疡、胃痉挛、胃扩张、肠炎等病症。

主治歌诀

下脘和胃上呕呃，胃痛呕吐脾胃弱。

1分钟学会保健按摩

用手指指端按、揉压。

力度	按摩方法	时长	功效
适度	按压法	1~3分钟	适用于腹坚硬胀、食谷不化、痞块连脐上、呕逆、泄泻、虚肿、日渐消瘦、胃炎、胃溃疡、胃痉挛、胃扩张、肠炎等病症

1分钟学会艾灸

采用温和灸，将艾条点燃的一端对准穴位，距离皮肤3~5厘米施灸，以患者感到温热而无灼痛感为宜。灸10~15分钟，至皮肤出现红晕为度，每日1次或隔日1次。

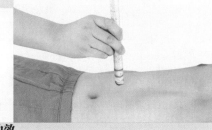

艾灸方法	距离	时长	功效
温和灸	3~5厘米	10~15分钟	健脾和胃，升清降浊

穴位配伍治病

腹坚硬胀、痞块　下脘 + 中脘（P363）

痢疾　下脘 + 天枢（P80）+ 照海（P215）（艾灸此三穴）

建里

利水健脾助消化

功效 → **和胃降逆** **理气止痛**

建，建设；里，与表相对，此指肚腹内部。中脘穴传来的地部经水至本穴后循地部孔隙注入体内，注入体内的经水有降低体内温压的作用，故名建里。

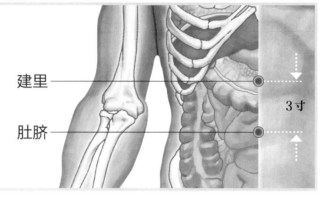

定位

位于上腹部，前正中线上，在脐中上3寸。

快速取穴

位于上腹部，前正中线上，从肚脐中央向上量取3寸处，即为建里穴。

建里

肚脐

3寸

主治： 胃痛、腹痛、腹胀、呕逆、厌食症、身肿、胃扩张、胃下垂、胃溃疡、腹肌痉挛等病症。

1分钟学会保健按摩

用手指指端按、揉压。

力度	按摩方法	时长	功效
适度	按压法	1~3分钟	适用于胃痛、腹痛、腹胀、呕逆、厌食症、身肿、胃扩张、胃下垂、胃溃疡、腹肌痉挛等病症

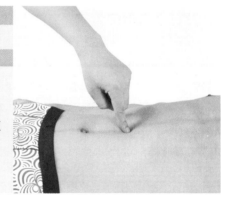

1分钟学会艾灸

采用温和灸，将艾条点燃的一端对准穴位，距离皮肤3~5厘米施灸，以患者感到温热而无灼痛感为宜。灸10~15分钟，至皮肤出现红晕为度，每日1次或隔日1次。

艾灸方法	距离	时长	功效
温和灸	3~5厘米	10~15分钟	和胃降逆，理气止痛

穴位配伍治病

胸中苦闷、呃逆	建里＋内关（P241）

中脘

和胃降逆治胃病

功效 ➡ 和胃降逆　理气化痰　利水化湿

中，指本穴相对于上脘、下脘二穴而为中；脘，空腔。任脉上部经脉的下行经水至本穴后继续向下而行，如流入任脉下部的巨大空腔，故名中脘。

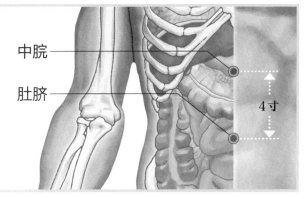

定位

位于上腹部，前正中线上，在脐中上4寸。

中脘

肚脐

4寸

快速取穴

位于上腹部，前正中线上，从肚脐中央向上量取4寸处，即为中脘穴。

主治：胃痛、腹痛、腹胀、呕逆、反胃、食不化、肠鸣、泄泻、咳喘痰多、失眠、胃炎、胃溃疡、胃扩张、食物中毒等病症。

主治歌诀
中脘和胃通腑气，胃痛纳呆呕呃逆。
肠鸣泄痢及痞积，脏躁黄疸与惊悸。

1分钟学会保健按摩

用手指指端按压。

力度	按摩方法	时长	功效
适度	按压法	1~3分钟	适用于胃痛、腹痛、腹胀、呕逆、反胃、食不化、肠鸣、泄泻、咳喘痰多、失眠、胃炎、胃溃疡、胃扩张、食物中毒等病症

1分钟学会艾灸

采用温和灸，将艾条点燃的一端对准穴位，距离皮肤3~5厘米施灸，以患者感到温热而无灼痛感为宜。灸10~15分钟，至皮肤出现红晕为度，每日1次或隔日1次。

艾灸方法	距离	时长	功效
温和灸	3~5厘米	10~15分钟	和胃降逆，利水化湿

穴位配伍治病

胃痛　中脘 + 上脘（P364）+ 气海（P171）+ 天枢（P80）

慢性胃炎　中脘 + 巨阙（P365）+ 天枢（P80）+ 曲骨（P353）

腹胀　中脘 + 足三里（P90）

上脘　　　　理气通络调胃肠

功效 ➡ **和胃降逆**　**理气通络**

上，上部；脘，空腔。下行而至的地部经水聚集本穴后再循任脉下行，经水如由此进入任脉的巨空腔，故名上脘。

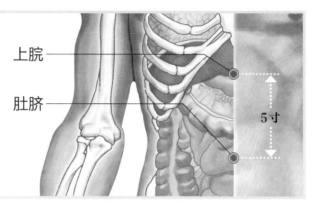

定位

位于上腹部，前正中线上，在脐中上5寸。

快速取穴

位于上腹部，前正中线上，从肚脐中央向上量取5寸处，即为上脘穴。

上脘

肚脐

5寸

主治：腹痛、腹胀、呕吐、反胃、食不化、胃痛、纳呆、咳嗽痰多、积聚、黄疸、胃炎、胃扩张、肠炎等病症。

主治歌诀
上脘奔豚与伏梁，中脘主治脾胃伤。兼治脾痛疟痰晕，痞满反胃尽安康。

1分钟学会保健按摩

用手指指端按、揉压。

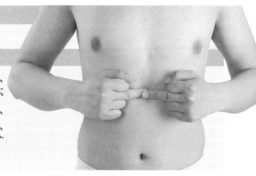

力度	按摩方法	时长	功效
适度	按压法	1~3分钟	适用于腹痛、腹胀、呕吐、反胃、食不化、胃痛、纳呆、咳嗽痰多、积聚、黄疸、胃炎、胃扩张、肠炎等病症

1分钟学会艾灸

采用温和灸，将艾条点燃的一端对准穴位，距离皮肤3~5厘米施灸，以患者感到温热而无灼痛感为宜。灸10~15分钟，至皮肤出现红晕为度，每日1次或隔日1次。

艾灸方法	距离	时长	功效
温和灸	3~5厘米	10~15分钟	和胃降逆，理气通络

穴位配伍治病

胃脘疼痛、饮食不化　上脘＋中脘（P363）
失眠、狂躁　上脘＋神门（P128）

巨阙

和胃降逆止疼痛

功效 ➡ **和胃降逆** **养心止痛**

巨，大；阙，通缺，亏缺。因其热，来自胸腹上部的天部湿热水气既不能升又不能降，在此做聚集之状，本穴如同巨大的空缺一般将外部的水气聚集，故名巨阙。

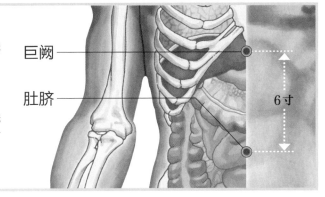

定位

位于上腹部，前正中线上，在脐中上6寸。

巨阙

肚脐

6寸

快速取穴

位于上腹部，前正中线上，从肚脐中央向上量取6寸处，即为巨阙穴。

主治： 胸痛、腹胀、反胃、心绞痛、胃痛、惊悸、咳嗽、黄疸、心绞痛、健忘、支气管炎、胸膜炎等病症。

主治歌诀

巨阙九种心疼痛，痰饮吐水息贲宁。

1分钟学会保健按摩

用手指指端按压。

力度	按摩方法	时长	功效
适度	按压法	1~3分钟	适用于胸痛、腹胀、反胃、心绞痛、胃痛、惊悸、咳嗽、黄疸、心绞痛、健忘、支气管炎、胸膜炎等病症

1分钟学会艾灸

采用温和灸，将艾条点燃的一端对准穴位，距离皮肤3~5厘米施灸，以患者感到温热而无灼痛感为宜。灸10~15分钟，至皮肤出现红晕为度，每日1次或隔日1次。

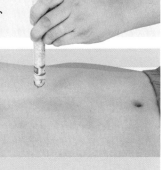

艾灸方法	距离	时长	功效
温和灸	3~5厘米	10~15分钟	和胃降逆，养心止痛

穴位配伍治病

慢性胃炎　巨阙＋中脘（P363）＋天枢（P80）＋曲骨（P353）

心慌、心悸　巨阙＋郄门（P239）＋神门（P128）＋心俞（P162）

鸠尾

宽胸定喘又安心

鸠者，鸟之一种，其习性特征与鹊相近；尾者，余也，指鸠鸟余下之物。任脉热散于天部的浮游之气至本穴后为聚集之状，此气如同鸠鸟之余物一般，故名鸠尾。

定位

位于上腹部，前正中线上，在胸剑结合部下1寸。

快速取穴

在上腹部，先找到剑胸结合部（即腹部正中直向上，摸到一个"人"字形的骨性标志）。剑胸结合部直下1寸，即为鸠尾穴。

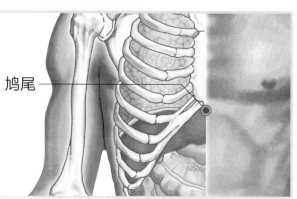

鸠尾

主治：胸闷咳嗽、心悸、心烦、心痛、呕逆、呕吐、惊狂、癫痫、烦躁、肋间神经痛、胃炎、支气管炎、神经衰弱、癔病等病症。

1分钟学会保健按摩

用手指指端按压。

力度	按摩方法	时长	功效
适度	按压法	1~3分钟	适用于胸闷咳嗽、心悸、心烦、心痛、呕逆、呕吐、惊狂、癫痫、烦躁、肋间神经痛、胃炎、支气管炎、神经衰弱、癔病等病症

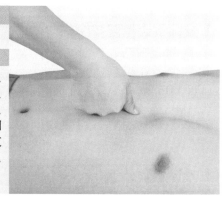

1分钟学会艾灸

采用温和灸，将艾条点燃的一端对准穴位，距离皮肤3~5厘米施灸，以患者感到温热而无灼痛感为宜。灸10~15分钟，至皮肤出现红晕为度，每日1次或隔日1次。

艾灸方法	距离	时长	功效
温和灸	3~5厘米	10~15分钟	安心宁神，宽胸定喘

穴位配伍治病

癫痫	鸠尾＋后溪（P134）＋申脉（P203）
食痫、胃脘胀满、不得眠	鸠尾＋中脘（P363）＋少商（P39）

中庭

宽胸消胀止呕吐

功效 ➡ 宽胸消胀　降逆止呕

　　中，为天地人三部的中部；庭，庭院。湿热水气散热冷降至本穴后为聚集之状，如气血聚集于庭院之中，故名中庭。

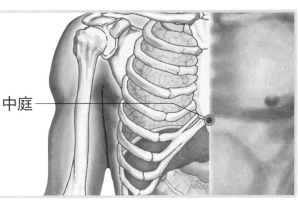

定位
　　位于胸部，前正中线上，平第五肋间，即剑胸结合部。

快速取穴
　　第五肋间，平第五肋间隙，当前正中线上，即为中庭穴。

中庭

主治： 胸胁支满、呕吐、食管炎、贲门痉挛等病症。

1分钟学会保健按摩

用手指指端按压。

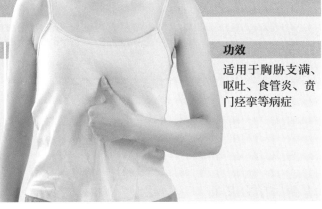

力度	按摩方法	时长	功效
适度	按压法	1~3分钟	适用于胸胁支满、呕吐、食管炎、贲门痉挛等病症

1分钟学会艾灸

　　采用温和灸，将艾条点燃的一端对准穴位，距离皮肤3~5厘米施灸，以患者感到温热而无灼痛感为宜。灸10~15分钟，至皮肤出现红晕为度，每日1次或隔日1次。

艾灸方法	距离	时长	功效
温和灸	3~5厘米	10~15分钟	宽胸消胀，降逆止呕

穴位配伍治病

噎膈、停食、食反、胸闷　中庭 + 中府（P30）
呕吐、食不化　中庭 + 俞府（P233）+ 意舍（P191）

膻中　止咳平喘治肺炎

功效 → **理气止痛**　**生津增液**

膻，羊臊气或羊腹内的膏脂，此指穴内气血为吸热后的热燥之气；中，与外相对，指穴内。天部水湿之气至本穴后进一步吸热胀散而变化热燥之气，如羊肉带有辛臊气味一般，故名膻中。

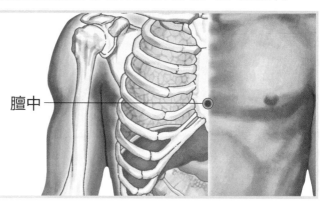

定位

位于胸部，前正中线上，平第四肋间，两乳头连线的中点。

快速取穴

两乳头连线中点即膻中穴。

膻中

主治： 胸闷塞、心胸痛、乳腺炎、气短、咳喘、心慌、支气管炎等病症。

主治歌诀

膻中穴主灸肺痛，咳嗽哮喘及气瘿。

1分钟学会保健按摩

用手指指端按揉。

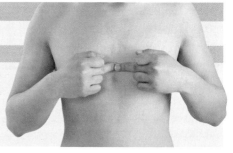

力度	按摩方法	时长	功效
适度	按揉法	1~3分钟	适用于胸闷塞、心胸痛、乳腺炎、气短、咳喘、心慌、支气管炎等病症

1分钟学会艾灸

采用温和灸，将艾条点燃的一端对准穴位，距离皮肤3~5厘米施灸，以患者感到温热而无灼痛感为宜。灸10~15分钟，至皮肤出现红晕为度，每日1次或隔日1次。

艾灸方法	距离	时长	功效
温和灸	3~5厘米	10~15分钟	理气止痛，生津增液

穴位配伍治病

哮喘	膻中＋定喘（P382）＋天突（P372）
心绞痛	膻中＋心俞（P162）＋内关（P241）
气虚	膻中＋百会（P341）＋气海（P357）
乳汁过少	膻中＋少泽（P132）＋乳根（P74）＋足三里（P90）

玉堂

宽胸利肺止咳喘

功效 → 宽胸利肺　止咳平喘

玉，金之属也，指穴内气血为肺金之性的天部之气；堂，厅堂也。膻中穴热胀上行的热燥之气至本穴后散热冷缩而为凉性水气，且聚集穴内，故名玉堂。

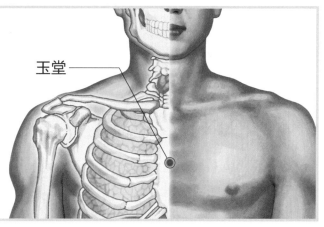

定位

位于胸部，前正中线上，平第三肋间。

快速取穴

第三肋间，平第三肋间隙，当前正中线上，即为玉堂穴。

玉堂

主治： 胸部疼痛、咳嗽、气短、心烦、支气管炎等病症。

1分钟学会保健按摩

用手指指端按压。

力度	按摩方法	时长	功效
适度	按压法	1~3分钟	适用于胸部疼痛、咳嗽、气短、心烦、支气管炎等病症

1分钟学会艾灸

采用温和灸，将艾条点燃的一端对准穴位，距离皮肤3~5厘米施灸，以患者感到温热而无灼痛感为宜。灸10~15分钟，至皮肤出现红晕为度，每日1次或隔日1次。

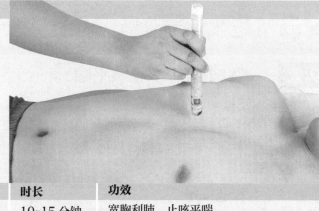

艾灸方法	距离	时长	功效
温和灸	3~5厘米	10~15分钟	宽胸利肺，止咳平喘

穴位配伍治病

哮喘	玉堂 + 膻中（P368）+ 列缺（P36）+ 尺泽（P34）

紫宫 主治胁肋部疾病

功效 → 宽胸理气　止咳平喘

紫，色也，由红和蓝二种颜色合成，此指穴内的天部之气既有一定的温度又有一定的水湿；宫，宫殿也，指穴内气血物质覆盖的范围较大。阳性之气至本穴后散热冷缩降而为天之中部的温湿水气，其水湿云气所覆盖的范围较大，故名紫宫。

主治： 胸胁支满、胸部疼痛、烦心、咳嗽、吐血、呕吐、饮食不下等病症。

1分钟学会保健按摩

用手指指端按压。

力度	按摩方法	时长	功效
适度	按压法	1~3分钟	适用于胸胁支满、胸部疼痛、烦心、咳嗽、吐血、呕吐、饮食不下等病症

紫宫定位

位前正中线上，平第二肋间。

华盖定位

位于胸部，平第一肋间。

紫宫 ———

——— 华盖

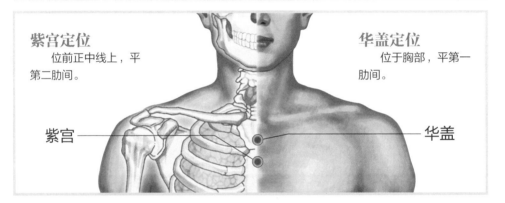

华盖 止咳平喘又消炎

功效 → 宽胸利肺　止咳平喘

华，华丽也；盖，护盖也。天部水气至本穴后进一步散热吸湿而变为水湿浓度更大的水湿之气，此气如同人体的卫外护盖一般，故名华盖。

主治： 咳嗽、气喘、急慢性咽炎、胸痛、支气管哮喘、支气管炎、胸膜炎、喉炎、扁桃体炎等病症。

1分钟学会保健按摩

用手指指端按压。

力度	按摩方法	时长	功效
适度	按压法	1~3分钟	适用于咳嗽、气喘、急慢性咽炎、胸痛、支气管哮喘、支气管炎、胸膜炎、喉炎、扁桃体炎等病症

璇玑

宽胸利肺止咳喘

功效 ➡️ 宽胸利肺　止咳平喘

璇玑，魁星名，为北斗七星的北斗二。任脉的水湿在本穴吸热后仅有小部分循任脉蒸升，蒸升之气如天空星点般细小，故名璇玑。

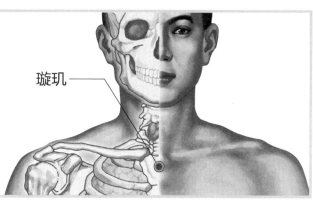

定位

位于胸部，在前正中线上，胸骨上窝中央下 1 寸。

璇玑

快速取穴

在胸部，先找到胸骨上窝，在其中央下1寸处，即是璇玑穴。

主治： 喉痹咽肿、咳嗽、气喘、胸胁胀满、胃中积滞不化、扁桃体炎、喉炎、气管炎、胸膜炎、胃痉挛等病症。

1 分钟学会保健按摩

用手指指端按压。

力度	按摩方法	时长	功效
适度	按压法	1~3分钟	适用于喉痹咽肿、咳嗽、气喘、胸胁胀满、胃中积滞不化、扁桃体炎、喉炎、气管炎、胸膜炎、胃痉挛等病症

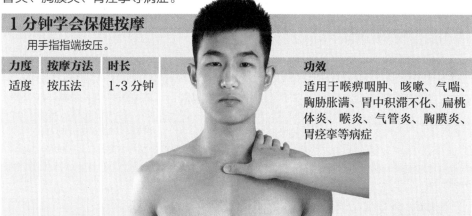

1 分钟学会艾灸

采用温和灸，将艾条点燃的一端对准穴位，距离皮肤3~5厘米施灸，以患者感到温热而无灼痛感为宜。灸10~15分钟，至皮肤出现红晕为度，每日1次或隔日1次。

艾灸方法	距离	时长	功效
温和灸	3~5厘米	10~15分钟	宽胸利肺，止咳平喘

穴位配伍治病

喉痹咽肿、咳嗽胸痛	璇玑＋鸠尾（P366）

天突　宣通肺气止痰咳

功效 ➡ **宣通肺气　化痰止咳**

天，头面天部；突，强行冲撞。弱小水气至本穴后，因吸收体内外传之热而向上部的头面天部突行，故名天突。

定位

位于颈部，在前正中线上，胸骨上窝中央。

快速取穴

顺着正中线向上，一直摸到骨性标志结束的地方。胸骨上窝的中央，即为天突穴。

天突

主治： 哮喘、咳嗽、咽喉肿痛、支气管哮喘、喉炎、食管癌、扁桃体炎等病症。

主治歌诀

天突宣肺止痰咳，胸中气逆痰咳喘。
咽痒喉痹及暴暗，瘿气梅咳气噎膈。

1分钟学会保健按摩

用手指指端按压。

力度	按摩方法	时长	功效
适度	按压法	1~3分钟	适用于哮喘、咳嗽、咽喉肿痛、支气管哮喘、喉炎、食管癌、扁桃体炎等病症

1分钟学会艾灸

采用温和灸，将艾条点燃的一端对准穴位，距离皮肤3~5厘米施灸，以患者感到温热而无灼痛感为宜。灸10~15分钟，至皮肤出现红晕为度，每日1次或隔日1次。

艾灸方法	距离	时长	功效
温和灸	3~5厘米	10~15分钟	宣通肺气，化痰止咳

穴位配伍治病

慢性咽炎　天突 + 俞府（P233）

咳嗽　天突 + 膻中（P368）

哮喘　天突 + 肺俞（P160）+ 尺泽（P34）+ 肾俞（P170）

廉泉　止痛消肿利喉舌

功效 ➡ 利喉舒舌　消肿止痛

　　廉，廉洁、收廉之意；泉，水。天突穴传来的湿热水气至本穴后散热冷缩由天之上部降至天之下部，本穴如同天部水湿的收廉之处，故名廉泉。

定位
　　位于颈部，在前正中线上，喉结上方，舌骨上缘凹陷处。

快速取穴
　　喉结向上找到另一处骨性标志，即舌骨，其上缘凹陷处即为廉泉穴。

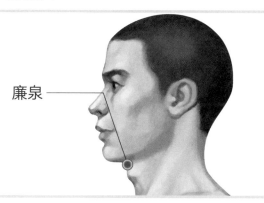

廉泉 ———

主治： 舌下肿痛、舌根缩急、口舌生疮等病症。

主治歌诀

廉泉消肿利喉舌，舌肿舌缓舌急缩。
喉痹重舌咽食难，中风失音及消渴。

1分钟学会保健按摩
　　用手指指腹端按摩。

力度	按摩方法	时长	功效
适度	按摩法	1~3分钟	适用于舌下肿痛、舌根缩急、口舌生疮等病症

1分钟学会艾灸
　　采用温和灸，将艾条点燃的一端对准穴位，距离皮肤3~5厘米施灸，以患者感到温热而无灼痛感为宜。灸10~15分钟，至皮肤出现红晕为度，每日1次或隔日1次。

艾灸方法	距离	时长	功效
温和灸	3~5厘米	10~15分钟	利喉舒舌，消肿止痛

穴位配伍治病

咳嗽	廉泉＋曲池(P50)

承浆　　生津敛液治消渴

功效 ➡ **生津敛液** **舒筋活络**

　　承，承受；浆，水与土的混和物。胃经地仓穴传来的地部经水以及任脉廉泉穴冷降的地部水液至本穴后为聚集之状，本穴如同地部经水的承托之地，故名廉泉。

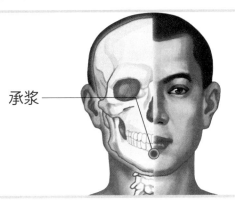

定位
　　位于面部，在颏唇沟的正中凹陷处。

快速取穴
　　下嘴唇下，下巴中央的干沟正中凹陷处，即为承浆穴。

承浆

主治： 口歪、唇紧、牙痛、流涎、口舌生疮、面肿、牙龈炎、癫痫等病症。

主治歌诀
承浆主治男七疝，女子瘕聚儿紧唇。
偏风不遂刺之效，消渴牙疳灸功深。

1分钟学会保健按摩
用手指指腹按揉。

力度	按摩方法	时长	功效
适度	按揉法	1~3分钟	适用于口歪、唇紧、牙痛、流涎、口舌生疮、面肿、牙龈炎、癫痫等病症

1分钟学会艾灸
　　采用温和灸，将艾条点燃的一端对准穴位，距离皮肤3~5厘米施灸，以患者感到温热而无灼痛感为宜。灸10~15分钟，至皮肤出现红晕为度，每日1次或隔日1次。

艾灸方法	距离	时长	功效
温和灸	3~5厘米	10~15分钟	生津敛液，舒筋活络

穴位配伍治病

口舌生疮、口臭、口干	承浆 + 劳宫（P242）

第十六章

经外奇穴

经外奇穴大多是在阿是穴的基础上发展来的，简称奇穴。经外奇穴分布比较分散，大多不在十四经循行路线上，但与经络系统有一定关系。在临床应用上，奇穴针对性较强，如四缝治疳积、太阳治目赤等。

四神聪 　　提神醒脑定神志

功效 ➡ **安神定志** **提神醒脑**

原名神聪，在百会前、后、左、右各开1寸处，因共有四穴，故又名四神聪。

定位
位于百会前、后、左、右各开1寸处，共有4穴。

快速取穴
仰靠，先取头部前后正中线与耳郭尖端连线的交点（百会），再从百会向前、后、左、右各开1寸即是四神聪穴。

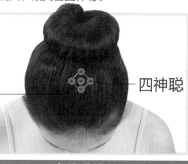

百会 ——　　　　—— 四神聪

主治： 头痛、眩晕、失眠、健忘、癫痫等跟神志相关的病症。

主治歌诀
头痛晕眠忘癫痫，目疾单列要记清。

当阳 　　疏风通络治头痛

功效 ➡ **疏风通络** **清头明目**

当，向着；阳，头前部。穴在头前部，故名当阳。

定位
在头前部，当瞳孔直上，前发际上1寸。

快速取穴
正坐，两眼平视前方，瞳孔直上入发际1寸便是当阳穴。

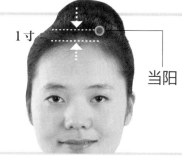

1寸　　　　　　　　　　当阳

主治： 头痛、偏头痛、目赤肿痛、感冒、鼻塞等病症。

鱼腰

清肝明目消肿痛

功效 ➡ **清肝明目** **通经活络**

眼眉形状如鱼，本穴位于其中点，故名鱼腰。

定位
　　位于额部，瞳孔直上，眉毛中。

快速取穴
　　正坐平视前方，瞳孔直上的眉中点处，即为鱼腰穴。

主治： 目赤肿痛、急性结膜炎、面神经麻痹、三叉神经痛等病症。

上明

眼病治疗万能穴

功效 ➡ **清肝明目**

　　上，上下之上；明，光明。穴在眼之上部，有明目之效，故名上明。

定位
　　位于额部，眉弓中点，眶上缘下。

快速取穴
　　正坐或仰卧位，闭目，眉弓中点垂线，眶上缘凹陷中即为上明穴。

主治： 角膜白斑、屈光不正、视神经萎缩等眼部疾病。

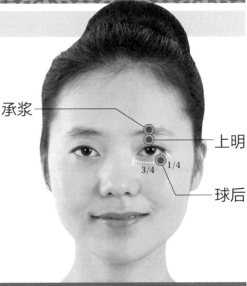

承浆

上明

3/4　1/4

球后

球后

清肝明目治眼病

功效 ➡ **清肝明目**

　　球，眼球。本穴位置较深，在眼球之后，故名球后。

定位
　　位于面部，当眶下缘外 1/4 与内 3/4 交界处。

快速取穴
　　正坐仰靠，嘱患者闭目，目眶下缘的外 1/4 折点处，即是球后穴。

主治： 视神经炎、视神经萎缩、青光眼、早期白内障等眼部病症。

上迎香 通鼻开窍保健穴

功效 ➡ **通鼻开窍止痛**

穴在鼻部，位于大肠经迎香穴之上方，故名上迎香。

定位
位于面部，当鼻翼软骨与鼻甲的交界处，近鼻唇沟上端处。

快速取穴
正坐仰靠，嘱患者闭目，目眶下缘的外 1/4 折点处，即是球后穴。

主治：鼻炎、鼻窦炎、牙痛、感冒、口歪、面痒等病症。

夹承浆 消除牙龈部肿痛

功效 ➡ **消肿止痛**

夹，通挟。本穴在下颌部，其位置夹于承浆穴两旁，故名夹承浆。

定位
位于面部，承浆穴旁开 1 寸处。

快速取穴
正坐仰靠，承浆外 1 寸，即是夹承浆穴。

主治：面肿、口歪、牙龈肿痛等病症。

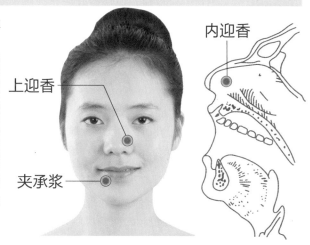

内迎香
上迎香
夹承浆

内迎香 开窍醒神泄热火

功效 ➡ **开窍醒神** **清热泻火**

穴在鼻腔内，与大肠经迎香穴隔鼻翼相对，故名内迎香。

定位
在鼻孔内，当鼻翼软骨与鼻甲交界的黏膜处。

快速取穴
正坐仰靠或仰卧，在鼻孔内，上迎香相对处的鼻黏膜上，即是内迎香穴。

主治：鼻塞、目赤肿痛、头痛、眩晕、中暑等病症。

聚泉 利窍通关止咳喘

功效 → 利窍通关　止咳平喘

泉，泉水，此处指口腔中的津液。穴在舌背正中，唾液在此会聚，故名聚泉。

定位

位于口腔内，当舌背正中缝的中点处。

快速取穴

在口腔内，当舌背的正中缝中点处，即为聚泉穴。

主治： 咳嗽、哮喘、舌肌麻痹等病症。

海泉 祛邪开窍生津液

功效 → 祛邪开窍　生津止渴

穴在舌下，口腔内的津液由此而出，如海如泉，不枯不绝，故名海泉。

定位

在口腔内，当舌下系带中点处。

快速取穴

仰靠张口，舌上卷，在舌下系带的中点，即为海泉穴。

主治： 舌缓不收、重舌肿胀、呕吐、呃逆、腹泻、咽喉肿痛等病症。

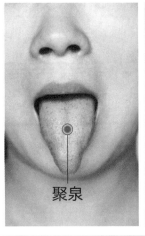

聚泉

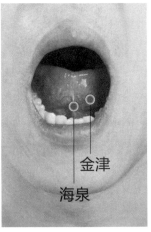

金津

海泉

金津 生津止渴又祛热

功效 → 清泄热邪　生津止渴

金，比喻贵重；津，指唾液。穴在左舌下腺开口近旁，是唾液入口腔的重要部位，故名金津。

定位

在口腔内，在舌系带左侧舌下神经伴行静脉可见部分的中点处。

快速取穴

仰靠张口，舌上卷，暴露舌下静脉，左侧静脉中点处，即为金津穴。

主治： 舌强、舌肿、口疮、呕吐、腹泻、失语等病症。

玉液　生津止渴又消炎

功效 ➤ 清泄热邪　生津止渴

玉，比喻贵重；液，指唾液。穴在右舌下腺开口近处，乃唾液入口腔之重要部位，故名玉液。

定位
在口腔内，在舌系带右侧舌下神经伴行静脉可见部分的中点处。

快速取穴
仰靠张口，舌上卷，暴露舌下静脉，右侧静脉中点处，即为玉液穴。

主治： 舌强、舌肿、口疮、呕吐、腹泻、失语等病症。

太阳　缓解疲劳治头痛

功效 ➤ 祛风通络止痛

头颞部之凹陷处，俗称太阳，穴在其上，故名太阳。

定位
位于耳郭前面，前额两侧，外眼角延长线的上方。在两眉梢后凹陷处。

快速取穴
额骨的眉弓外侧端旁开可按取凹陷正中，即是太阳穴。

主治： 头痛、偏头痛、眼睛疲劳、牙痛等病症。

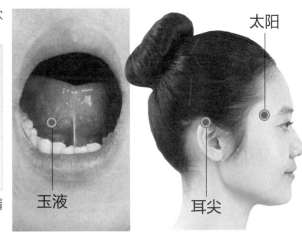

玉液　　太阳　　耳尖

耳尖　清热祛风又消炎

功效 ➤ 清热祛风　解痉止痛

其穴在耳郭之顶端，故名耳尖。

定位
位于耳郭上方，当折耳向前，耳郭上方的尖端处。

快速取穴
正坐或侧伏位，将耳郭向前折压，耳尖取端即是耳尖穴。

主治： 目赤肿痛、沙眼、睑缘炎、结膜炎、角膜炎、咽喉肿痛等病症。

牵正

祛风清热治口疮

功效 → **祛风清热** **通经活络**

牵，拉。本穴有治疗面肌面神经的作用，可使口㖞眼斜之症状恢复正常，故名牵正。

定位
在颊部，当耳垂前0.5~1寸处。

快速取穴
正坐或侧伏位，在耳垂前方0.5寸，与耳垂中点相平处触及结节或敏感点，即是牵正穴。

主治： 面瘫、口腔溃疡、牙痛、腮腺炎等病症。

安眠

镇静安神治失眠

功效 → **镇静安神**

本穴可治疗失眠、烦躁不安等病，故名安眠。

定位
在项部，当翳风与风池连线的中点。

快速取穴
俯伏或侧伏位，当翳风穴与风池穴的连线中点处，即是安眠穴。

主治： 头痛、头晕、失眠、心悸、癫狂等病症。

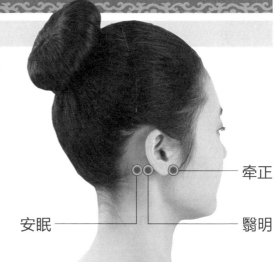

牵正

安眠

翳明

翳明

明目聪耳又安神

功效 → **明目聪耳** **宁心安神**

翳，翳障；明，光明。此穴能治眼病，让人重见光明，故名翳明。

定位
在项部，当翳风后1寸。

快速取穴
正坐位，头略前倾，乳突后下方处即是翳明穴。

主治： 早期白内障、头痛、眩晕、耳鸣、健忘等病症。

颈百劳 缓解颈肩部疼痛

功效 ➡ 滋补肺阴 | 舒筋活络

劳，劳伤。本穴位于颈部，能治肺结核、颈淋巴结结核，故名颈百劳。

定位
位于项部，当大椎直上2寸，后正中线旁开1寸。

快速取穴
正坐位，头略前倾或俯卧位，当大椎直上2寸，后正中线旁开1寸，即是颈百劳穴。

主治： 咳嗽、哮喘、颈椎病、肺结核、颈淋巴结结核、胸膜炎等病症。

子宫 调经理气治痛经

功效 ➡ 调经理气 | 升提下陷

子宫，又称胞宫，是女子主月经和孕育胎儿的器官，本穴能治子宫疾病，故名子宫。

定位
在下腹部，当脐下4寸，中极旁开3寸。

快速取穴
仰卧，脐下4寸，再旁开3寸，即是子宫穴。

主治： 子宫脱垂、月经不调、痛经、崩漏、不孕症等妇科病症。

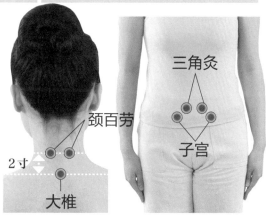

三角灸 · 子宫 · 颈百劳 · 2寸 · 大椎

三角灸 调理气机除疝气

功效 ➡ 调理气机

本穴是以患者两口角的长度为边长，做一等边三角形，以上角置于脐心，底边呈水平，两角在脐下两旁尽处是穴，故名三角灸。

定位
以脐心为顶点，以患者口角间长度为底边，做等边三角形，水平底边两角处。

快速取穴
仰卧，两口角间长度作为边长，以脐为顶点，在脐正下方做等边三角形，三角形的中线与前正中线重合，此三角形的两底角即是三角灸穴。

主治： 疝气、脐周痛、不孕症等病症。

定喘　止咳平喘专用穴

功效 → **止咳平喘**　**舒筋活络**

定，平定；喘，哮喘。本穴有平定哮喘发作的作用，故名定喘。

定位
在背部，当第七颈椎棘突下，旁开0.5寸。

快速取穴
俯伏或俯卧，先在后正中线上定取第七颈椎棘突下的大椎，大椎旁开0.5寸即是定喘穴。

主治： 落枕、肩背痛、哮喘、咳嗽、慢性支气管炎、支气管哮喘等病症。

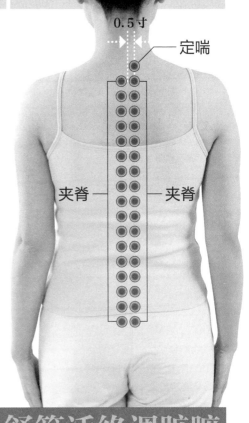

0.5寸　定喘　夹脊——夹脊

夹脊　舒筋活络调脏腑

功效 → **舒筋活络**　**调节脏腑机能**

穴在脊柱两侧，从两旁将脊柱夹于其中，故名夹脊。

定位
在腰背部，当第一胸椎棘突至第五腰椎棘突下两侧，后正中线旁开0.5寸，左右各17穴。

快速取穴
俯卧，第一胸椎棘突至第五腰椎棘突下凹陷旁开0.5寸，左右各17穴。

主治： 上胸段穴位主治心、肺、上肢疾病；下胸段穴位主治胃、肠、肝、胆疾病；腰段穴位主治腰、腹及下肢疾病。

胃脘下俞　　调节脏腑治胃痛

功效 ➤ 舒筋活络　调节脏腑机能

本穴能治胃脘部疼痛，故名胃脘下俞。

定位

在背部，当第八胸椎棘突下，旁开1.5寸。

快速取穴

俯卧位，取法同定位。

主治： 胃痛、腹痛、胸胁痛、咽干等病症。

痞根　　清肝健胃治腹痛

功效 ➤ 舒筋活络　调节脏腑机能

痞，痞块，腹内肿大的器官。本穴能治疗肝脾肿大的作用，有如截断痞块根部的作用，故名痞根。

定位

在背部，当第一腰椎棘突下，旁开3.5寸。

主治： 胃痛、腹痛、胸胁痛、咽干等病症。

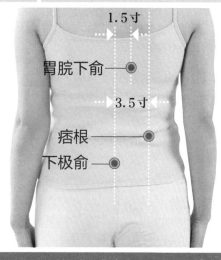

1.5寸
胃脘下俞
3.5寸
痞根
下极俞

下极俞　　强腰健肾治腰痛

功效 ➤ 强腰健肾

极，穷极，最；背为阳，为经气输转之处，故曰俞。本穴在第三腰椎棘突下，伏卧时，最低洼处，故名下极俞。

定位

在腰部，当后正中线上，第三腰椎棘突下凹陷处。

主治： 腰痛、下肢酸痛、腹痛、腹泻、小便不利、遗尿等病症。

肺经
大肠经
胃经
脾经
心经
小肠经
膀胱经
肾经
心包经
三焦经
胆经
肝经
督脉
任脉
经外奇穴

腰眼　　健肾强腰调月经

功效 → 强腰健肾

腰，腰部；眼，关键、要点。穴在腰部的薄弱点上，故名腰眼。

定位　在腰部，当第四腰椎棘突下，旁开约3.5寸。

主治：腰痛、月经不调、带下等病症。

十七椎　　强腰补肾暖胞宫

功效 → 强腰补肾　主理胞宫

中医学称第一胸椎为一椎，第五腰椎为十七椎，穴在其棘突下，故名十七椎。

定位　在腰部，当后正中线上，第五腰椎棘突下。

主治：痛经、崩漏、月经不调、遗尿、腰腿痛、下肢瘫痪等病症。

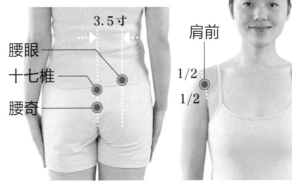

3.5寸
腰眼
十七椎
腰奇
肩前
1/2
1/2

腰奇　　调经止痛安神志

功效 → 理气通便　调经止痛安神志

腰，腰部；奇，奇特。穴在腰部最下部，对便秘头痛和癫痫疗效奇特，故名腰奇。

定位　在骶部，当尾骨端直上2寸，骶角之间凹陷中。

主治：癫痫、头痛、失眠、便秘等病症。

肩前　　疏筋活络治臂痛

功效 → 疏筋活络

本穴在肩之前方，故名肩前。

定位　在肩部，正坐垂臂，当腋前皱襞顶端与肩端连线的中点。

主治：肩臂痛、臂不能举等病症。

二白 提肛消痔和气血

功效 ➜ 和气血　提肛消痔

本穴外侧靠近手太阴肺经，肺在色为白，一穴有二处，故名二白。

定位	快速取穴
在前臂掌侧，腕横纹上4寸，桡侧腕屈肌腱的两侧，一臂2穴。	伸臂仰掌，取法同定位。

主治：痔疮、脱肛、前臂痛、胸胁痛等病症。

肘尖 散结化瘀治痔疮

功效 ➜ 散结化瘀　清热解毒

穴在肘部尖端，故名肘尖。

定位
在肘后部，屈肘，当尺骨鹰嘴的尖端。

快速取穴
两手叉腰，屈肘约90°角，尺骨鹰嘴的尖端。

主治：颈淋巴结结核、疔疮、肠痈等病症。

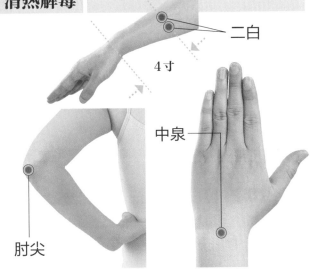

二白　4寸　中泉　肘尖

中泉 调理中焦止呕吐

功效 ➜ 宽胸理气　和胃止痛

中，中间；泉，泉眼，此指体表凹陷。穴在腕背中央，中有凹陷，故名中泉。

定位	快速取穴
在腕背横纹中，当指总伸肌腱桡侧凹陷处。	在腕背横纹中，取法同定位。

主治：胸闷、心痛、咳嗽、气喘、胃痛等病症。

中魁　　　降逆和胃止呕吐

功效 ➡ **疏通活络**　**降逆和胃**

中，中指；魁，为首的，突出的。穴在手中指第一指间关节突出处，故名中魁。

定位　在中指背侧近侧指间关节的中点处。

主治：呃逆、呕吐、牙痛、鼻出血等病症。

大骨空　　　祛风泻火止腹泻

功效 ➡ **祛风泻火**　**退翳明目**

大，大拇指。穴在大拇指两指骨之间的关节空隙处，故名大骨空。

定位　在拇指背侧指间关节中点处。

主治：眼痛、白内障、鼻出血、呕吐、腹泻等病症。

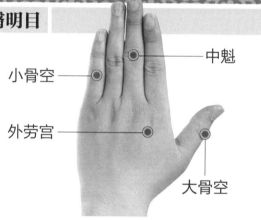

中魁
小骨空
外劳宫
大骨空

小骨空　　　利咽明目治眼痛

功效 ➡ **明目止痛**

小，小手指。穴在小手指近侧两指骨之间的关节空隙处，故名小骨空。

定位　在小指背侧指间关节中点处。

主治：眼痛、咽喉痛等病症。

外劳宫　　　舒筋活络治落枕

功效 ➡ **舒筋活络**　**和中理气**

穴在手背，与劳宫相对，故名外劳宫，又名落枕穴。

定位　在手背，当第二、第三掌骨之间，掌指关节后 0.5 寸处。

主治：手指麻木、落枕等病症。

腰痛点　养腰护腰治腰痛

功效 ➤ 化瘀止痛　舒筋通络　化痰息风

本穴能治疗腰痛，故名腰痛点。

定位
在手背，第二、第三掌骨及第四、第五掌骨之间，当腕背横纹与掌指关节中点处，左右共4个穴。

快速取穴
伏掌。在手背侧，当第二、第三掌骨及第四、第五掌骨之间，当腕横纹与掌指关节中点处，一侧2穴。

主治： 手背红肿疼痛、急性腰扭伤等病症。

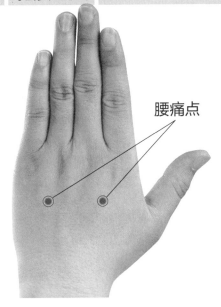

腰痛点

八邪　通络止痛祛热毒

功效 ➤ 清热解毒　通络止痛

本穴共八处，因能治疗邪气所致病症，故名八邪。

定位
在手背，微握拳，第一至第五指间，指蹼缘后方赤白肉际处，左右各4穴。

快速取穴
微握拳，第一至第五指间的指缝纹端。

主治： 手背肿痛、手指麻木、眼痛、咽痛、毒蛇咬伤等病症。

主治歌诀
手指手背蛇咬伤，烦热目痛寻八邪。

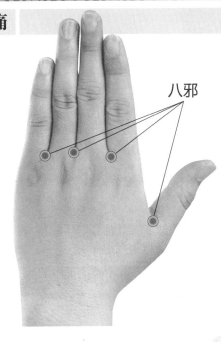

八邪

第十六章 经外奇穴

四缝 宝宝保健特效穴

功效 ➜ **消食导滞　祛痰化积**

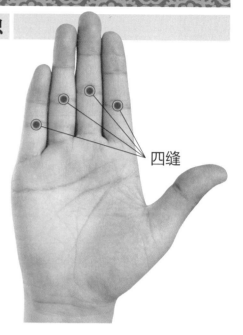

缝，缝隙，此指近侧指间关节横纹。一手四穴，故名四缝。

定位
在第二至第五指掌侧，近端指关节的中央，当横纹中点。

快速取穴
展掌，在第二至第五指掌侧，近端指关节的横纹中点。

主治：小儿腹泻、咳嗽、气喘、百日咳等病症。

四缝

十宣 开窍醒神急救穴

功效 ➜ **清热开窍醒神**

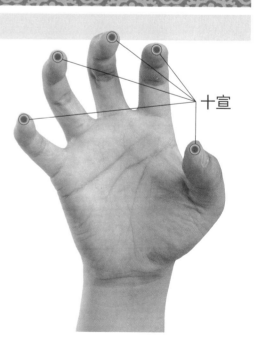

本穴有宣泄邪热的功能，穴在两手十指尖端，故名十宣。

定位
在手十指尖端，距指甲游离缘0.1寸，左右共10穴。

快速取穴
仰掌，十指微屈，十指尖端距指甲游离缘0.1寸处。

主治：咽喉肿痛、昏迷、晕厥、中暑、热病、小儿惊厥等病症。

十宣

主治歌诀
昏迷癫痫与高热，手指麻木咽肿痛。

环中

专治腰腿神经痛

功效 ➡️ 舒筋活络

环，此指经穴环跳；中，中间。该穴在环跳与腰俞穴中间，故名环中。

定位
在臀部，环跳与腰俞连线的中点。

快速取穴
俯卧或侧卧，在臀部先定出环跳穴，再以此点与骶管裂孔作一连线，其中点即是。

主治：坐骨神经痛、腰腿痛、下肢瘫痪等病症。

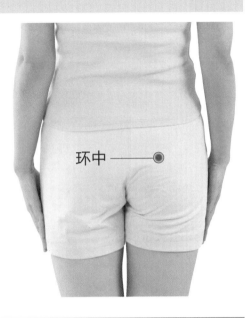

环中

髋骨

祛风除湿治腿痛

功效 ➡️ 祛风除湿　舒筋活络

定位
在梁丘两旁各1.5寸，一腿2穴，左右共4穴。

快速取穴
在大腿前面下部，当梁丘两旁各1.5寸，左右腿各2穴。

主治：腿痛、膝关节痛、风湿性关节炎等病症。

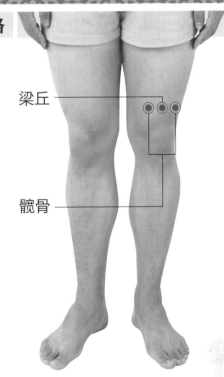

梁丘

髋骨

肺经
大肠经
胃经
脾经
心经
小肠经
膀胱经
肾经
心包经
三焦经
胆经
肝经
督脉
任脉
经外奇穴

第十六章　经外奇穴

鹤顶

功效 ➡ 通利关节　祛风除湿　活络止痛

膝关节状如仙鹤头顶，穴在髌骨顶端，故名鹤顶。

定位

在膝上部，髌底的中点上方凹陷处。

快速取穴

屈膝，髌骨上缘中点上方之凹陷处。

主治：膝痛、腿足无力、瘫痪、脚气等病症。

主治歌诀

足胫无力与膝痛，下肢瘫痪鹤顶红。

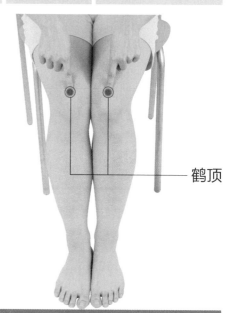

鹤顶

百虫窝

功效 ➡ 驱虫止痒　活血祛风

百，意为多；虫，泛指各种虫毒邪气；窝，巢穴。本穴可治各类虫症及毒邪所致病症，针刺如直捣其巢穴，故名百虫窝。

定位

屈膝，在大腿内侧，髌底内侧端上3寸，即血海上1寸。

快速取穴

正坐屈膝或仰卧，髌骨内上角上3寸（血海上1寸）。

主治：风疹块、下部生疮、荨麻疹、湿疹、蛔虫病、蛲虫病等病症。

主治歌诀

下部生疮和虫积，风湿痒疹百虫窝。

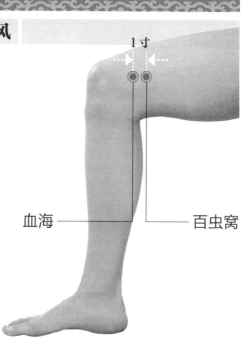

1寸

血海　　　　　百虫窝

胆囊

调理胆囊类疾病

功效 ➡ 利胆通络

本穴可诊断治疗胆囊疾病，故名胆囊。

定位
在小腿外侧上部，当腓骨小头前下方凹陷处（阳陵泉）直下2寸。

快速取穴
正坐或侧卧，阳陵泉直下的压痛最明显处。

主治： 黄疸、急慢性胆囊炎、胆结石、胆道蛔虫症、下肢痿痹等病症。

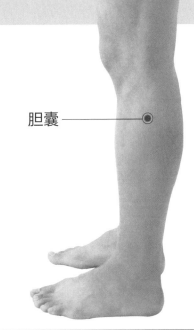

胆囊

膝眼

缓解膝盖部疼痛

功效 ➡ 利腿膝

膝关节之髌骨下两侧有凹陷形如眼窝，穴在其上，故名膝眼。

定位
屈膝，在髌韧带两侧凹陷处。在内侧的称内膝眼，在外侧的称外膝眼。

快速取穴
屈膝，膝关节伸侧面，髌韧带两侧凹陷中。

主治： 膝痛、鹤膝风、腿痛、脚气等病症。

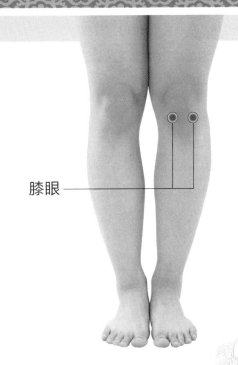

膝眼

肺经
大肠经
胃经
脾经
心经
小肠经
膀胱经
肾经
心包经
三焦经
胆经
肝经
督脉
任脉
经外奇穴

阑尾　　清热化瘀通肠道

功效 ➤ **清热化瘀**　**通调肠腑**

本穴可诊断治疗阑尾炎，故名阑尾。

定位
在小腿前侧上部，当犊鼻下5寸，胫骨前缘旁开1横指，足三里下约2寸处。

快速取穴
正坐或仰卧屈膝，足三里与上巨虚两穴之间压痛最明显处。

主治： 急慢性阑尾炎、消化不良、胃脘痛、下肢瘫痪等病症。

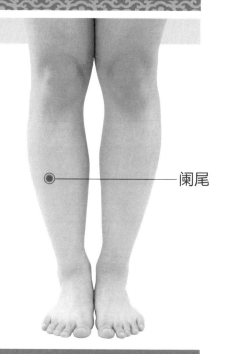

阑尾

内踝尖　　轻揉治疗腿抽筋

功效 ➤ **舒筋活络**

穴在足踝关节内侧之凸起处，故名内踝尖。

定位
内踝的凸起处。

快速取穴
在足内侧面，当内踝突起处。

主治： 足内踝痛、牙痛、扁桃体炎等病症。

内踝尖

外踝尖 舒筋活络止疼痛

功效 ➡ **舒筋活络**

穴在足踝关节外侧之凸起处，故名外踝尖。

定位

外踝的凸起处。

快速取穴

在足外侧面，当外踝突起处。

主治：足外踝痛、牙痛、扁桃体炎、脚气等病症。

外踝尖

八风 清热祛风又解毒

功效 ➡ **祛风通络** **清热解毒**

本穴共有八处，原治脚弱风气之疾，故名八风。

定位

足背，第一至第五趾间，趾蹼缘后方赤白肉际处。

快速取穴

正坐或仰卧位，足背各趾间的缝纹端。一足4穴，左右共8个穴位。

主治：足跗肿痛、趾痛、足趾麻木、脚气、毒蛇咬伤等病症。

主治歌诀
足跗趾痛与脚气，毒蛇咬伤要记全。

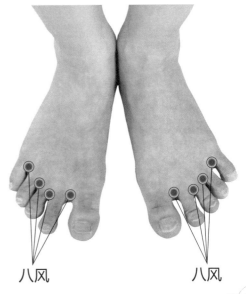

八风   八风

肺经
大肠经
胃经
脾经
心经
小肠经
膀胱经
肾经
心包经
三焦经
胆经
肝经
督脉
任脉
经外奇穴

气端 开窍苏厥急救穴

功效 ➡ **开窍苏厥** **通络止痛**

足十趾端是经脉之气所出之处，穴在其上，故名气端。

定位

在足十趾尖端，距趾甲游离缘0.1寸。

快速取穴

伸足，十趾趾腹尖端，左右各5穴。

主治： 昏迷、中风、足趾麻木、足背痛、脚背红肿疼痛等病症。

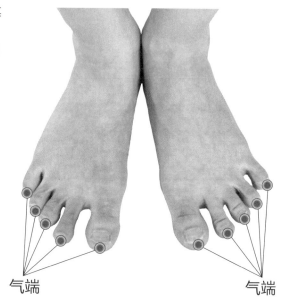

气端　　　　　　气端

独阴 理气止痛调月经

功效 ➡ **活血调经** **理气止痛**

下为阴，足趾下面仅此一穴，故名独阴。

定位

在足第二趾的跖侧远侧趾间关节的中点，横纹中央取之。

快速取穴

仰卧位，在第二趾跖侧，远端趾节横纹中点。

主治： 呕吐、吐血、月经不调、疝气等病症。

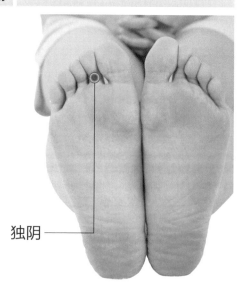

独阴

附录

常见病简易对症按摩索引

风寒感冒	大椎（P335） 风门（P159） 列缺（P36）
风热感冒	大椎（P335） 曲池（P50） 外关（P250） 合谷（P44）
咳嗽	肺俞（P160） 尺泽（P34） 列缺（P36）
扁桃体发炎	曲池（P50） 合谷（P44） 肺俞（P160） 外关（P250） 涌泉（P210）
咽喉炎	内庭（P98） 外关（P250） 照海（P215） 少商（P39） 曲池（P50） 鱼际（P38）
肺炎	肺俞（P160） 定喘（P382） 合谷（P44） 少商（P39） 尺泽（P34）
偏头痛	悬颅（P272） 颔厌（P271） 风池（P283） 足临泣（P302）
头痛	百会（P341） 太阳（P379） 风池（P283） 合谷（P44）
甲状腺肿大	支沟（P251） 行间（P309） 阳陵泉（296） 肩井（P284） 颈百劳（P381） 手五里（P52）
腮腺炎	翳风（P260） 颊车（P64） 外关（P250） 合谷（P44）
气管炎、支气管炎	鱼际（P38） 尺泽（P34） 孔最（P35） 肺俞（P160） 曲池（P50）
高热惊厥	大椎（P335） 十宣（P388） 曲池（P50） 合谷（P44）
百日咳	水突（P58） 气舍（P69） 商丘（P106） 风门（P159） 肺俞（P160）
哮喘	肺俞（P160） 天突（P372） 尺泽（P34） 肾俞（P170）
鼻炎、鼻窦炎	列缺（P36） 合谷（P44） 迎香（P57） 印堂（P346）
失眠	三阴交（P107） 神门（P128） 四神聪（P375）
高血压	百会（P341） 曲池（P50） 太冲（P310） 太溪（P212）
糖尿病	三阴交（P107） 地机（P109） 内庭（P98） 足三里（P90） 阳陵泉（P296） 然谷（P211）
癫痫	百会（P341） 涌泉（P210） 照海（P215） 申脉（P203） 水沟（P348）
青光眼	光明（P298） 胆俞（P166） 头窍阴（P277） 攒竹（P151） 阳谷（P136） 太冲（P310）
心慌、心悸	郄门（P239） 神门（P128） 心俞（P162） 巨阙（P365）
胸膜炎	大包（P119） 渊腋（P285） 侠溪（P304） 丘墟（P301） 支沟（P251）
结膜炎	阳陵泉（296） 风池（P283） 侠溪（P304） 外关（P250）

近视	睛明（P150） 光明（P298） 风池（P283） 肝俞（P165）
颈椎病	后溪（P134） 肾俞（P170） 风池（P283） 昆仑（P201） 京骨（P205） 夹脊（P382）
眩晕	百会（P341） 脾俞（P167） 胃俞（P168） 足三里（P90）
肩周炎	肩髃（P54） 秉风（P142） 手五里（P52） 承山（P198） 条口（P92） 肩髎（P257）
风湿性关节炎	肾俞（P170） 心俞（P162） 血海（P111） 阴陵泉（P110） 阳辅（P299） 漏谷（P108）
落枕	后溪（P134） 外劳宫（P386）
腰痛	肾俞（P170） 腰眼（P384） 委中（P185）
膝痛	鹤顶（P390） 委中（P185） 阴市（P87） 髀关（P86） 悬钟（P300）
肘关节炎	少海（P124） 灵道（P125） 曲池（P50） 下廉（P47） 腕骨（P135）
坐骨神经痛	昆仑（P201） 环跳（P292） 秩边（P195） 承山（P198） 委中（P185）
三叉神经痛	太阳（P379） 四白（P61） 下关（P65） 合谷（P44）
心绞痛	心俞（P162） 厥阴俞（P161） 内关（P241） 膻中（P368）
耳鸣、耳聋	翳风（P260） 听会（P269） 侠溪（P304） 中渚（P248）
牙痛	合谷（P44） 颊车（P64） 下关（P65）
呃逆	内关（P241） 膈俞（P164） 足三里（P90）
胃炎	三阴交（P107） 阴陵泉（P110） 脾俞（P167） 至阳（P330） 日月（P286）
胃溃疡、十二指肠溃疡	梁丘（P88） 足三里（P90） 公孙（P105） 脾俞（P167） 胃俞（P168） 内关（P241）
腹痛	中脘（P363） 神阙（P359） 足三里（P90）
胃痛	中脘（P363） 内关（P241） 足三里（P90）
胆囊炎	胆囊（P391） 阳陵泉（296） 日月（P286） 足临泣（P302） 胆俞（P166） 肝俞（P165）
消化不良	足三里（P90） 中脘（P363） 脾俞（P167） 阴陵泉（P110） 章门（P318）
便秘	天枢（P80） 支沟（P251） 上巨虚（P91） 大肠俞（P172）
肠炎	天枢（P80） 阴陵泉（P110） 上巨虚（P91） 公孙（P105） 三焦俞（P169）
痔疮	次髎（P179） 会阳（P181） 承山（P198） 二白（P385）
脚气	阳陵泉（296） 商丘（P106） 风市（P293） 血海（P111） 蠡沟（P312）
乳腺炎	膺窗（P73） 少泽（P132） 太冲（P310）
月经不调	关元（P355） 血海（P111）
痛经	中极（P354） 次髎（P179） 地机（P109）

人体穴位音序索引

人体经络穴位使用速查全书